JN112416

大学院文化科学研究科

保健医療心理学特論

―保健医療分野に関する理論と支援の展開―

小林真理子

臨床心理学プログラム

保健医療心理学特論（'22）

©2022　小林真理子

装丁・ブックデザイン：畑中　猛

o-38

まえがき

　医療技術の急速な進歩に伴って，医療がますます高度化・専門分化する一方で，患者中心の全人的医療の必要性，地域で生きる生活者として包括的に支援することの重要性も提唱されています。エビデンスが求められる医療現場で，人の心に関わることを専門とする心理職は何を求められ，どのような役割を果たしているのでしょうか？

　2019年に心理職の国家資格として公認心理師が誕生しました。今後，保健医療分野，特に総合病院での職域やニーズが増加していくと思われます。医療領域で活動するには，心理学や臨床心理学をベースとした基本的な学びに加え，関わる専門科や疾患に関する知識，それぞれの領域で使用される心理検査や心理支援のスキルを習得する必要があります。さらに，医療チームの中で柔軟に協働していく力を養うことが求められます。そのような要請を受け，大学院科目『保健医療心理学特論―保健医療分野に関する理論と支援の展開―（'22）』を新たに開設することになりました。

　本書は15章，3つの部分から構成されています。初めの3章は保健医療分野で働くためのベースとして，1章で医療制度や医療倫理，患者理解のためのモデル，2章で医療領域におけるアセスメントと心理支援の概要，3章でチーム医療における多職種協働について概説しています。4章～13章は各論として，医療領域のさまざまな対象や診療科における支援に関する理論や実践について紹介しています。精神科医療については，児童思春期の臨床（4章），成人期の発達障害（5章），うつ病の復職支援（6章），アルコールや薬物等の依存症（7章），認知症高齢者（8章）に焦点を当て，最近の動向について触れています。身体科については，がん医療（9章），痛み・疼痛（10章），糖尿病（11章），遺伝カウンセリング（12章），周産期・小児科（13章）を取り上げ，目覚ましく進歩する医療現場における心理職の活動について述べています。最後に保健・地域援助の観点から，14章では地域の母子保健事業を，

4

15 章では災害支援を取り上げ，心理職に求められる役割について概説しています。なお，本書では，臨床心理士，公認心理師など心理支援を行う者を総称し，「心理職」（職種として）または「心理士」（担う人として）の名称を，また支援の対象者については，それぞれの領域で用いられる名称（「患者」「クライエント」等）を用いています。

　本書の作成に当たっては，執筆者の上限5名という制約がありながらも，各領域に関する豊かな臨床経験を持つ方々の取材協力，コラム執筆協力を得て，保健医療分野の幅広い領域をカバーすることができました。また，放送教材では TV というメディアの特徴を活かし，臨床現場からの映像を通して具体的な内容を提供しています。折しも新型コロナウイルスのパンデミックで厳しい制約がある中，本科目作成（執筆や出演等）に携わってくださった数十名に上る関係者の皆さまに心より感謝申し上げます。あらためて，作成過程も含めた本書のキーワードは，チームアプローチ，多職種連携・協働と言えるでしょう。その経験と知識が詰まった本科目が，これから保健医療分野での活動を目指す履修生の学びに役立つこと，心身の病を抱えておられる人々への心理的な理解と支援の一助となることを心より願っています。

　最後に，本書の作成に当たり，大変細やかな編集作業をしてくださった編集者の金原智子さん，放送教材の収録において，プロフェッショナルな助言と配慮をしてくださったプロデューサーの榎波由佳子さん，ディレクターの千葉くららさん，技術スタッフの皆さまに，この場を借りて，心より御礼申し上げます。

執筆者を代表して

2021 年 10 月

小林真理子

目 次

まえがき　　小林真理子　3

1 ｜ 保健医療分野における心理臨床

｜小林真理子　9

はじめに　9
1. 保健医療に関わる制度の理解　9
2. 保健医療における倫理　12
3. 医療現場における基本姿勢　14
4. 保健医療分野の心理職の活動　17

2 ｜ 医療におけるアセスメントと心理支援

｜小林真理子　24

はじめに　24
1. 心理アセスメントの方法　24
2. 心理検査：検査法による心理アセスメント　27
3. 心理支援の方法　31
おわりに—医療領域で求められる実践力　36

3 ｜ 多職種協働・チームアプローチ ｜伊藤　匡　41

はじめに　41
1. 概　観　42
2. 医療保健領域における協働のあり方　45
3. 協働の実際　52

4 ｜ 支援の実際①：精神科・児童精神科

｜伊藤　匡　58

はじめに　58
1. 精神科領域の概観　59
2. 児童精神科領域の概観　62
3. 精神科医療における治療及び心理支援　68

5 | 支援の実際②：発達障害 　　　│幸田るみ子　　78
　　　—成人期の発達障害に焦点を当てて

　　1. 発達障害の成因・原因　78
　　2. 自閉スペクトラム症（ASD）　80
　　3. 注意欠如・多動症（ADHD）　83
　　4. 成人期の発達障害　87
　　おわりに　90

6 | 支援の実際③：うつ病の復職支援

　　　　　　　　　　　　　　　│幸田るみ子　　93

　　1. うつ病の疫学と病因　93
　　2. 症　状　95
　　3. 診断方法　96
　　4. 治療法　99
　　5. 経　過　101
　　6. 復職支援　101
　　おわりに　105

7 | 支援の実際④：依存症 　　　│伊藤　匡　　108

　　はじめに　108
　　1. 依存症とその周辺の用語の定義　108
　　2. アルコール使用障害・薬物使用障害　110
　　3. インターネットゲーム障害　114
　　4. 治療と心理支援　118

8 | 支援の実際⑤：認知症高齢者 │扇澤史子　　126

　　1. 認知症とは　126
　　2. 代表的な認知症の特徴と心理アセスメント　127
　　3. 認知症の進行に応じた本人・家族への心理支援　130

9 │ 支援の実際⑥：がん医療・緩和ケア

│小林真理子　143

1. がん医療の動向　143
2. がんと心：サイコオンコロジー　145
3. 緩和ケア　152
4. がん医療・緩和ケアにおける心理支援　154
5. 臨床の現場から（国立がん研究センター中央病院）　156

10 │ 支援の実際⑦：痛み・疼痛へのアプローチ

│服巻　豊　163

1. 痛みは，感覚であり，感情的体験である　163
2. 痛み・疼痛への心理学的アプローチと推奨度の紹介　167
3. 痛み・疼痛の体験をどう読み解くか　169
4. 慢性身体疾患患者の痛み・疼痛への心理的援助　170
5. 疼痛という体験　172

11 │ 支援の実際⑧：糖尿病・透析患者への心理支援

│小林真理子　179

1. 糖尿病とは　179
2. 糖尿病治療の特徴　180
3. 糖尿病患者への心理学的アプローチ　182
4. 透析患者へのアセスメントと心理支援　187
5. 臨床の現場から（横浜労災病院）　188
おわりに　191

12 │ 支援の実際⑨：遺伝カウンセリング

│小林真理子　198

はじめに　198
1. 遺伝性疾患（hereditary disease）について　199
2. 遺伝カウンセリング　202
3. 遺伝カウンセリングの実際　204
4. 遺伝医療における心理臨床　206

13 | 支援の実際⑩：周産期・小児科

小林真理子　213

1. 周産期医療の特徴　213
2. 周産期医療における心理支援　215
3. 小児医療の特徴　218
4. 小児科における心理支援　219
5. 臨床の現場から（聖路加国際病院）　222

おわりに　225

14 | 地域保健活動

服巻　豊　230

1. 地域保健活動における心理職　230
2. 地域保健法の歴史と地域保健活動　231
3. 多様な領域を架橋した切れ目のない支援としての地域保健活動　234
4. 母子保健事業における発達障害の早期発見・早期支援　234
5. 臨床の現場から（Z市での非常勤心理士の経験）　240
6. 地域保健活動における心理職の専門性　243

15 | 災害における心理支援

小林真理子　250

1. 災害とメンタルヘルス　250
2. 災害後の心理支援　252
3. トラウマとレジリエンス　258
4. あいまいな喪失　261
5. 臨床の現場から（日本赤十字社・日本赤十字社医療センター）　263

索引　270

1 | 保健医療分野における心理臨床

小林真理子

保健医療分野で働くために身につけておくべき基本的な医療制度や医療倫理，患者中心のアプローチのためのモデルを紹介する。また，医療現場で働く心理職の活動について，特に総合病院における活動について取り上げる。

【キーワード】 医療制度，医療倫理，患者中心のアプローチ，生物―心理―社会モデル，医療チーム，コンサルテーション・リエゾン

はじめに

保健医療分野では，非常に多くの専門職が働いている。医療機関では，医師，看護師をはじめ，薬剤師，助産師，管理栄養士，理学療法士，作業療法士，言語聴覚士，診療放射線技師，医療ソーシャルワーカー（MSW），精神保健福祉士（PSW），心理士（臨床心理士・公認心理師）などさまざまな専門職が医療チームとして連携しながら患者の治療に当たっている。また，地域保健においては，上記の職種のほか，保健師，介護福祉士，自治体のさまざまな機関や部署の担当者も含まれる。所属する機関によってその構成員や求められる業務はかなり異なるが，保健医療分野で働くためのベースとして，関わる制度や医療システムについての理解は欠かせない。

1. 保健医療に関わる制度の理解

医療技術の進歩に伴って医療がますます高度化・専門分化していく一方で，患者中心の包括的なアプローチの必要性が提唱されている。国の施策により機関内の医療チームでの連携はもちろん，地域の資源を有効

活用し，医療，福祉，介護など多様な専門職が流動的に関わることが求められている。保健・医療に係る機関は多く，保健医療分野で働くには，拠って立つ基本的な制度や仕組みを知っておく必要がある。

（1）保健・医療に関わる主な法制度

　日本の医療は「地域包括ケアシステム」の推進，「病院から地域へ（地域移行）」という国の方針により，医療と地域保健，福祉・介護との連携がいっそう目指されるようになった。関わる法律は非常に多く，その一端を理解するために第 14 章 232 ページの図 14-1 を参照してほしい。一例として，心理職の業務と関連の深い「精神保健福祉法」は精神科医療だけでなく，地域保健や福祉にも密接に関わっている。保健・医療・福祉に関わる法律についてはぜひ関連科目で学んでいただきたい。

（2）医療保険制度

　医療保険は社会保険の 1 つであり，年金保険と並んで社会保険の柱をなしている。わが国では 1961 年より国民皆保険が実現しており，国民の誰もが被保険者として医療保険制度の適用を受けられ，基本的に国民すべてに同質の医療が保障されている。医療保険は，被用者保険，国民健康保険，後期高齢者医療制度からなっている。我々は，医療機関を自由に選択して医療を受けることができ，全国一律の保険点数（後述）に応じて，医療費の自己負担分を支払う。さらにその自己負担が高額となる場合に対応するため，高額療養費支給制度が用意されており，1 か月の自己負担額が一定の額（年齢や収入によって異なる）を超える場合，申請すればその額の払い戻しを受けることができる。日本の国民皆保険制度は世界に誇るべき制度であり，高度な医療を軽い個人負担で受けられる仕組みとなっている。その一方で，高度医療の高価格化や人口の高齢化に伴い，医療費が増大しているのは周知のとおりである。

（3）診療報酬について

　わが国の医療機関は健康保険法に基づき，診療報酬を軸に運営されて

いる。診療報酬とは，保険診療における個別医療サービスの公的価格
で，1点10円に換算される保険点数が，医療行為や処置，検査の項目
ごとに定められている。この診療報酬の点数と基準は2年に一度改定さ
れる。多くのサービス内容の基準の1つとして医療専門職の配置が記載
されている。心理職に関しては明確な規定がないまま「臨床心理技術
者」として扱われてきたが，2018年4月の診療報酬改定より経過措置
を設けたうえで「公認心理師」に名称が統一された。

　心理職は，医療機関のスタッフとして従来，心理検査や心理療法を行
っているが，これらの業務は医師と共に，または医師の指示のもとに行
うことで，一部診療報酬の対象となる。精神科領域では，心理検査は
「医師が自ら，又は医師の指示により他の従事者が自施設において検査
及び結果処理を行い，かつ，その結果に基づき医師が自ら結果を分析し
た場合にのみ算定する」となっているので，心理職は実施者として関わ
ることが可能である。また，集団精神療法は，「精神科を担当する医師
及び1人以上の精神保健福祉士又は公認心理師等により構成される2人
以上の者が行った場合に限り算定する」とされており，精神科デイケア
でも同様に，医師と共に多職種で支援にあたるうえでの一職種として公
認心理師が明記されている。

　身体科領域では，2010年より周産期母子医療センターに確保すべき
医療従事者として心理職が挙げられた。また2012年より精神科リエゾ
ンチームに関してチーム加算が取れるようになり，その構成員として
「臨床心理技術者」（公認心理師に変更）が含まれたことより，心理職の
活動領域が広がるきっかけとなったと思われる。産業領域では，2018
年8月に，労働安全衛生法に定められる検査（ストレスチェック）の実
施者として，公認心理師が歯科医師とともに追加された。

　さらに，2020年の診療報酬の改定では，小児期の発達障害や精神疾
患に対して，「小児特定疾患カウンセリング料」の適応範囲が見直され，
公認心理師によるカウンセリングに対する評価が新設された。対象患者
として，気分障害，神経症性障害，ストレス関連障害，身体表現性障害
（小児心身症を含む），生理的障害および身体的要因に関連した行動症候

群（摂食障害を含む），心理的発達の障害（自閉症を含む），小児期又は
青年期に通常発症する行動および情緒の障害（多動性障害を含む）が挙
げられている。この他に，登校拒否の人とその家族又は同居者から虐待
を受けている（疑いがある）人も対象となっている。発達障害はじめ増
え続ける小児期の問題に対するカウンセリングのニーズの高まりと，こ
れまで子どもや家族へのケアを行ってきた心理職の専門性が評価に反映
されたものといえる。

　しかし現状においては，医療における心理職の業務は，診療報酬を伴
う（病院の収益に直接貢献できる）ものはまだまだ少ない。目に見えな
い心理的な行為への対価は算定しにくいと思われるが，今後もっと心理
職の専門的業務が評価され，診療報酬に結び付いていくことを期待した
い。なお，精神科クリニックや併設の心理相談室等においては，自由診
療として保険点数とは関係なく，自費での心理検査やカウンセリング料
を設定している場合も多い。いずれにしても，医療現場で自分が関わる
業務やチームがどういう算定になっているのか知っておくことは大切で
あろう。

2. 保健医療における倫理

（1）医療倫理

　医療現場では，さまざまな倫理的問題や葛藤状況に遭遇する。例え
ば，患者・家族が病状説明の内容が腑に落ちず医療者に不信感を抱いて
いる場合，治療に関して本人と家族の意向が異なる場合，小児がんの治
療で推奨される標準治療を親が拒否する場合，胎児に異常が見つかった
場合の妊娠継続をめぐる問題，職種間で治療方針が一致しない場合
等々，枚挙にいとまがない。医療場面では患者や家族への対応をめぐっ
て難しい判断を迫られることがある。

　厳しい診断告知や病状説明，検査結果の告知やその過程で，患者・家
族と医療者の関係がぎくしゃくしたりこじれてしまったりすることもあ
り，治療に直接携わっていない心理職が調整役として呼ばれたり，助言
を求められることもある。医療倫理の問題は心理職にとっても身近な問

題である。

　医療者が倫理的な問題に直面した時に，どのように解決すべきかを判断する指針として，ビーチャム（Beauchamp, T. L.）とチルドレス（Childress, J. F.）が 1979 年に提唱した「医療倫理の 4 原則」（下記）が知られている。また，この倫理原則は，アメリカでは患者教育の分野でも適用されている（Gallagher & Ewer, 2017）。患者が治療チームの一員として，自分の病気と治療について十分な情報を提供され，自分にとって最善の治療法を選択し，自己コントロールできるように導いていくという，患者中心のアプローチの実践である。

①自律尊重（respect for autonomy）の原則：患者自身の決定や意思を尊重して，患者の言動を制限したり干渉したりしないこと。インフォームド・コンセントの導入により，患者に情報を開示し患者がその内容を十分に理解し，納得した上で「自律的な決定」ができるよう支援することは，この原則に基づいた医療者の責務と考えられる。

②無危害（non-maleficence）の原則：患者に危害を及ぼさないこと。今ある危害や危険を取り除き，予防することも含まれる。

③善行（beneficence）の原則：患者のために最善を尽くすこと。何をもって善とするかは個別的であり，患者の意向への共感と理解が必要である。

④正義（justice）の原則：患者を平等かつ公平に扱うこと。医療においては限られた医療資源をいかに適正に配分するかも公正の原則に含まれる。

（2）心理職の職業倫理

　上述のような医療倫理の原則は，医療におけるそれぞれの専門職の職業倫理にも反映されている。医療機関で働く心理職は，資格の専門性に基づいた職業倫理を遵守する必要がある。心理職の職業倫理について，レドリックとポウプ（Redlich & Pope, 1980）は以下の 7 つの原則を挙

げている（Pope, et al., 1987；金沢，2006）。

第1原則：相手を傷つけない，傷つけるようなおそれのあることをしない

第2原則：十分な教育・訓練によって身につけた専門的な行動の範囲内で，相手の健康と福祉に寄与する

第3原則：相手を利己的に利用しない（「多重関係」を避ける）

第4原則：一人ひとりを人間として尊重する

第5原則：秘密を守る

第6原則：インフォームド・コンセントを得て，相手の自己決定権を尊重する

第7原則：全ての人々を公平に扱い，社会的な正義と公正・平等の精神を具現する

　心理職が抱えやすい問題として，守秘義務と情報共有をめぐる葛藤（第3章参照），多重関係の問題，自身の専門的能力の見極めの問題等が挙げられる（これらについては，学部科目の『心理職の専門性－公認心理師の職責－』に詳しく述べられているので確認していただきたい）。人の心の内面を扱う心理職の活動において，実際の判断を行う状況は複雑であり，原則を知っているだけでは対応はできない。職業倫理についての教育やスーパービジョン，ケースカンファレンス（事例検討）を通して具体的に学ぶ機会が必要であろう。

3. 医療現場における基本姿勢

（1）患者中心のアプローチ

　上記のような医療倫理や職業倫理における原則のもとで，「患者中心の医療」（patient-centered medicine）あるいは「患者中心のアプローチ」（patient-centered approach）が求められている。

　伝統的な医療においては，医師（医療者）が指示し，患者はそれに従う人，という主従関係にあり，治療を決定するのは医師の役目であっ

た。これは，医師の医学的専門性を重視したもので「パターナリズム」と呼ばれるものである。一方，患者中心の医療（患者中心のアプローチ）では，医師からの十分な説明を受けたうえでの患者の自己決定（インフォームド・チョイス）を重視する。そのためには良好な医師―患者コミュニケーションが必要となる。さらに，個別化医療（オーダーメイド医療）という流れのなかでの「患者中心の医療」とは，統計学的なエビデンスを患者に一律に当てはめるのではなく，治療選択に当たって患者個人の要因をも組みいれ，目の前の患者にとっての最適な医療を提供していくということである。

　例として，慢性疾患である糖尿病の治療がイメージしやすいかもしれない。糖尿病の病状を悪化させないためには適正な血糖値を保つことが必要であり，食事制限をはじめとする多くの制限が求められる。が，すべての糖尿病患者が医療者の指示すること（治療のためにすべきこと）を守れるわけではない。糖尿病の治療という視点だけでなく，一人の特徴ある人，生活者としての側面にも注目し，自己コントロール力や治療への動機づけ，性格特性，食文化，家族関係といった心理社会的な視点も含めてのアプローチが必要となる。

（2）生物―心理―社会モデル

　患者中心のアプローチを行うに際し，患者の疾患や取り巻く状況をトータルに見ていくための視点として，「生物－心理－社会モデル」（bio-psycho-social model）が活用されている。これは，疾患（disease）の原因を生物学的要因（病因）に求める直線的な因果関係で捉えようとする「生物医学モデル」（biomedical model）に対比するモデルとして，1977年にエンゲル（Engel, G. L.）によって提唱された。

　このモデルは，人間の状態（健康や疾患）を，生体を構成する原子・分子のレベルから身体の器官，個人，取り巻く家族や社会，さらに我々が存在している生物圏のレベルに至るさまざまな階層の要因が影響しあったものとして統合的に捉えようとするものである（図1-1参照）。つまり，疾患（問題）は，遺伝や神経学的な生物的要因，個人の行動特性

16

やストレスなどの心理的要因, 家族や学校・地域といった社会的要因が複合的に重なり合って生じたものであり, 疾患（問題）を抱えた人をさまざまなレベルからトータルに見て対処していく必要があるということである。先に述べた医師主導の従来型の治療システムから, 多職種が協働して患者を支援するチーム医療のシステムへの移行が重視される中, 患者中心の多面的なアプローチの必要性を示している。

心理職はその専門性から患者の訴える症状や問題の心理的な側面に目を向けがちであることを意識しておきたい。成田（2006）は, 精神疾患であっても身体因, 内因, 心因の順に診ていくことが大切であるとし, 心理職に対して「過剰な心理化（overpsychologicalization）」に陥らないようにと指摘している。一側面に焦点化しすぎて重要な兆候や背景を見落とすことがないように, 丁寧にアセスメントしていくことが必要である。ここに生物・心理・社会面をカバーする多職種の専門家がチームで関わることのメリットがある。それぞれの専門の視点からアセスメントし, 症例ごとにカンファレンスを行ってチームで治療方針や関わりの目的を共有しながら, 連携して関わっていくことが推奨されている。

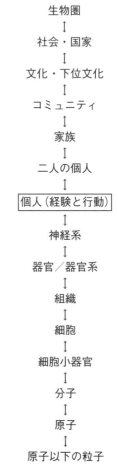

図 1-1　生物－心理－社会モデルにおける階層

〈出典：Engel (1980). *American Journal of Psychiatry, 137*, p.537 より作成〉

4. 保健医療分野の心理職の活動

（1）心理職の活動状況

・保健医療分野で働く心理職

　2019 年度に日本臨床心理士会が実施した「第 8 回臨床心理士の動向調査」（回収率 52.4%，11,208 人）によると，回答者の 42.4% が医療保健領域で勤務していた。次に多いのはスクールカウンセリングを含む教育領域（35.2%）であった。また，2020 年度に日本公認心理師協会が行った「公認心理師の活動状況に関する調査」（Web 調査，回収率 38.8%，13,688 人）によると，主たる活動分野として，保健医療分野が 30.2%，教育分野が 28.9%，福祉分野が 21.3% の順であり，保健医療分野で働く心理職が最も多いことが分かる。

・保健医療分野における勤務先

　日本公認心理師協会の同調査（保健医療分野の回答者 5,305 人，以下同じ）によれば，精神科病院が 30.3%，一般病院が 25.9%，精神科診療所が 23.1%，一般診療所が 6.0% と，医療領域が約 85% を占めていた。一方，保健領域は，保健所・保健センターが 12.2%，精神保健福祉センターが 3.2%，合わせて約 15% であった。なお，勤務形態は常勤が約 56%，非常勤のみの勤務は約 41% であった。

・心理職が所属する診療科

　「公認心理師の専門性に基づく活動」を行っている医療機関の所属科・部署等（2020 年 9 月 1 日時点）については，表 1-1 のとおりである。診療科では，精神科が 43.7% で最も多く，心療内科 17.1%，小児科 10.7%，児童精神科 10.3% と続くが，ほかにも多様な診療科や部門において心理職が活動していることが分かる。心理職が国家資格（公認心理師）となったことで，医療領域，特に身体科における活動の場はさらに広がっていくことが期待される。各診療科における心理職の実践については他章を参照されたい。

表 1-1　心理職が所属する診療科・部署

	%		%
心理相談部門等	24.9	麻酔科・ペイン科	0.3
精神科	43.7	歯科・口腔外科	0.2
児童精神科	10.3	産科・婦人科	1.7
小児科	10.7	遺伝科	0.4
脳神経内科	2.7	周産期母子医療センター	1.5
脳神経外科	1.6	認知症疾患医療センター	2.5
心療内科	17.1	救命救急センター	0.3
内科	3.1	その他の診療科	1.4
感染症科・HIV 関連の診療科	0.8	デイ・ケア部門	9.8
がん・緩和ケア関連の診療科	3.7	コメディカル部門	5.2
整形外科	1.1	その他の部門	2.5
リハビリテーション科	3.7		100.0

注）「心理相談部門等」については，そこを拠点にさまざまな診療科に関わっていると予測される。また，精神科を拠点にリエゾン活動を展開していることも考えられる。

〈出典：日本公認心理師協会.「公認心理師の活動状況等に関する調査」（2021 年 3 月）より転載，一部抜粋〉

（2）心理職の医療チームにおける活動

　医療現場ではさまざまな職種が，共通の目的を持ってそれぞれの専門性を活かしたチーム医療を行っている。表 1-2 には，心理職が関わっているチーム活動について，主だったものをまとめた。チーム加算により診療報酬に結び付いているものもあれば，現場の必要性から生まれた任意のチーム活動もある。チームの共通の目的に向かって，心理職がどのような役割を担って活動をしているかの参考になると思う。コラム①では，総合病院の緩和ケアチームでの活動の一端が紹介されている。

　身体科領域では，精神科や心理職になじみがなく，精神症状に関する知識がほとんどない職種と連携していく場合も多い。心理職は何をする人か，患者にどういうサービスを提供できるのか，どういうタイミング

表1-2　心理職の関わる医療チームの例

チーム名	チームの目的	心理職の役割
緩和ケアチーム	患者と家族に対するトータルペインの軽減，主治医や病棟看護師など病棟のチームをサポートする	患者や家族のアセスメントやカウンセリング，病棟スタッフへの助言
糖尿病チーム	療養生活のサポート，合併症などの重症化を予防する	カウンセリングなど心理支援
認知症支援チーム	早期発見・早期治療，介護サービス等社会資源の利用，本人・家族支援を行う	診断補助，入院中の回想法，グループ活動の運営
リハビリテーションチーム	患者の抱える問題を多側面から評価・分析し，さまざまな手段を使って早期退院・早期社会復帰を目的とする	知能検査や神経心理検査等によるアセスメント，カウンセリング
コンサルテーション・リエゾンチーム	病棟看護師への援助，患者や家族の精神科的治療や心理支援を提供する	症例検討と具体的介入，問題点の早期発見
周産期医療チーム	妊娠の継続・安全なお産，育児環境の整備，児童虐待の予防，関係機関との連携を行う	産前・産後うつの評価，カウンセリング
生殖補助医療支援チーム	患者や家族の意思を尊重しつつ，治療の選択や継続の意思決定を支援する	不妊治療をめぐるカウンセリング
虐待予防・支援チーム	子どもや高齢者が受ける虐待の早期発見と保護，虐待を行う側への再発予防となるケアを提供する	虐待を受ける側と虐待を行う側へのカウンセリング
子どもの入院支援チーム	子どもの教育を受ける権利を保障し，成長に合わせて学びや遊びの場を提供することで，QOLの向上を図る	子どもの発達評価，支援方法の提案
暴力被害者支援チーム	被害者の意思決定支援，多様なリソースを活用できるようにする	カウンセリング，長期的なフォローアップ，トラウマケア

〈出典：厚生労働省　チーム医療推進方策検討ワーキンググループ「チーム医療推進のための基本的な考え方と実践的事例集」（2011）およびチーム医療推進協議会のホームページを参照して作成〉

で依頼すればいいのか，といったことを理解してもらう必要がある。一つ一つの事例へのチームの関わりについて，うまくいった場合・うまくいかなかった場合の要因を振り返ることが大事で，それを積み重ねる中でチーム全体の経験知が高くなり，チームのきずなも強くなっていく。心理職の介入によってこじれていた事態（心理的問題や家族関係など）が好転することもあるが，その成果はチームでの一連の関わり（例えば，病棟看護師が依頼の判断をしてくれたタイミング，介入前後のスタッフのフォロー等）も含めた結果であることをきちんと認識しておきたい。

（3）コンサルテーション・リエゾン

　最後に，総合病院における心理職の活動の一つとして，コンサルテーション・リエゾン（Consultation Liaison）を取り上げる。リエゾン活動とは，身体疾患の治療中に生じるさまざまな精神医学的問題，心理社会的問題に対処し，治療に伴う心理的苦痛のケアを行うことである。これは元々の身体疾患の治療をスムーズに進めようとする活動の一つであり，その対象として，主に以下のような患者に焦点があてられる（幸田，2016）。

①身体疾患やその治療に伴って生じた反応性の心理的問題を有する場合

②身体疾患の治療経過中に生じた精神疾患患者（器質性精神障害や症状性精神障害など）

③身体疾患を合併した精神疾患患者

④身体疾患の経過に心理社会的因子が大きな影響を与えていると考えられる身体疾患患者（心身症）

⑤身体症状を訴えるが，それを説明しうる身体疾患が発見されない患者で，身体科の検査・治療が繰り返し行われている場合（身体表現性障害など）

　さらにリエゾン活動は，患者本人のみではなく，患者の家族や患者に関わる身体科の医療スタッフも対象とし，患者との関係における問題，

時には医療スタッフのメンタルヘルスへの支援も行われる。身体科の医療スタッフに対し，患者の心理や行動を理解するために役立つ精神医学や心理学に関する基本的な知識や関わり方を伝えることもある。

　リエゾン活動は，身体科の医療スタッフからの依頼を受け，精神的問題が生じた患者を対象に相談に応ずる（コンサルテーション）だけではなく，その科のチームの一員として常駐したり，定期的に病棟の回診をしたり，カンファレンスに出席するなど医療チームの一員として機能していく（リエゾン）ことである。このような活動を通して，入院患者全員を対象とした精神科的な問題の早期発見や早期介入へとつなげていくことができる。

　放送授業では，埼玉メディカルセンターの花村温子先生にスタジオにおいでいただき，保健医療分野における心理職の動向，チーム医療における役割や今後の課題についてお話いただく。

〈コラム①〉

総合病院におけるチーム医療と心理士の働き方
埼玉メディカルセンター　心理療法室　花村温子

　総合病院では，医師や看護師をはじめとする様々な専門職が働いている。心理士は個人のみを対象に個室などで心理検査や心理カウンセリングを行っているイメージが強いかもしれないが，その個別の関わりも医療チーム内で情報共有し，多職種と連携して心理支援を行っている。心理士が精神科リエゾンチーム，緩和ケアチーム，認知症ケアチーム等の一員として活動している施設も多数ある。必要な場面で必要な職種が集まってのオーダーメイドのチーム支援となる場合もある。

　身体の病気によるつらさには様々な問題が含まれる。重大な病気の告知を受けたショックからうつ状態に陥ることも当然考えられるし，なぜ自分はこのような病気になってしまったのだろう，つらい治療を受けながら生き続ける意味はあるのか，といった「生きる意味」に対する悩みを抱える場合もある。働けなくなり収入が途絶えるという現実的な不安

も抱いて当然だろう。人の心は病によって，不安で揺れ動きやすくなる。それに対し，心理士は主科のスタッフと情報共有し，不安になっている患者（時には家族も）の気持ちに寄り添いお話を伺っていく。そしてその気持ちのつらさに対して全面的に対処方法を教示するのではなく「どうしていきたいのか？」というその方の問いを一緒に紐解いていく，伴走者の役割となる。ケガをしたのなら，その時は松葉づえが必要であるが，リハビリテーションを行って徐々に自分の足で歩いていけるような支援を行うのと，心理支援も同様である。

　治らない病気や障害を抱えた場合は，病とともに「その人らしく生きる」ための支援を行う。末期のがん患者とのカウンセリングの中で，最期まで食事を楽しみたいという希望が聞かれたら，栄養士にその希望を伝え，食べ方や食材の工夫が行われる。「家で家族に囲まれて最期を迎えたい」という希望が出されれば，それを多職種チームで共有し，ソーシャルワーカーが訪問看護や往診の手はずを整え，看護師やリハビリテーション専門職は患者が家で安心して過ごせるよう補助具の提案や，気を付けてほしい点などを家族に伝え，自宅へ退院していただく。患者や家族にも意見をどんどん出してもらい，チームの一員となっていただく。その上で，患者や家族の「こうしたい」という希望になるべく沿えるよう，多職種がそれぞれの得意分野で知恵を出し合い共通のゴールを目指していくのである。このように人生の大切な場面にチーム医療のメンバーとして立ち会わせていただける総合病院の心理士の仕事は，とてもやりがいのある素敵な仕事だと思っている。

引用文献

Beauchamp, T.L. (2007). The 'Four Principles' Approach to Health Care Ethics. *Principles of Health Care Ethics.* (*2nd ed*). John Wiley & Sons. Ltd, 3-10.

Engel, G.L. (1977). The need for a new medical model：A challenge for Biomedicine. *Science*, 196 (4286), 129-136.

Gallagher, C. & Ewer, M. (2017). *Ethical Challenges in Oncology: Patient Care, Research, Education, and Economics.* Academic Press.
　（清水千佳子・高島響子・森雅紀 訳 (2020). がん医療の臨床倫理. 医学書院）

金沢吉展 (2006). 臨床心理学の倫理を学ぶ. 東京大学出版会.

幸田るみ子 (2016). 医療システムにおける心理臨床. 小林真理子 編著. 心理臨床

と身体の病，p.9-24. 放送大学教育振興会.

厚生労働省ホームページ. 令和2年度診療報酬改定の概要（精神医療）

　https://www.mhlw.go.jp/content/12400000/000608535.pdf（2021年3月現在）

厚生労働省 チーム医療推進方策検討ワーキンググループ（2011）.「チーム医療推
　進のための基本的な考え方と実践的事例集」

　https://www.mhlw.go.jp/stf/shingi/2r9852000001ehf7.html（2021年3月現
　在）

成田善弘（2006）. 医療現場で働く臨床心理士に求められる教育と研修. 臨床心理
　学，6（1），p.64-68. 金剛出版.

日本公認心理師協会（2021）. 厚生労働省令和2年度障害者総合福祉推進事業「公
　認心理師の活動状況に関する調査」報告書

　https://www.jacpp.or.jp/document/pdf/00-all-FY2020_mhlw_shogaifukushi_
　research_final.pdf（2021年9月現在）

日本臨床心理士会（2020）. 第8回「臨床心理士の動向調査」報告書.

Pope, K. S., Tabachnick, B. G., Keith-Spiegel, P. (1987). Ethics of practice：The
　beliefs and behaviors of psychologists as therapists. *American Psychologist, 42*
　(11), 993-1006.

Redrich, F. & Pope, K. S.(1980). Ethics of mental health training. *Journal of Nervous
　and Mental Disease, 168*, 709-714.

チーム医療推進協議会ホームページ.

　http://www.team-med.jp（2021年3月現在）

🔘 研究課題

1. 医療倫理が問われる場面を想定して，心理職としてどういう視点で
　どういう関わりをしたらよいか考えてみよう。

2. 医療現場で働くそれぞれの専門職がどのような仕事をしているか，
　またどのようなチームが組まれ，そのなかで心理職はどういう役割
　を担っているのか調べてみよう（チーム医療推進協議会のホームペ
　ージ参照）。

2 | 医療におけるアセスメントと心理支援

小林真理子

医療領域において求められる専門的業務のうち，心理アセスメント（臨床心理査定）と心理支援（臨床心理面接）の方法について取り上げ，医療における心理療法の位置づけについて考える。

【キーワード】　心理アセスメント，心理検査，行動観察，心理支援，心理療法

はじめに

　臨床心理士に求められる専門的業務は，臨床心理査定，臨床心理面接，臨床心理的地域援助，およびそれらに関する調査・研究の大きく4つとされている。また，2017年に施行された「公認心理師法」第2条では，公認心理師の具体的な専門性として，次の4つが挙げられている。心理に関する支援を要する者に対して①心理状態を観察しその結果を分析すること，②心理に関する相談に応じ，助言，指導その他の援助を行うこと，③関係者の相談に応じ，助言，指導その他の援助を行うこと，④心の健康に関する知識の普及を図るための教育および情報の提供を行うことである。医療においては，それぞれ，①心理検査を含む心理アセスメント，②患者への心理面接（心理療法），③患者の家族への支援や医療スタッフへのコンサルテーション，④ストレスや病気に対する心理教育などに該当する。

1. 心理アセスメントの方法

　アセスメントという言葉には「査定」「評価」という意味があり，「心理アセスメント」について，かつては（狭義には）心理検査を意味する

ことが多かった。心理検査は，検査時点での患者[1]の知的能力や性格，思考，行動の特徴を心理検査という道具を使って客観的に査定・評価することであって，これは患者理解のための一つの側面である。現在は（広義には），面接法（インテーク面接），観察法（行動観察），検査法（心理検査）の3つが心理アセスメントの方法とされている。そして，病気の治療経過の中で患者と関わること自体が，患者を理解しアセスメントすることであると考えれば，心理アセスメントは患者との関わりの中で繰り返し行われる不断の行為であるといえる。

（1）面接法による心理アセスメント

　精神科医療においては「インテーク」と称して，初診時に患者や家族から，主訴や現病歴，成育歴や家族関係，来談経緯，教育歴や職歴，性格や趣味などについて，時間をかけて聴取するのが通常である。インテーク面接の実際については，第4章で述べられているので，ここでは割愛する。

　一方，身体科医療においては，医師をはじめとする医療スタッフの問診において身体疾患に関しての情報の聴取は詳しくなされているが，それ以外の情報については十分に聴取されていないことが多い。患者の身体状態，体の訴えにも注意しつつ，心理職という立場を活かして，患者の心理状態や病気への対処の仕方，家族関係，医療者との関係，学校や職場，社会的サポート等の心理社会的な側面についても聴取していく。心理職は他職種から依頼を受けて，心理支援が必要な患者に会うことになるが，本人の動機づけが低いことも多く，さりげない会話を通しての信頼関係づくりなど，精神科や心理臨床におけるインテークとは違った配慮が必要であろう（コラム②参照）。面接によるアセスメントは「事情聴取」ではなく，思いもかけず「患者」となってしまった患者本人やその家族の「物語」をいかに聴いていくか，それを今後の治療にどう役

---

1) 通常，心理臨床においては，「クライエント」という言葉が用いられるが，医療現場では「患者」という言葉が使われている現状に鑑み，本章では主に「患者」という言葉を用いることとする。

立てていくかという臨床力が問われることである。

（2）観察法による心理アセスメント（行動観察）

　心理面接や心理検査といった枠組みでの情報やアセスメントに加え，さまざまな場面（例えば，待合室での様子，病室での他の患者との関係，面会時の家族への態度，医療スタッフとのコミュニケーションの取り方など）での患者の様子や行動の観察もアセスメントの重要な情報となる。心理面接や心理検査の最中における，患者と関わりを持ちながらの観察も大切なアセスメントである。サリヴァン（Sullivan, H. S.）が提唱した「関与しながらの観察（participant observation）」は，心理療法における治療者に求められる大切な姿勢である（中井ほか 訳，1990）。

（3）見立て・ケースフォーミュレーション

　アセスメントと関連する言葉として，「見立て」や「ケースフォーミュレーション」がある。いずれもインテーク面接や行動観察，心理検査などによる情報や結果を統合し，患者についての個別的なアセスメントを行っていくことをいう。効果的な支援を提供していくためのプロセスであり，患者への直接的な支援だけでなく，医療チームでのケースカンファレンスや，他職種からのコンサルテーションに応じる際に役立てられる。

　近年では，心理支援の実践において，ケースフォーミュレーションが注目されるようになっている。ケースフォーミュレーションでは，ケースの個別性と，なぜ問題が生じているかという仮説の生成と検証が重視され，セラピストとクライエント（心理士と患者）が共同して行うプロセスであるとされる。特に，認知行動療法においては，ケースフォーミュレーション（CFと略されることも多い）は，「介入の対象となる問題の成り立ちを説明する仮説」を形成するものとして重要視され，CFのテンプレートが活用されている（下山・中嶋，2016）。

2. 心理検査：検査法による心理アセスメント

（1）心理検査の種類

　心理検査は心理アセスメントの一つ，検査法による心理アセスメントである。心理検査は大きく分けて，①知能検査・発達検査，②人格検査，③認知機能検査，④その他評価尺度の4つに分けられる。

　①知能検査・発達検査

　知能検査は知的能力の程度やバランスを評価する検査で，主なものにビネー式とウェクスラー式がある。発達検査は，知的機能・運動・言語・社会性など包括的な発達を捉えようとするものである。

　②人格（パーソナリティ）検査

　人格（パーソナリティ）を査定するものであるが，質問に回答していく形式の「質問紙法」と，特定の絵を描いてもらったり（描画法），あいまいな刺激を提示し，それが何に見えるのかなどを答えてもらう「投影法」の2種類がある。

　③認知機能検査（神経心理学的検査）

　高次脳機能に関する検査で，認知症に関する検査も含まれる。記憶力や見当識などの認知機能や運動機能，日常生活の行動様式を把握することができる。

　④その他評価尺度

　特定の症状や行動を質問紙法によって評価する尺度であり，その種類は非常に多い。患者本人が回答する自己評定法と家族や教師，医療スタッフなど本人以外の者が回答する他者評定法がある。

（2）医療領域で用いられる心理検査と診療報酬について

　医療領域で用いられる心理検査は非常に多く，ここでは参考として，医療機関で診療報酬の対象となっている心理検査について，表2-1に示す[2]。

　診療報酬としての保険点数は「検査及び結果処理」に要する時間によって，「操作が容易なもの」（80点，概ね40分以上），「操作が複雑なも

28

表 2-1　診療報酬が認められている臨床心理・神経心理検査（令和 2 年診療報酬改定）

D283　発達及び知能検査

操作が容易なもの （80 点）	津守式乳幼児精神発達検査，牛島乳幼児簡易検査 日本版ミラー幼児発達スクリーニング検査，遠城寺式乳幼児分析的発達検査 デンバー式発達スクリーニング，DAM グッドイナフ人物画知能検査 フロスティッグ視知覚発達検査，脳研式知能検査 コース立方体組み合わせテスト，レーヴン色彩マトリックス，JART
操作が複雑なもの （280 点）	MCC ベビーテスト，PBT ピクチュア・ブロック知能検査，新版 K 式発達検査 WPPSI 知能診断検査，全訂版田中ビネー知能検査，田中ビネー知能検査V 鈴木ビネー式知能検査，WISC-R 知能検査，WAIS-R 成人知能検査（WAIS を含む） 大脇式盲人用知能検査，ベイリー発達検査，Vineland-Ⅱ日本版
操作と処理が極めて 複雑なもの （450 点）	WISC-Ⅲ知能検査，WISC-Ⅳ知能検査 WAIS-Ⅲ成人知能検査，WAIS-Ⅳ成人知能検査

D284　人格検査

操作が容易なもの （80 点）	パーソナリティイベントリー，モーズレイ性格検査 Y-G 矢田部ギルフォード性格検査 TEG-Ⅱ東大式エゴグラム，新版 TEG，新版 TEG Ⅱ，TEG3
操作が複雑なもの （280 点）	バウムテスト，SCT，P-F スタディ，MMPI，TPI，EPPS 性格検査 16P-F 人格検査，描画テスト，ゾンディーテスト，PIL テスト
操作と処理が極めて 複雑なもの （450 点）	ロールシャッハテスト，CAPS TAT 絵画統覚検査，CAT 幼児児童用絵画統覚検査

D285　認知機能検査（神経心理検査）

操作が容易なもの （80 点）	MEDE 多面的初期認知症判定検査，長谷川式知能評価スケール，MMSE，NPI BEHAVE-AD，DSRS-C，前頭葉評価バッテリー，ストループテスト，MoCA-J Clinical Dementia Rating（CDR）
操作が複雑なもの （280 点）	ベントン視覚記銘検査，三宅式記銘力検査，標準言語性対連合学習検査（S-P A） ベンダーゲシュタルトテスト，WCST ウイスコンシン・カード分類検査 遂行機能障害症候群の行動評価（BADS），リバーミード行動記憶検査 Ray-Osterrieth Complex Figure Test（ROCFT）
操作と処理が極めて 複雑なもの （450 点）	ITPA，標準失語症検査，標準失語症検査補助テスト，標準高次動作性検査 標準高次視知覚検査，標準注意検査法・標準意欲評価法，WAB 失語症検査 老研版失語症検査，K-ABC，K-ABC Ⅱ，WMS-R ADAS（Alzheimer's Disease Assessment Scale），DN-CAS 認知評価システム

D285　その他の心理検査（評価尺度）

操作が容易なもの （80 点）	MAS 不安尺度，AQ 日本語版，M-CHAT，日本語版 LSAS-J CAS 不安測定検査，SDS うつ性自己評価尺度 CES-D うつ病（抑うつ状態）自己評価尺度 HDRS ハミルトンうつ病症状評価尺度，STAI 状態・特性不安検査 POMS，POMS2，IES-R，PDS，TK 式診断的新親子関係検査 CMI 健康調査票，GHQ 精神健康評価票，ブルドン抹消検査，WHO QOL26 COGNISTAT，SIB，Coghealth，音読検査（特異的読字障害対象に限る） WURS，MCMI-Ⅱ，MOCI 邦訳版，DES-Ⅱ，EAT-26 STAI-C 状態・特性不安検査（児童用）
操作が複雑なもの （280 点）	内田クレペリン精神検査 SCID 構造化面接法
操作と処理が極めて 複雑なもの （450 点）	小児自閉症評定尺度，発達障害の要支援度評価尺度（MSPA） 親面接式自閉スペクトラム症評定尺度改訂版（PARS-TR），子ども版解離評価表

注：D285 については，「認知機能検査（神経心理検査）」と「その他の心理検査（評価尺度）」に分けて記載した。

の」（280 点，概ね 1 時間以上），「操作と処理が極めて複雑なもの」
（450 点，1 時間 30 分以上）という 3 段階に分けられている（厚生労働
省，2020）。保険点数の対象として，現在使われていない検査が含まれ
ている一方，臨床で使用されている有用な検査でも対象となっていない
ものも多い。また，知能検査やロールシャッハテストのように，検査実
施・処理・結果所見の作成に数時間以上かかるような重要な心理検査の
保険点数が低すぎることや，同じ区分の検査を同日に行っても 1 つしか
点数をとれない[3]という課題がある。今後，使用頻度や有用性が高いと
認められる検査が追加されたり，現場の労力に見合った改定がなされて
いくことを望みたい。

　それぞれの専門分野で用いられる検査については，本科目の第 4 章以
降において，紹介されているので，参照していただきたい。また，本学
の他の科目でも心理検査について取り上げられているので，それらの科
目でも学んでいただければと思う[4]。

（3）テストバッテリー

　これらの検査は多くの場合，多面的な心理状態を把握するために，い
くつかの検査を組み合わせて実施される。それをテストバッテリーと呼
ぶが，検査の目的や対象，領域や医療機関によってもその組み方は異な
る。精神科における鑑別診断では，通常，知能検査と投影法や質問紙法
など複数の人格検査，神経心理学検査などが組み合わされる。児童精神

---

2) 厚生労働省の「臨床心理・神経心理検査」の診療報酬点数表では，「D283　発達
　及び知能検査」「D284　人格検査」「D285　認知機能検査その他の心理検査」の 3
　つの区分に分けられている。表 2-1 では本文の説明と合わせるため，D285 を
　「認知機能検査」と「その他の心理検査（評価尺度）」の 2 つに分けて作成した。
3) 例えば，D283 について，同日に田中ビネー知能検査Ⅴと津守式乳幼児精神発達
　検査（保護者が記載）を行った場合，前者（点数が高いほう）のみの算定にな
　る。D284 について，同日にロールシャッハテスト，バウムテスト，SCT を行っ
　た場合，算定できるのはロールシャッハテストのみとなる。
4) 例えば，学部科目「心理的アセスメント（'20）」「乳幼児・児童の心理臨床
　（'17）」，大学院科目「臨床心理学特論（'17）」「障害児・障害者心理学特論（'19）」
　等の科目でもそれぞれの領域で使用される心理検査が取り上げられている。

科領域におけるテストバッテリーやその解釈の仕方については，第4章で紹介されている。

（4）心理検査の実施の手順と配慮

　心理検査の目的は，個人の心理的な側面，特に診察や面接では把握しにくい面を明らかにし，治療に活かしていくことである。身体科においては，患者の不安やうつの状態を把握し精神科的介入が必要かどうかを把握したり，治療前後の心理状態の変化を見たり，治療が与える影響を継続的に把握するための検査であったり，さまざまな目的で心理検査が導入される。心理検査の実施に際しては，概ね以下のような手順で行う。

　①実施する検査の選定・準備

　主治医がある場合はその指示に従って検査を実施することが多いが，心理職が目的に合った検査を選定し，必要に応じてテストバッテリーを組み，行う順番を決めることもある。患者の治療状況や体調を確認し，検査に要する時間，実施の時間帯や場所などについても配慮する。例えば，入院して薬物治療中の患者の場合，治療の時間帯や副作用が生じやすい期間は避ける，病床・病棟に近い場所で実施する，なるべく短時間で終わる検査を選ぶといった配慮も必要だろう。また，医療機関においては，先に述べた診療報酬にも関わってくるので，複数回に分けて行う場合は，1日に行う検査について同じ区分の検査が重ならないよう組み合わせることも求められる。

　②検査に関するインフォームド・コンセント

　患者にどういう検査を何の目的で行うかについて，本人に理解できる言葉で説明する。検査についての心配や疑問に応え，必要性を理解してもらい，検査実施の同意を得る。特に，身体疾患の治療の場合，本人の心理検査への動機づけがない場合も多く，その目的と用途を説明して，検査への抵抗を減じ協力してもらう必要がある。

　③検査前の状態の確認

　検査当日（簡単な評価尺度の場合は②と同日の場合も多い）の患者の

身体の状態を確認する。入院中の場合はカルテ情報および担当の病棟スタッフに確認したうえで，本人に会って検査を受けられる状態かどうか，検査への協力意思があるかどうかを判断する。

　④検査の実施

　検査の実施マニュアルに従って適切な方法で実施する。実施に当たっては事前に検査に習熟しておくこと，実施手順や中止基準について把握しておくことは言うまでもない。検査中の患者の様子を観察し，検査の回答以外の発言や行動も記録しておく。

　⑤検査後の状態の確認

　検査に協力してくれたことを労い，今後の流れを説明する。検査の影響を観察し，不安やつらさを感じている場合は，それを受けとめ緩和することが必要である。体調の悪化や疲労が大きい場合は主治医や担当スタッフに報告し対応を依頼することもある。

　⑥検査結果のまとめ・所見作成

　検査ごとに結果を処理し，全体のまとめを行い総合的な検査所見を作成する。数値等に基づく量的分析とどのように回答したかという質的分析の両面から行い，患者の治療に活かせるように解釈をまとめていく。依頼者（多くの場合主治医）への報告書とともに，本人や保護者にフィードバックするための報告書や教育や福祉など関係機関に提出する報告書を作成する場合もある。いずれの場合も依頼の目的に沿って分かりやすく，具体的な対応を示唆するものでなければならない。

　⑦検査のフィードバック

　作成した報告書を渡す（カルテに入れる）とともに，依頼者に患者理解や治療に活かせるよう直接伝えて情報共有することは大切である。また，本人に対してのフィードバックは自身の状態を客観的に把握し，自己理解に役立つように，また継続面接を行う際にはその導入となるように伝えていく。

3. 心理支援の方法

　医療領域で心理職が行う支援には，患者への直接的な支援と家族への

32

支援，医師や看護師などの医療スタッフへの支援がある。患者への支援
には，個人に対するものと集団に対するものがある。

（1）心理療法—さまざまな心理的アプローチ

　心理職の行う専門的面接は心理療法あるいは心理カウンセリングと呼
ばれる。個人の内面を重視する精神分析的心理療法や分析心理学，来談
者中心療法，行動や認知に注目し行動変容や認知の変化を促す認知行動
療法，媒介物を用いる遊戯療法，箱庭療法，芸術療法など，多様なアプ
ローチの方法がある。さらにそれぞれの理論を基に対象に応じたさまざ
まな技法も開発されている。ここでは，主だったものを表2-2として掲
載する。実際の現場で用いられる支援については他章を参照してほしい。
　医療領域においては特定のアプローチのみで対応することは不可能で
あり，対象や目的に応じて必要とされる複数の方法を身につけておく必
要がある。各々が拠って立つ理論（オリエンテーションと呼ばれること
もある）に基づく技能を深め，現場で応用できるように研鑽していくこ
とは重要である。一方で，その適用の限界も知り，目の前の患者や家族
のニーズにあった方法を用いていくことが求められている。
　近年，「エビデンスに基づく心理学的実践」（evidence-based practice
in psychology：EBPP）という言葉が聞かれるようになった（APA,
2006)[5]。これは，患者の特徴や文化，志向を尊重しながら，ベスト・
エビデンスを選び出し，実践の中で活用することである（三田村・武
藤，2012）。詳しい内容は文献に当たってほしい。今後，医療現場では
医療サービスとして，個々の患者に合った実証に基づくベストな方法を
選択して用いることが推奨されていくことになるだろう。

5）APA（2006）ではEBPPを以下のように定義している。
　"Evidence-based practice in psychology（EBPP）is the integration of the best
　available research with clinical expertise in the context of patient characteristics,
　culture, and preferences."
　また，対象ごとの効果的な心理療法のリストを公開している（順次更新されて
　いる）。https://div12.org/psychological-treatments/disorders/（2021年3月現
　在）

表 2-2-1　主な心理支援の方法

I　個人への支援

①力動的なアプローチ等	
精神分析的心理療法	フロイト（Freud, S.）が創始した精神分析の考え方に基づく心の理解と治療のための方法。自由連想法や夢分析を用いて，無意識の力動を探索し自己洞察を促そうとする。セラピストとクライエントの転移関係を扱う。従来の神経症（不安障害，解離性障害，身体表現性障害等）や対人関係の問題を抱えた人が主な対象であるが，他の精神疾患にも適用されることも多い。
ユング派心理療法	ユング（Jung, C. G.）が創始した分析心理学を基盤として実践される心理療法。日本では 1960 年代に河合隼雄によって導入された。人の心の深層に「普遍的無意識」を想定し，自律的に浮かび上がり変容していくイメージを心理療法に活かす。無意識の持つ自己治癒力と個性化過程を重視。夢分析や描画療法，箱庭療法が用いられることも多い。
来談者中心療法（パーソンセンタード・アプローチ：PCA）	1940 年代にロジャーズ（Rogers, C. R.）が創始。人は成長・実現傾向を持つとする人間性心理学的アプローチ。不適応は自己概念と経験的自己の不一致によって生じるとし，人格変化のための 6 つの条件を挙げている。そのうち，セラピストの自己一致，無条件の肯定的関心，共感的理解は中核 3 原則として有名。ロジャーズ派から発展した技法として，ジェンドリン（Gendlin, E. T.）のフォーカシングが知られている。
遊戯療法（プレイセラピー）	言葉による表現が十分でない子どもに対して，遊びを通して子どもの抱える問題の解決を図っていく心理療法。精神分析の流れを汲むアンナ・フロイト（Freud, A.），クライン（Klein, M.）が児童分析として発展させた。来談者中心療法の流れを汲むアクスライン（Axline, V. M.）は 8 つの基本原理を提唱した。
芸術療法（アートセラピー）	芸術を用いた表現活動を介して　心身の治療を行う心理療法の総称。絵画療法，音楽療法，心理劇，箱庭療法，ダンスセラピー，詩歌療法，コラージュ療法，造形療法などがある。子どもから高齢者まで，個人または集団で行われる。
交流分析（TA）	1950 年代にバーン（Berne, E.）によって開発された，精神分析理論に基礎をおく心理療法。心を 3 つの自我状態に分けて理解し，「構造分析」「交流パターン分析」「ゲーム分析」「脚本分析」の 4 つで構成される。心療内科等で治療として用いられるほか，教育や産業領域でも広く取り入れられている。
②行動的なアプローチ等	
行動療法	学習理論に基づき，行動上の問題（恐怖症，習癖など）は，「誤学習」あるいは「未学習」により生じていると考える。クライエントとセラピストが共同して治療目標を立て，さまざまな行動的技法を用いて，不適切な反応を修正したり正しい反応を習得することを目指す。→ CBT へ
応用行動分析（ABA）	スキナー（Skinner, B. F.）の行動分析学に基づく理論的枠組みをさまざまな行動改善に応用。行動の前後を分析することでその行動の目的を明らかにし，前後の環境を操作して問題行動を解消する方法。自閉スペクトラム症など，発達に課題がある子どもの問題行動を減らし適切な行動を獲得することを支援する。リハビリテーションやコーチングなど多方面で活用されている。
認知療法	1970 年代にベック（Beck, A. T.）によって，うつ病の治療として考案された。人の感情や行動はその人の出来事の受け取り方（認知）によって規定されるという認知モデルを基盤とし，認知の歪みに焦点を当てて，認知を修正することで症状の改善を目指す。→ CBT へ

表 2-2-2　主な心理支援の方法（つづき）

認知行動療法 （CBT）	行動療法に基づく技法と認知療法に基づく技法を対象や問題の状態に合わせて適宜組み合わせて介入を行う。さまざまな精神障害や心身の不適応に対して薬物療法と並ぶアプローチとして評価され，障害や問題に応じた介入が用いられる。認知面への介入技法としてセルフ・モニタリング，認知再構成法（思考記録表），行動実験等。行動面への介入技法として，行動活性化，アサーション・トレーニング等。感情面への介入技法として，暴露法，暴露反応妨害法等。身体面への介入技法として，呼吸法，漸進的筋弛緩法，リラクセーションなどがある。
マインドフルネスに基づいた心理療法	行動療法，認知行動療法に続く，第3の波として，マインドフルネスを取り入れたさまざまなアプローチが開発されている。 マインドフルネス・ストレス低減法（MBSR）：カバットジン（Kabat-Zinn, J.）は，仏教や禅の流れを汲みつつ宗教的な要素を排除したマインドフルネスを開発。慢性疼痛，アレキシサイミア，不安・抑うつ等に有効とされる。マインドフルネス認知療法（MBCT）：シーガル（Segal, Z. V.）らによって，MBSRとCBTを組み合わせ，反復性うつ病の再発予防のために開発された方法。弁証法的行動療法（DBT）：リネハン（Linehan, M. M.）による境界性パーソナリティ障害に対するアプローチ法。アクセプタンス＆コミットメント・セラピー（ACT）：ヘイズ（Hayes, S. C.）らによって開発された心理的柔軟性を高めることを目的としたアプローチ。
動機づけ面接 （MI）	ミラー（Miller, W. R.）による問題飲酒に対する介入から始まる。行動変化に関するアンビバレンスを丁寧に引き出し，本人の内発的な動機づけを強めることで主体的な変化が生じるよう支援する。アルコールや薬物などの嗜癖問題，気分障害，摂食障害，強迫性障害などの精神疾患，糖尿病などの生活習慣病，HIV感染症予防などの公衆衛生領域で用いられている。
EMDR	眼球運動による脱感作と再処理法（Eye Movement Desensitization and Reprocessing）は，シャピロ（Shapiro, F.）がPTSDの治療法として開発した。EMDRを用いることで，健常な情報処理，統合の再開を促すことを目指す。他の精神疾患，身体的症状の治療にも用いられている。
③その他（統合的アプローチ・日本で生まれたアプローチ）	
森田療法	森田正馬が創始した神経症に対する独自の心理療法。「森田神経質」と呼ばれる社交不安症，全般不安症，強迫症，パニック症，心気症などの治療に効果があるとされる。患者が症状へのとらわれから脱して「あるがまま」の心の姿勢を獲得できるよう援助する。
内観療法	吉本伊信が浄土真宗の「身調べ」という修養法を起源として開発した。「集中内観」では研修所に籠って，身近な人との関係を想起する。自己中心性や受けた愛情への気づきを得ることで症状が改善する。人間関係の不和，非行，不登校，うつ状態，アルコール依存・心身症などに有効とされる。
臨床動作法	成瀬悟策が開発した動作を通して心理的問題を改善する心理療法。動作を行う中で体を実感し，セラピストの援助によって自分のありようを変えていく。脳性麻痺，ダウン症，発達障害，統合失調症，うつ病，心身症，PTSD，被災した子どもの心理教育にも適用されている。
統合的心理療法	複数のアプローチを折衷的，統合的に用いる。支援を必要とする人や社会的ニーズに応えるために，効果的な方法を選び組み合わせて適用する。

表 2-2-3　主な心理支援の方法（つづき）

Ⅱ　集団・家族を通した支援

集団心理療法	集団の中での参加者同士の相互作用によって，参加者個人が洞察を得たり，精神的健康を増進させたりすることを目指す。レヴィン（Levin, K.）の感受性訓練，メイン（Main, T.）やジョーンズ（Jones, M.）らの治療共同体，ヤーロム（Yalom, I. D.）の対人関係論的集団精神療法など。
心理劇（サイコドラマ）	モレノ（Moreno, J. L.）が創始した即興劇の形式を用いた集団心理療法。クライエントが抱える問題について，即興で演じること（身体を用いた自己表現）を通じて，集団に備わる自己治癒力を活用し，問題解決を目指す。
エンカウンター・グループ	自己啓発や対人関係能力の向上，心理的成長を目的としたグループワーク。合宿形式で集中的に行われることもある。ロジャーズ（Rogers, C. R.）によるベーシック・エンカウンター・グループ，国分康孝らの構成的エンカウンター・グループなど。
集団認知行動療法（CBGT）	グループ形式で行う認知行動療法。認知的・行動的な介入技法を用いて参加者のコーピングスキルを高め，問題を解決し，症状の改善を目指す。成人のうつ病や適応障害等の治療のほか，学級集団を対象とした子どものためのプログラムも開発されている。
ソーシャルスキルトレーニング（SST）	学習理論に基づき，社会生活の中で必要とされる技能の獲得，般化，保持をロールプレイ等を通して促進することで問題や障害が改善され，さまざまなストレスの回避や対処が可能となることを目指す。
心理教育	心理療法と教育的介入を統合した介入方法。困難な状況に陥っている本人や家族をはじめとする周囲の人々が自分自身の力で生活をコントロールできるようになること（エンパワーメント）を目指す。
精神科デイケア	精神疾患により社会活動に困難を感じている人が決まった時間に通い，さまざまな文化活動や運動などを行う日帰りのリハビリテーション。再発や入院の予防，社会復帰を目指す。デイケア（午前から午後まで），ショートケア（午前または午後のみ），ナイトケア（夜のみ），デイナイトケア（午前から夜まで）の 4 種類ある。
回想法	1960 年代にバトラー（Butler, R. N.）が提唱した高齢者を対象とした心理療法。人生の歴史や思い出を受容的共感的な態度で聴くことを基本としており，個人にも集団にも適応できる。認知症等の問題を抱えた高齢者を対象に病院で心理療法として行われるほか，老人ホームやデイサービスや高齢者の集いの場でも用いられている。
家族療法	家族という文脈からクライエントや家族への理解と支援を行う対人援助の方法。家族を 1 つのシステムとして捉えるシステム論的家族療法として発展し，社会構成主義とも結びつき展開している。問題を抱えた家族成員を IP（Identified Patient）と呼ぶ。
オープンダイアローグ（Open Dialogue）	フィンランドで開発された精神科治療システム。精神的困難を持つ人と家族や関係者，専門家スタッフが対等な立場で，対話による治療ミーティングを行う。社会構成主義の家族療法がベースとされている。
ペアレント・トレーニング（PT）	子どもの成長発達の促進や不適切な行動の改善を目的として，親がほめ方や指示などの具体的な養育スキルを身につけることを目指す教育的アプローチ。発達障害のある子どもの親を対象としたプログラムが多い。
患者の家族へのカウンセリング	疾患を抱える患者の家族が経験する問題を理解し，苦痛を緩和するような心理的介入を行う。

（2）医療における心理療法の位置づけ

　医療現場で心理職が心理療法等の支援を行う場合，対象となる患者は病気の治療のために受診しており，主治医からの依頼を受けて支援を開始する。どういう疾患で，治療経過のどのような時期に，どういう目的での依頼なのかによって，支援の方法は異なってくる。患者の治療を行っている医師や医療チームとの連携は欠かせず，チームの一員として支援を行うことになる。そのためには，心理士―患者関係（セラピスト―クライエント関係）とその面接構造だけでなく，そこで行われる医療サービスにおける心理療法の位置づけを理解しておくことが必要となる（鈴木ほか 編，2018）。

　精神科や心療内科においては，固定された相談室で決まった時間に定期的な心理療法を行うことは通常のことであろう。一方，身体科の領域では，従来の個人臨床の枠組みでの心理療法を実施できる場合は少ないと思われる。診断告知後の心理的ショック状態にある患者と家族に臨時で対応したり，身体状態が悪く病床から離れられない患者の面接をベッドサイドで行ったり，治療の合間を縫っての面接で時間が不定になったり，あるいは面接場所が確保できず時間をずらしたり病棟ホールの一角での面接になったりすることもよくある。身体疾患の治療に合わせ，患者や家族，医療者のニーズに応じて，臨機応変に柔軟に対応することが求められる。そのような中で，心理職が行う専門的な支援としての心理療法を提供していくには，その状況の中でできる工夫とともに，心理職（セラピスト）側の内的な枠組みが重要になろう。このあたりのテーマについては，放送授業で取り上げてみたい。

おわりに―医療領域で求められる実践力

　医療領域で活動するには，心理学や臨床心理学をベースとした心理職としての基本的なスキル（汎用的なスキル）を身につけることがまず求められる。そのうえで，関わる専門科や疾患に関する基本的知識，それぞれの領域でのアセスメントに必要な心理検査や心理支援のスキルを習得することが必要である。さらに心理職としての見立てを，患者を中心

　としたチーム医療にどう伝え，活かしていくかというコミュニケーション力も問われる。たくさんの職種が働く医療現場においては，多職種の業務内容を知り，役割を分担しながらチームで協働していくための技能も必要である（コラム③参照）。大学院の課程で現場実習の機会が得られたなら，心理職が医療チームの中でどう動いているかをしっかり学んでいただきたい。

　患者や家族の苦悩に寄り添いながら，医療チームの中で貢献できる人材となるために，心理職独自の専門的技能を高めるとともに，チーム医療の中で活動する実践力を磨いていくこと。目指す山は高く果てしない道のりのように思われるが，その道中の一つ一つの体験が心理臨床につながっている。

　放送授業では，横浜労災病院心療内科の塚野佳世子先生にスタジオにおいでいただき，どのように心理支援を学び，臨床に生かしてきたか等，これまでのご経験をもとにお話を伺う。

〈コラム②〉
身体科医療と精神科医療における働き方の違いについて
横浜労災病院　心療内科　塚野佳世子

　心療内科や精神科の臨床では，詳細な生育歴や，生活のストレス状況を伺うのは当たり前ですが，身体医療の場では，そのような個人情報を患者さんに伺うのは難しいことです。「なぜそんなことを聞かれなくてはならないのですか？」「答えたくありません」と直接拒否される患者さんもいらっしゃいますし，後から「心理士にこんなことを聞かれて嫌だった」と看護師さんに訴える方もいます。生育歴だけではなく，「どんなふうにお考えですか？」「どんなお気持ちですか？」と直接内面に焦点を当てる対話も，抵抗感を示されることが多いです。身体医療における患者さんは，たとえ心理的な苦痛を訴えられていたとしても，自らの心を見つめたいという心理療法を求めているわけではないからです。
　身体医療の場では，「雑談する能力」が大切だと感じています。侵襲

的にならない話題で会話を続ける能力です。対話を続けることで，関係性や信頼感が育ちます。私が力動的精神療法のトレーニングを受けていた時は，「雑談に逃げてはいけない」とよく指導者から言われました。自分の内面の核心から目を逸らし，雑談に逃げることは「抵抗」と呼ばれるものです。しかし，身体医療の場では日常生活の話，例えば昨日のテレビの話とか，お孫さんの話などを重ねるうちに，患者さんが心を開いてくださることはよくあります。心理士としてはその雑談が語られる時の表情やジェスチャー，語られたエピソードの背後に推測される心情，雑談の構造（何が語られ，何が語られないか）等から，その方の心理的側面をアセスメントするよう心がけています。一見ただのおしゃべりですが，その中で心理士としての仕事ができるようになることが理想です。患者さんのネガティブな発話も大切に受け取り，患者さんの強さ，自律性，自尊心などが賦活されるような対話を目指しています。

　また，心療内科・精神科の臨床場面と異なる点として，身体状況のシビアさがあります。神経難病，頭頸部がん，聴覚障害等，患者さんからの発話が困難なことがあります。無理にお話ししていただくことは避けたいですが，患者さんの中に伝えたいという気持ちがあるのに，医療者側からコミュニケーションを諦めてしまうことも避けたいことです。筆記，文字盤，単語帳等，可能なコミュニケーションツールを看護師や言語聴覚士と協力して考え，試行錯誤してみるということも大切だと思っています。

───〈コラム③〉───

チーム医療における実践力養成―がん医療人養成プログラムでの試み―

上智大学大学院　総合人間科学研究科　横山恭子

　本学の心理学専攻博士後期課程では，2013年度より，医学・薬学系の3つの大学院と連携し，「がん医療心理学」という講座を副専攻という形で開講している。心理系の大学院でのこのような試みは，全国的にも大変珍しいのではないだろうか。博士前期課程では臨床心理士の養成を行い，学部から博士前期課程では公認心理師養成に携わっているが，その目的は以下の通りである。

　①臨床心理士，公認心理師資格取得者の継続教育を行うこと

②がんに罹患した人への心理的ケア，がん医療で行われている緩和ケアチームの中で心理職としての役割を果たすこと，がん等で家族を亡くした人の悲嘆に対して支援を行っていくことは喫緊の課題であること

　毎年行っている「がんチーム医療演習」では，4大学院の多職種（医師，歯科医師，看護師，薬剤師，心理士等）の大学院生が2日間にわたって一堂に会し，2チームずつそれぞれ1事例を担当（計4チーム）する。1日目は治療の導入期，2日目は治療が進んだ時期（積極的な治療が選択できなくなった時期，あるいは退院や社会復帰が見えてきた時期）それぞれの時点でどのように理解し介入するのかを討議する。各グループには複数のファシリテーターが入り，チーム医療について学んでいる。例年「心理職に初めて会いました」「心理職がいると，こんなに良いんですね」と言っていただけているが，そのために心理職として参加する院生も，あらかじめがんについて勉強し，心理職ならではの視点，心理職として何ができるのかを自らに問いながら参加している。そのための基盤の知識となるのが，「がん医療心理学演習」「がん医療心理学特殊講義」（連携大学院での講義）等である。時折，実際に実践を重ねている卒業生にも参加を依頼しているが，それによって若い院生の刺激にもなっている。なお，この4大学院は，2017年度より文部科学省の「がん専門医療人材（がんプロフェッショナル）養成プラン」に加わり，この「がんチーム医療演習」に他大学からの院生も受け入れている。

　また，2020年度からはプロフェッショナルスタディーズという新しい形での社会人対象の講座を開講し，その中でも「病とともに生きる」という講座で，がんとともに生きることについて参加者やゲストスピーカーとともに考えている。

引用文献

APA Presidential Task Force on Evidence-Based Practice（2006）. Evidence-Based Practice in Psychology. *American Psychologist, 61*（4）, 271-285
厚生労働省（2020）. 診療報酬の算定方法の一部改正に伴う実施上の留意事項について（通知）保医発0305第1号　医科診療報酬点数表に関する事項〈通則〉https://www.mhlw.go.jp/content/12400000/000603981.pdf（2021年3月現在）
三田村仰・武藤崇（2012）. 我が国における「エビデンスに基づく心理学的実践」

の普及に向けて―アクセプタンス＆コミットメント・セラピー（ACT）のセラ
ピストをどのように養成していくべきか―. 心理臨床科学, 2 (1), p.57-68.

サリヴァン H. S. 著, 中井久夫・宮﨑隆吉・高木敬三・鑪幹八郎 訳（1990）. 精神
医学は対人関係論である. みすず書房.

下山晴彦・中嶋義文 編集（2016）. 公認心理師必携 精神医療・臨床心理の知識と
技法. 医学書院.

鈴木伸一 編集代表, 田中恒彦・小林清香 編集（2018）. 公認心理師養成のための
保健・医療系実習ガイドブック. 北大路書房.

参考文献

小川俊樹・倉光修 編著（2017）. 臨床心理学特論（放送大学大学院印刷教材）. 放
送大学教育振興会.

津川律子・花村温子 編（2021）. 保健医療分野の心理職のための対象別事例集―チ
ーム医療とケース・フォーミュレーション―. 福村出版.

🔘 研究課題

1. 身体疾患の患者に心理職としてインテーク面接をする際, どのよう
   な工夫をすればよいか考えてみよう.
2. アメリカ心理学会臨床心理学部会（APA, Division12）の心理療法の
   リストを見て, どのような心理療法がどのような対象に推奨されて
   いるか調べてみよう.

3 | 多職種協働・チームアプローチ

伊藤　匡

保健医療分野においては，医師をはじめとした他の専門職と協働して，患者やその家族を治療，支援していくことが重要であり，かつ現在では心理職にとって必須の職能とされている。多職種連携，チーム医療，チームアプローチ等，さまざまな用語で説明されることが多くなってきた，このような支援のあり方について整理し，また実際の支援の際の留意点についても理解を深める。

【キーワード】　多職種協働，チーム医療，チームアプローチ

はじめに

心理職における「連携」「協働」について明文化されたものとして，日本臨床心理士資格認定協会の倫理綱領（2020）には「他の臨床心理士及び関連する専門職の権利と技術を尊重し，相互の連携に配慮するとともに，その業務遂行に支障を及ぼさないように心掛けなければならない」（第6条，専門職との関係）とある。また2017年に施行された公認心理師法には「公認心理師は，その業務を行うに当たっては，その担当する者に対し，保健医療，福祉，教育等が密接な連携の下で総合的かつ適切に提供されるよう，これらを提供する者その他の関係者等との連携を保たなければならない」（第42条第1項），「公認心理師は，その業務を行うに当たって心理に関する支援を要する者に当該支援に係る主治の医師があるときは，その指示を受けなければならない」（第42条第2項）とあり，連携は公認心理師の義務として規定されている。

この章では心理職にとって必要不可欠な職務内容となった多職種によ

る連携・協働について取り上げる。

1. 概　観

（1）用語の定義

　現状では「多職種協働」「多職種連携」「チームアプローチ」などさまざまな言葉が用いられている。これらの言葉は元々は英語のコラボレーション（collaboration）が，さまざまな職域や役割に応じて訳されたものと考えられる。コラボレーションの原義は，「複数の人々または組織が共通の目的を達成するために行う，協力，協調，協業，共同制作，共同研究」であるが，訳語や職域による使い方によって，その意味する内容や定義は異なる。例えば，中村ら（2012）および鶴（2018）では以下のように定義している。

- 連携：異なる専門職・機関・分野に属する二者以上の援助者（専門職や非専門的な援助者を含む）が，共通の目的・目標を達成するために，連絡・調整などを行い，協力関係を通じて協働していくための手段・方法。
- 協働：異なる専門職・機関・分野に属する二者以上の援助者（専門職や非専門的な援助者を含む）や時にはクライエントを交え，共通の目的・目標を達成するために，連携を行い活動を計画実行する協力行為。

　このようにみると，「協働には連携が必須条件であり」（吉池・栄，2009），「二つの概念には階層性がある」ということができる（鶴，同書）。理解の一助とするために，これらを図3-1に図式化した。

　対人援助場面において，ある目的を同じく一つにした異なる援助者（職種）A，B，C，D…がある場合に，これら多種多様な援助者や職種が横の繋がり（横の矢印）の中で連絡・調整などを行うのが「連携」である。そして，これらを下にして，時には被援助者（本人だけではなく，保護者や関係者を含む）を交えて，共通の目的のために行う計画や作業（縦の矢印）のことを「協働」と考えることができる。なお，「チーム」に関しては吉池・栄（同書）が「連携の概念の可視化された実態

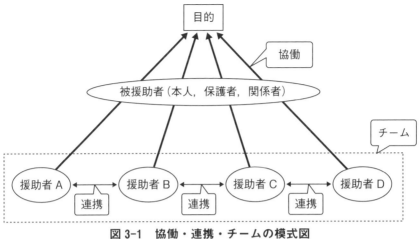

図 3-1　協働・連携・チームの模式図

である」としているように，図 3-1 では各援助者や職種の職務内容とその協働作業全体を指すものとして表示した。

　一方，野坂（2008）によれば，これらの用語は若干のニュアンスの違いはあるものの，ほぼ同義語と見なしてもよいという。要するに，コラボレーションとは，複数の人間が共通の目標に向かって協力すること，とも言える（李，2012）。

　本章では以下，「（多職種）協働」もしくは「連携・協働」という用語を使用する。

（2）類型化

　ヤング（Young, 1998）は，学際領域の協働のあり方やチームの内部構造を分析し 3 つ形式に区分した（表 3-1）。

　日本の医療体制を例にとると，「医師のリーダーシップの下，各職種が仕事を分業する」というマルチディシプリナリーモデルをとることが多かったが，最近では多職種が協働し，情報共有しながら支援するインターディシプリナリーモデルへと移行していると言われる。さらに近年，精神科領域では ACT（Assertive Community Treatment：包括的

表 3-1　チームワークモデルの分類

分　類	説　明
マルチディシプリナリーモデル Multidisciplinary model	チームのメンバーは互いに協力はするが，本質的には別々に働く異なる分野の専門職で構成される集団である。したがって各専門職は，個々の治療やケアの仕事に従事する。治療およびケアの目標は各専門別に個別に決定する。このような種類のチームの形態においては，ケースカンファレンスのように，チームが明確な方向性を持つために，またチームが結束するためにチームリーダーに極端に依存する。
インターディシプリナリーモデル Interdisciplinary model	このチームはマルチディシプリナリーチームよりもさらに目標志向のチームである。各チームメンバーは，与えられた期間内に患者が目標を達成できるように探索的に援助する。そのためには，注意深いアセスメント，現実的な目標および綿密な協力が必須である。しかしこの種のチームにおいては，一人のメンバーが異なる治療の目標設定と手段を主張した場合には，マルチディシプリナリーチームよりもその影響を受けやすい。
トランスディシプリナリーモデル Transdisciplinary model	このチーム形態も目標志向であり，このタイプのチームでは，一人のチームメンバーが1対1の患者―治療者関係を結んでケアを行う。したがって，矛盾する情報や，特に患者が様々な学際の専門職に会うことにより引き起こされる混乱や疲労を回避できる。しかしこの場合，各メンバーが高度に訓練され，非常に経験豊富であり，専門職間の連携・協働が非常に優れていなければ成功しない。

〈出典：永峰勲・谷岡哲也・青谷恵利子（2003）．学際的多職種連携によるチームケア研究の動向．四国医学雑誌，59（3），p.183 より作成〉

地域生活支援）やオープンダイアローグ[1]に代表されるように，多職種

---

1) フィンランドの西ラップランド地方にあるケロプダス病院を中心に，1980年代から実践されてきた精神疾患患者やその家族に対する治療・ケア技法のこと。危機的状況にある患者の自宅に，医師や看護師，心理士などで構成された専門職チームが赴き，危機が解消するまで毎日通い続けて対話を行う。対話（ミーティング）には患者やその家族はもちろん，専門職チームの他に職場の人など本人に関わる重要な人物であれば誰でも参加できる。

間の階層性がなく，役割が解放され相互作用が高いトランスディシプリナリーモデルが注目されつつある。

（3）連携・協働の教育

　患者中心の医療を実現していくためには，医療専門職がそれぞれの職能について最善を尽くすだけでは不十分であり，専門職同士の連携・協働に基づいたチーム医療を提供することが必要であり（川島・山田，2017），そのためには各専門職について相互に理解する必要がある。医療・看護系では 2010 年に世界保健機関（WHO）によって複数の専門職間連携・協働（Inter Professional Work：IPW）のための行動指針が打ち出された。その意味は「二つ以上の異なる専門職が患者・クライエントとその家族とともにチームとして，彼らのニーズやゴールに向かって協働すること」である。それに則った形で専門職連携教育（Inter Professional Education：IPE）が行われつつある。これは「効果的な連携を実現し，健康アウトカムを改善するために，複数の専門職種の人々が互いに学習し合うこと」と定義されている。まだ日本では IPE の実践と研究が端緒についたばかりであるが，近年では医療系大学で卒前教育として，学部・学科・職種をまたいだ実践的なワークショップ型の授業が組まれることも増えている。

2. 医療保健領域における協働のあり方

　現在の心理職の就業場所の割合を領域別で見ると，「医療・保健領域」が 40％と最も多く，次いで「教育領域」が約 35％，「大学・研究所領域」が 25％という結果だった。このように，医療保健領域が日本における心理職の職能の発展に寄与してきた部分は大きい。これは，心理職における多職種との協働についても同様である。本節では，まず医療保健領域において心理職がいかにして認識されるに至ったのか，その経緯と発展について述べる。その後，医療保健領域において心理職に期待される職能及び情報共有と守秘義務について解説する。

（1）医療保健領域における心理職の経緯と発展

　医師と看護師が中心だった医療体制に，パラメディカルと呼ばれる医師の診察を補助する医師以外の医療補助スタッフが加わるようになったのは1950年代のことであった。まずは作業療法士や栄養士，薬剤師などを加え，医師が効率よく治療を行うために，スタッフに具体的な業務内容を指示して治療を進める協力体制の重要性が認識されるようになった。1960年代に入ると，整形外科，脳外科，精神科などを中心としたリハビリテーション医療の領域で，さまざまな疾患や障害に対応する国家資格制度が整備されたのと並行して，専門職種による連携や協働を円滑に行うためのチームワークの重要性が実感されるようになる。また，精神科領域ではこれに先立つ1950年代に精神科デイケアが誕生していたこともあり，1970年代には臨床心理技術者や精神科ソーシャルワーカーなどが，このようなチームに加わるようになった。この頃になると，医師をチームリーダーとしながらも各スタッフがそれぞれの専門性を生かし，対象者の生活の質（QOL）の向上までを視野に入れた包括的な治療を行う「チーム医療」と呼ばれる連携のあり方が主流になった。また同時期に，パラメディカルという呼称が，「医療現場における対等の立場での協働」という意味合いのコメディカルスタッフへと変わってきた。1990年代後半以降，患者中心の医療と並んで医療事故防止への要請が高まり，医療内容への外部評価が普及し，さらには医療情報のIT化が進行する中で，医療の高度化・複雑化・各職種の専門分化が進んだ。この流れはより一層，多職種の医療スタッフ間での協働が求められることにつながってきた。なお，近年では医師も含めて医療従事者全体をメディカルスタッフと総称する考え方や，患者を医療チームの一員と見なす考え方も浸透しつつある。

（2）医療保健領域で期待される心理職の職能

　チーム医療への動きが加速する中で，心理職の専門性への期待とニーズも高まってきているが，それは多職種協働の中で心理職がその専門性や職能を確立・明示し，それを行動として表していく必要性に迫られて

表 3-2　医療保健分野の心理職に求められる職能

チーム・組織への対応として必要な知識・スキル・態度

- 医療組織・他職種と効果的に関わるための知識・スキル：他職種と良好な協働を行うために必要なコミュニケーションスキルや関連領域等に関する知識
- 医療・医学についての知識：精神医学や身体，薬等についての知識

クライエントへの対応として必要な知識・スキル

- 面接スキル・力量：傾聴や共感など基本的な面接のスキル，患者から攻撃性を向けられたり，治療構造が緩い応用場面での面接スキル
- 見立て：精神疾患を見立てられる，病態水準を見立てられる，発達障害を見立てられる，危機介入が必要な状況を見立てられる
- 心理検査のスキル・知識：検査の実施と解釈法，心理査定の依頼の意図を把握できる，適切にテストバッテリーを組むことができる，施行法と解釈を習得しており自在に使用できる，被検者や依頼医師・他職種に対して適切に査定結果をフィードバックできる，心理検査の結果を活用し面接に役立たせることができる
- 各種心理技法の習得：各種心理技法の習得・知識の獲得を常に行っている，臨床場面でベースとしている理論的背景を持っていること
- 調査研究する力：実際に調査研究に携わっていること，事例研究を行っていること

他機関との連携

- 地域支援：電話相談を受け持つことができ地域援助に関心を持つ
- 緊急時の対応：自殺など緊急時に評価・対応できる力
- 公共機関との連携力：警察や福祉からの問い合わせに相手の状況を分かり答えられる力

職業的内的資質

- 仕事の進め方：効率よく業務ができること，簡潔で統合された記録を時間内に作成できること
- 職業的アイデンティティ：組織の中で自分の役割を自覚している，コスト意識を持っていること
- セルフマネージメント：健康面でのマネージメントができること，プライベートの管理ができること

その他

- 基本的パーソナリティ：安定感があること，誠実でありラポールを形成できること，謙虚であること，忍耐力・自制心があること，勉強熱心であること，臨床に深い関心があること，自身のパーソナリティへの洞察・理解を深めることができること，現実的な視点からケースを見ることができ，その視点から目をそらさないでいられること
- 社会人としての基本的な態度：一般常識がある，社会的知識がある，社会情勢に敏感である

〈出典：金沢吉展（2014）．医療領域における心理職に求められる知識・スキル・態度に関する研究．明治学院大学心理学紀要（24），p.24-28；西松能子・岡本淳子・小澤康司（2014）．臨床心理士にとって望まれる技能—医療・教育・危機支援領域において—．立正大学心理学研究所紀要，12，p.3-5 より作成〉

いるということでもある。医療保健分野の心理職に求められる職能について金沢（2014）と西松ら（2014）をもとに表3-2にまとめた。

　ここで重要なのは「心理検査や心理療法などの専門性」と「多職種協働のために必要な医学的知識及びコミュニケーション能力」と言えよう。これらを筆者なりに言い換えると，患者やクライエントを含めた臨床現場で起こっているさまざまな事象を「理解する力」とそれらを適材適所において「表現する力」が，現在の臨床現場及びチーム医療において求められている職能だと考えられる。患者の心理的状態や病理の理解は，例えば初学者の段階でもある程度は知的な作業として行えるが，それは受動的に学んだ特定の「心理療法」や「心理検査」といったある意味で限られた枠組みの中でしか実行できない。しかし，患者やクライエント，そして多職種を含めた実際の現場では，その心理職が専門（得意）とする特定の「心理療法」や「心理検査」に合わせたニーズのみがある訳ではない。心理職各自が現場のニーズに合わせて積極的に未知の知識やスキルを学ぶことで，臨床現場そのものを「理解する力」が醸成される。そしてそのような学びには必ず自発的な「問い」が内包されており，それを解決するためにはその「問い」をさまざまな形で周囲に問うていく行為，つまりは「表現する力」が必要になり，それを繰り返すことで「理解する力」も「表現する力」も備わってくるのである。このような不断の臨床心理学的な営為は，医療保健領域のみならず全ての心理職に求められているといえよう。

（3）情報共有について

　多職種協働は日々の業務の中で絶え間なく行われていると言えるが，それらは具体的には各職種が当該の患者について知り得た情報をカルテに記載したり，患者の治療方針や支援方法について検討するケースカンファレンス（症例検討）を通じて情報を共有するといった形を取ることが多い。

　医療記録は医師の診療記録を中心とした従来の紙媒体から，情報通信技術の発達により，多くの医療専門職が記載する電子医療記録（電子カ

ルテ）が主流となりつつある。医師には医師法第 24 条により患者を診療したら遅延なく「経過を記録すること」が義務付けられており，また医療法第 21 条では病院管理者に対して記録の作成日から 2 年の保存が義務付けられている。記録は医療訴訟においても証拠としての重要性を持つため，管理・保管を的確に行わなければならない。心理職においては法には記録に関する法的な義務付けは明記されていないが，一般社団法人日本臨床心理士会倫理綱領（2009）の第 2 条「秘密保持」に「個人情報及び相談内容が不用意に漏洩されることのないよう，記録の管理保管には最大限の注意を払うこと」（後述）とあり，また医療機関では概ね 5〜10 年間は診療記録や検査記録を管理・保管する場合が多いので，管理者に規則を確認してそれに則る必要がある。なお，心理職の記録については①専門家としての責務，②多職種・他機関との連携，③心理支援の継続性・見直し，④資料としての蓄積，という側面（加藤，2017）がある。

　ケースカンファレンスは，当該の病院や病棟，診療科，目的によってその形態や参加する職種もさまざまである。筆者が勤務する児童精神科では，基本的には病棟担当の医師，看護師，精神保健福祉士，心理士，ケアワーカー，院内学級の教員などが参加するが，場合によっては児童相談所の担当者や学校の担任など，院外の関係者が参加することもある。ケースカンファレンスでは，主治医が主訴，現病歴，生育歴，家族歴，入院中の治療経過などを報告する。また担当看護師からは看護経過が報告される。精神保健福祉士からは当該患者と関連する専門機関との関係や今後利用できうる社会資源について報告される。心理士からは検査を実施していれば検査結果と所見，カウンセリングを行っている場合には面接経過などを報告する。それ以外にも担当以外の看護師やケアワーカーから日常の病棟での様子が話されたり，院内学級の教員からは授業中の態度や学習の進行状況について意見されることもある。このように当該の患者について多方面からの報告や意見が上がり，その時点での治療上の問題点や改善点について検討される。

　ケースカンファレンスにおいても先述の「理解する力」と「表現する

力」が必要とされるのは言うまでもない。主治医や看護師などがどのようなことを考えて日々の治療や看護にあたっているのかをその場で理解し，分からなければ率直に質問をすることが重要である。異なる職種ならではの着眼点で問われたことが，思わぬ気づきを生み出し，打開策や解決案を生み出すことは少なくない。また心理検査の結果や面接経過を，他の職種が理解しやすいように端的にまとめて報告することも肝要である。すでに主治医に提出した所見や自分自身の面接記録を拾い読みするだけでは，心理士が患者をどのように理解しているか，そして心理士がどのように患者と関わっているかが分かりづらく，時間の無駄になってしまう。かといってケースカンファレンスのために，詳細な資料を作成するほどの時間は心理職にもない。その意味では，日頃から担当している患者の理解を洗練しておくことが必要である。

（4）守秘義務について

　心理職における「守秘義務」について明文化されたものとして，一般社団法人日本臨床心理士会倫理綱領（2009）の第2条「秘密保持」には「（日本臨床心理士）会員は，会員と対象者との関係は，援助を行う職業的専門家と援助を求める来談者という社会的契約に基づくものであることを自覚し，その関係維持のために以下のことについて留意しなければならない」として，以下のように記載されている。

① 　秘密保持：業務上知り得た対象者及び関係者の個人情報及び相談内容については，その内容が自他に危害を加える恐れがある場合又は法による定めがある場合を除き，守秘義務を第一とすること。

② 　情報開示：個人情報及び相談内容は対象者の同意なしで他者に開示してはならないが，開示せざるを得ない場合については，その条件等を事前に対象者と話し合うよう努めなければならない。また，個人情報及び相談内容が不用意に漏洩されることのないよう，記録の管理保管には最大限の注意を払うこと。

③ 　テープ等の記録：面接や心理査定場面等をテープやビデオ等に記録する場合は，対象者の了解を得た上で行うこと。

　また，公認心理師法においては第 41 条には「公認心理師は，正当な理由がなく，その業務に関して知り得た人の秘密を漏らしてはならない」（秘密保持義務）とあり，かつ第 46 条には「第 41 条の規定に違反した者は，1 年以下の懲役又は 30 万円以下の罰金に処する」とされている。

　以上のように法的にも倫理的にも「守秘義務」は心理職にとって非常に重要な事項であるが，それに留まらず治療上においてもその重要性は変わらない。治療上での守秘義務の考え方についてハーセンとヴァンハッセル（Hersen & Van Hasselt, 1998）を参考に述べる。

　第一に治療関係は守秘義務なしにはあり得ない。患者が医師や心理職などに話そうとして選んだことを，両者の間でとどめておくのは当然のことである。守秘義務は，患者の許可なしには，何ごとも誰に対しても公開されないということを保証するものである。こういう秘匿性によって患者は恐れることなしに私的な情報を全て明らかにすることができる。

　守秘義務について患者と話すときは，その定義を行い，彼らがその概念や意味するところを理解したかどうかを確認し，何か質問があるかどうかを尋ねることが重要である。このような確認は一連の面接を始める前にインフォームドコンセントとして用紙に患者の署名をもって行うこともあるし，比較的早い段階での面接中に言葉で確認することもある。守秘義務について患者に確認するときには，以下のように簡潔に述べる。「私は倫理的にも，法的にも，あなたが私を信頼してここで話した情報を，外に漏らさない義務があります。このことはつまり，我々の間で明らかになったどんなことも，あなたの承諾なしには誰にも明かしてはいけないということを意味しています。もし，あなたが望むなら，この面接内容についてあなたが誰かに自由に話しても結構です。」

　一方で，守秘義務に関する例外があることを知っておく必要がある。一つには患者に自傷他害の恐れがあるときである。これには自殺や殺人の可能性が高い状況も含まれる。医療保健領域において主治医がいる場合には，その内容について主治医に報告し，対応方法（入院や警察への

通報など）について検討する旨を伝える。また老人や子どもへの虐待が認められる場合には児童相談所や保健センターなど各関連機関に連絡する必要がある。このような対応は守秘義務違反となる訳ではないが，心理支援過程において出現したことでもあるので，十分に患者の心情や意図を汲んだ上で，このような対応を取ることが患者自身やその周辺の人々の生命を守ることにつながるということを理解してもらう必要がある。もう一つには患者が心理職に対して医療過誤に対する訴訟を起こしたときである。患者が心理職に対して訴訟を起こしたということは，守秘義務によって守られる権利を放棄したことになるので，訴訟手続きが続いている間は，心理職は自分自身を法的に護るために，守秘義務の生じている情報を明らかにする権利がある。最後にクライエントが守秘義務に関して任意放棄もしくは公開を許可する場合である。例えば，子どもの心理検査やカウンセリング内容について保護者が学校側に話をするよう依頼する場合などがこれにあたる。

3. 協働の実際

　以上に見てきたように，同じ「協働」という言葉を一つとっても，その内容はさまざまである。また，「多職種」といっても各領域が明瞭に分けられることは実際には少なく，各領域を横断してさまざまな形で「多職種協働」が行われている。以下には精神科医療を中心とした多職種協働について，架空の事例を通じて解説する。

【事例】

　主治医から，新患のＡさん（女性，高校３年生）の心理検査の依頼がＢにあった。大学受験を控えているものの，全く勉強が手につかず，学校では授業中に突然泣き喚くこともあり，保健室で過ごすことが多くなってきているという。家でも勉強はできず横になっていることが多いが，母親が様子を見にいくと時々ボーッと天井を見ていることがある，とのこと。

　主治医は統合失調症を疑っているが判然としないため心理検査で病態水準を検討してほしいとの依頼であった。心理検査を実施した結果，明

確な統合失調症レベルではないものの，心理的負荷がかかると精神病状態に至り，それに伴い情緒が不安定になることが分かった。結果を主治医に報告すると，「心理検査の結果を学校側に説明してもらえないか」との依頼があった。Bは心理職が単独でそのような行為を行うことの懸念を主治医に伝え，例えば主治医と学校側が面会する場に同席し説明することを提案，主治医はこれを了承した。後日，担任とスクールカウンセラーCが主治医に面会に来た際に，医師からは，当面の間は少量の抗精神病薬を処方し症状の安定を図ること，病状が安定するまでは学校を休むことも致し方ない旨が伝えられた。またBからは，非常に頑張り屋で全てを完璧にこなさないと気が済まない性格であること，受験を前にして，「合格しなくては」という焦りや不安が重なっていること，などのパーソナリティの傾向とストレスの関係について説明し，病理に関しては一過性の精神病状態と考えられると伝えた。今後の方針としては，必要以上の勉強などによるストレスは控えてほしいが，全く何もさせないというのもかえって本人を焦らせることになるので，本人のできる範囲で登校や授業参加は行い，本人に合ったペースで日常生活を送れるような配慮をしていただくようお願いした。

　その後，Aは学校には登校するものの授業には参加できない日々がしばらく続き，保健室に行くことも多かったが，養護教諭の勧めもありCの部屋を訪れるようにもなった。徐々に話をしはじめたAは「どの教科をすればいいのか分からない。全部，早くやらなきゃと思うと，心配になって辛い」と吐露した。Bからの話を思い出したCは，これまでAなりに頑張って来たことを労う一方で，「自分にできること以上のことをやろうとしているのではないか？　まずは自分ができていること，やれそうなことを一緒に整理してみないか？」と提案したところ，Aは了承した。またCが担任に話を聞いたところ，成績は良い方なので志望校の合格も可能性がない訳ではないことを教えてもらい，それを担任からAに伝えてもらうよう依頼した。担任の話を聞いてCは少し安心した様子であった。また，Cの提案で担任の空いている時間に勉強を見てもらうこと，それ以外の時間はCの部屋で休むなり勉強をして

も良いことになり，少しずつ勉強に取り組めるようになった。Ａは最終的には授業にも参加できるようになり，無事に志望校にも合格した。

【解説】

　本章冒頭の公認心理師法第42条第2項にある，「主治医の指示に従う」というのをどう捉え，どのように対応するかは，各々の心理職の考え方や個性に依るだろう。加えて，その相手としての医師の考え方や個性，そして両者の関係性に依るところも大きい。本ケースの場合は主治医からの指示もあり，また，法第42条第1項の「公認心理師は，その業務を行うに当たっては，その担当する者に対し，保健医療，福祉，教育等が密接な連携の下で総合的かつ適切に提供されるよう，これらを提供する者その他の関係者等との連携を保たなければならない」を加えて考えると，Ｂが学校側に心理検査の結果を説明することに法律上の問題はなく，むしろ妥当なことであるとも言えよう。しかし，Ｂは法第41条の「秘密保持義務」に抵触する可能性や電話や書簡などでは自身が作成した心理検査の所見について十分に伝えきれないこと，ひいては主治医の指示を安請け合いしてしまうことで，Ａの不利益となることを懸念し，主治医が同席の場合には指示に従うとＢ自身の考え方を述べた。

　一方，スクールカウンセラーであるＣの立場からすると，主治医からの指示とＢが作成した所見から得られた知見をどのように学校現場で生かし，Ａの支援をしていくかが問われる。ただ，Ｃは一人でそれを抱え込むのではなく，担任や養護教諭と協働する中で少しずつＡとの関係性を構築することができた。そして，「勉強が手につかない」という主訴に対して，Ｂの検査所見にあったようにＡの精神状態やストレスを加味しながらも，「勉強を教えてもらう」という教育現場の最大の利点を生かして，Ａの支援につなげられた。

　ここではＢとＣは同じ「心理職」ではあるが，医療保健領域と教育領域という違いがある。しかし，Ｂは自身が作成した心理検査結果と所見が学校で生かせるような具体案を織り交ぜて分かりやすく説明し，またＣもそれを生かして，自身の現場である学校でＡの支援のためのチームを作ることができた。このように多職種協働は，ある領域で行われ

たものが，別の領域に派生していくことも多々あり，またそのような多
職種協働を目指していくことが十分な支援につながると言える。

　放送授業では，東横惠愛病院と明治大学子どものこころクリニックを
訪問し，児童思春期病棟やデイケア，初診における多職種協働やチーム
アプローチについてお話を伺う。

─〈コラム④〉─

医療記録の一例「SOAP」

放送大学　公認心理師教育推進室　伊藤　匡

　SOAP方式とは，主に医療看護の分野において，患者の問題点に医
療専門職がどのように寄与したかを読み手に伝え，評価を受けるために
考案された記載方法の一つです。対象者の経過をカルテなどに記録する
ときに以下の4つの側面に分けて構造的に記載します。

S：Subjective Date「主観的情報」
　　患者からの主訴，要望，相談事などの会話内容
O：Objective Date「客観的情報」
　　診察や検査などから得られた客観的情報，精神症状や行動といった
　　事実
A：Assessment「考察・評価・判断」
　　生じている問題に関する医療専門職としての見立て，OとSの内
　　容を元に分析や解釈を行った総合的な評価
P：Plan「支援方針・支援計画」
　　Assessmentに基づいて決定した治療の方針・計画のこと。必要と
　　思われる検査や服用，生活指導など具体的な内容も含まれる

　心理職がこれに倣う必要はありませんが，主に看護職がどのような観
点で看護を行い，記録をし，チーム医療を行っているかを理解する上で
は，このような記録法を知っておくことはチームの一員として重要なこ
とであると考えられます。

引用文献

Hersen, M. & Van Hasselt, V. B.（1998）. *Basic Interviewing: A Practical Guide for Counselors and Clinicians*. NJ：Lawrence Erlbaum Associates.
（深澤道子 監訳（2001）. 臨床面接のすすめ方―初心者のための 13 章. 日本評論社）

金沢吉展（2014）. 医療領域における心理職に求められる知識・スキル・態度に関する研究. 明治学院大学心理学紀要，（24），p.21-35.

加藤真樹子（2017）. 記録の書き方と情報共有の実際. 矢永由里子 編. 心理臨床実践―身体科医療を中心とした心理職のためのガイドブック，p.84-96. 誠信書房.

川島義高・山田光彦（2017）. チーム医療のための専門職連携教育（Interprofessional Education：IPE）. 精神療法，43（6），p.809-816.

厚生労働省（2015）. 公認心理師法.
https://www.mhlw.go.jp/web/t_doc?dataId=80ab4905&dataType=0&pageNo=1
（2021 年 3 月現在）

永峰勲・谷岡哲也・青谷恵利子（2003）. 学際的多職種連携によるチームケア研究の動向. 四国医学雑誌，59（3），p.182-188.

中村誠文・岡田明日香・藤田千鶴子（2012）.「連携」と「協働」の概念に関する研究の概観―概念整理と心理臨床領域における今後の課題. 鹿児島純心女子大学大学院人間科学研究科紀要，第 7 巻，p.3-13.

日本臨床心理士会（2009）. 一般社団法人日本臨床心理士会倫理綱領.

日本臨床心理士資格認定協会（2020）. 臨床心理士倫理綱領.

西松能子・岡本淳子・小澤康司（2014）. 臨床心理士にとって望まれる技能―医療・教育・危機支援領域において―. 立正大学心理学研究所紀要，12，p.1-16.

野坂達志（2008）. コラボレーションのお作法. 臨床心理学，8（2），p.192-197.

李敏子（2012）. 心理的援助における連携・協働のあり方. 椙山臨床心理研究，（12），p.5-7.

鶴光代（2018）. 心理専門職のための連携・協働. 鶴光代・津川律子 編. シナリオで学ぶ心理専門職の連携・協働―領域別にみる多職種との業務の実際，p.1-13. 誠信書房.

吉池毅志・栄セツコ（2009）. 保健医療福祉領域における「連携」の基本的概念整理―精神保健福祉実践における「連携」に着目して. 桃山学院大学総合研究所紀要，34（3），p.109-122.

Young, C.A.（1998）. Building a care and research team. *Journal of the Neurological Sciences, 160*（1），137-140.

参考文献

斎藤環 著 訳 (2015). オープンダイアローグとは何か. 医学書院.
滝川一廣 (2004). 新しい思春期像と精神療法. 金剛出版.
山登敬之 編 (2018). 対話がひらく こころの多職種連携. 日本評論社.

研究課題

1. あなた自身が関心がある領域（医療保健・教育・福祉・司法・産業）における多職種連携のあり方について調べてみよう。
2. あなた自身が関心がある領域（医療保健・教育・福祉・司法・産業）においてどのような職能が心理職に求められているかについて考えてみよう。
3. あなた自身が関心がある領域（医療保健・教育・福祉・司法・産業）では，情報共有と守秘義務をどのように扱っているかについて調べてみよう。

4 | 支援の実際①：精神科・児童精神科

伊藤　匡

　精神科・児童精神科医療の歴史及び現状を概観し，実際の治療対象やその心理支援について整理，理解する。また精神科領域では必須とされる心理検査の実施と所見作成について，具体例を通じて学ぶ。

　【キーワード】　児童思春期，アセスメント，テストバッテリー，インテーク

はじめに

　いわゆる「精神科（領域)」を考えるときに，発達年齢の区分から大きく児童思春期・成人期・老年期に分類でき，その年齢に応じて当該の障害が好発する時期も概ね変化する（図4-1)。

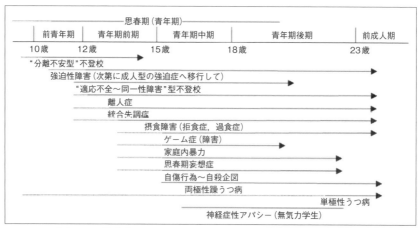

図4-1　思春期から成人期にかけての好発病態の発現年齢

〈出典：公益社団法人日本精神保健福祉士協会 編集（2020)．児童生徒のこころとからだの支援ハンドブック―メンタルヘルス課題の理解と支援―，p.12 より転載〉

　本章では第１節で精神科領域の全般的な事項について触れる。第２節以降では主に児童思春期を対象とした精神科医療について取り上げる。なお，成人期・老年期の精神疾患とその治療の詳細については放送大学の他教材（例えば『精神疾患とその治療』石丸昌彦）や本教材の他の章を参照していただきたい。

1. 精神科領域の概観

（1）精神科医療の法的位置付け

　精神科病院とは医療法第７条において「精神病床（精神疾患を有する者を入院させるための病床）を有する精神科医療を担う病院」として定義されている。精神科病院は精神科医療の中核を担う施設であり，入院治療及び外来診療を提供している。ここで言う「精神疾患を有する者」については，精神保健及び精神障害者福祉に関する法律（精神保健福祉法）第５条に「『精神障害者』とは，統合失調症，精神作用物質による急性中毒又はその依存症，知的障害，精神病質その他の精神疾患を有する者をいう」と定義されている。ちなみに「精神病院」という用語が持つ「精神障害者を収容する施設」というイメージを払拭するため，2006年に「精神病院の用語の整理等のための関係法律の一部を改正する法律」が施行され，これを「精神科病院」という用語に改め，精神科医療機関に対する国民の正しい理解の深化を促すとともに，患者が受診しやすい環境づくりが図られた。

（2）日本の精神科医療の現状

　この数十年で精神疾患を有する患者の数は右肩上がりで増加しており，2013年からは「がん」「脳卒中」「急性心筋梗塞」「糖尿病」と並んで，国の医療計画上の「5大疾病」に位置付けられることとなった。また日本においては精神科での入院治療は「長期化」することが常とされてきたために，それにかかる医療費は国の医療財政を相当に圧迫してきた。このような財政的な側面からの必要性もあり，精神科医療は入院医療中心から地域医療中心へと舵を切っているのが現状である。

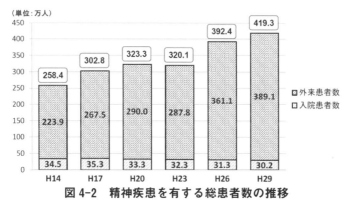

図 4-2　精神疾患を有する総患者数の推移

（注）年代表記は和暦となっている。また，平成 23 年（2011）の調査では宮城県の
　　一部と福島県を除いている。

〈出典：厚生労働省委託事業「精神障害にも対応した地域包括ケアシステム構築の
ための手引き（2020 年度版）」，2021（令和 3）年 3 月，精神障害にも対応した地域
包括ケアシステムの構築支援事業，株式会社日本能率協会総合研究所，p.5 より〉

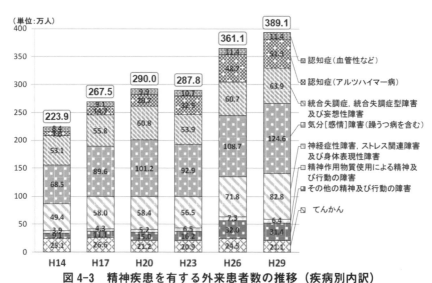

図 4-3　精神疾患を有する外来患者数の推移（疾病別内訳）

（注）年代表記は和暦となっている。また，平成 23 年（2011）の調査では宮城県の
　　一部と福島県を除いている。

〈出典：厚生労働省委託事業「精神障害にも対応した地域包括ケアシステム構築の
ための手引き（2020 年度版）」，2021（令和 3）年 3 月，精神障害にも対応した地域
包括ケアシステムの構築支援事業，株式会社日本能率協会総合研究所，p.6 より〉

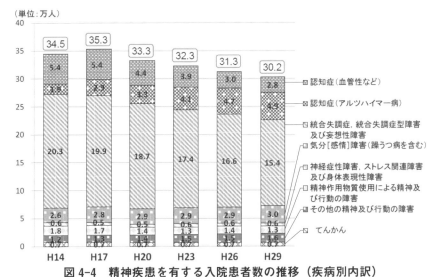

図 4-4　精神疾患を有する入院患者数の推移（疾病別内訳）

（注）年代表記は和暦となっている。また，平成 23 年（2011）の調査では宮城県の
　　　一部と福島県を除いている。

〈出典：厚生労働省委託事業「精神障害にも対応した地域包括ケアシステム構築の
ための手引き（2020 年度版）」，2021（令和 3）年 3 月，精神障害にも対応した地域
包括ケアシステムの構築支援事業，株式会社日本能率協会総合研究所，p.7 より〉

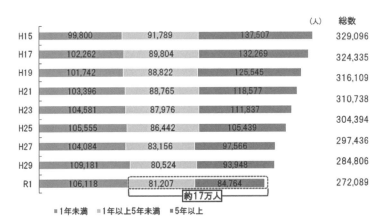

図 4-5　精神病床における在院期間別入院患者数

（注）各年 6 月 30 日時点での入院。

〈出典：厚生労働省委託事業「精神障害にも対応した地域包括ケアシステム構築の
ための手引き（2020 年度版）」，2021（令和 3）年 3 月，精神障害にも対応した地域
包括ケアシステムの構築支援事業，株式会社日本能率協会総合研究所，p.8 より〉

　2019 年の医療施設動態調査によると，全国の病院数は 8,300 施設で，そのうち精神科病院は 1,054 施設，病床数は 245,052 床である。また，2017 年の「患者調査」によると，精神疾患を有する総患者数は約 419.3 万人（入院患者数：約 30.2 万人，外来患者数：約 389.1 万人）と，統計開始以来，初めて 400 万人を超えた（図 4-2）。この中でも，精神疾患を有する外来患者数は，15 年前（2002 年）と比べ約 1.7 倍に増加している。疾病別にみると，特に認知症（アルツハイマー病）が 15 年前と比べ約 7.3 倍，気分［感情］障害（躁うつ病を含む）が約 1.8 倍，神経症性障害，ストレス関連障害及び身体表現性障害が約 1.7 倍と増加割合が顕著である（図 4-3）。一方，入院患者数は 15 年前と比べおおよそ 9 割に減少している（図 4-4）。

　入院期間についてみると 1 年未満の患者は微増傾向であるが，1 年以上入院患者が約 17 万人（全入院患者の 6 割強），5 年以上の入院患者が約 9 万人（全入院患者の 3 割強）であり，長期入院患者数が減少していると言える（図 4-5）。

2. 児童精神科領域の概観

（1）児童精神科の歴史

　1950 年代後半から，幼児自閉症（いわゆるカナー型）及び学校恐怖症（当時の呼称）の症例報告がなされ始め，児童精神医学への関心が高まってきた。また，1970 年代頃から非行問題が頻発し，1980 年代以降にはいじめや不登校といった子どもに関わる問題が社会的関心を集めることとなり，このような社会的背景がその後の児童精神医学への関心とつながっていたものと考えられる。さらに 1995 年に起こった阪神・淡路大震災は「心のケア」というこれまで日本では正面を切っては取り扱われなかった側面を目の当たりにさせることとなり，それは子どもたちの心の問題にも注がれることとなる。そして，児童虐待の問題がこれに拍車をかける。まずは民間の取り組みとして 1990 年に大阪で「児童虐待防止協会」が設立され，翌年の 1991 年には東京で民間主導の「子どもの虐待防止センター」が設立される。これとほぼ同時期の 1990 年よ

り厚生省は児童相談所で扱う児童虐待の統計を取り始めるが，その後30年をかけてその数（通報数）は増加の一途をたどっている。

　さらに，1944年にアスペルガー（Asperger, H.）が提唱した「自閉的精神病質」を1980年代にウィング（Wing, L.）が「アスペルガー障害」として再評価したことによって「自閉症スペクトラム」という概念が世界的に脚光を浴びることとなった。その背景には当時隆盛してきた脳科学や認知科学の飛躍的な発展に伴い，自閉症を含めた臨床群の神経生理学的な病因究明と治療法の開発があった。そのため，日本の臨床現場においてもそれまでは「不適応」や他の疾患と捉えられていた子どもたちに脳の神経発達上の問題を原因とする「発達障害」という新たな診断名が付けられることになった。また，このような社会的な流れはそれまで「親の躾が原因」という社会的批判に晒されていた保護者にとっても歓待されることとなった。そのような中で，2004年に発達障害者支援法が制定されたことにより，その対応の確立もまた児童精神科領域の射程として差し迫った課題となった。

（2）児童精神科の対象

　ここまで述べてきたように，児童精神科が対象とするのは「精神疾患」だけではない。例えば被虐待児は明らかな「精神疾患」としての症状は見られないものの，家庭内や学校での暴言や暴力もしくは自傷行為などの問題行動を呈していることが多い。また，発達障害と診断される子どもたちは，最初から児童精神科医のもとを訪れるのではなく，例えば学校で友だちにいじめられたことで不登校になってしまい，それを心配した親がさまざまな相談機関を訪ね歩いた最後が児童精神科であり，そこで初めて発達障害であるということが理解されることも少なくない。さらにその対象者は子どもだけではない。虐待事例の場合は，その親自らが被虐待の経験を持っているということが少なくない。また発達障害も同様に，親自身は未診断ではあっても，発達障害の特徴が見られることが多い。このような親や家族の問題だけでなく，関わる教師や施設スタッフ，行政職員などその子どもを取り巻くさまざまな大人たちを

も「対象」として考慮しながら，対応していく必要がある。

（3）児童精神科における診断

　2021年現在，日本において行われる精神科領域の診断はDSM-5もしくはICD-10という診断システムによって行われることが多く，これは児童精神科領域でも同様である。しかし，児童思春期の診断においては上述のように「問題行動」や「症状」，「疾患」などの明確な線引きが難しく，異なる診断名や症状が重なったり，時期や成長によって見え隠れすることが多い。以下に児童精神科における代表的な診断名や症状・状態像について概説する。

A）統合失調症スペクトラム障害

　「1. 妄想」「2. 幻覚」「3. 解体した会話」のいずれかを必須とし，加えて「4. 著しく解体したあるいは緊張病性行動」「5. 情動表現の減少」の5項目のうち2項目以上を必要とする。高校生年代になると，このような成人とほぼ同様の症状を呈することが多くなる。しかし，小学生や中学生に全くないかと言われるとそうではない。原因不明で暴れ出した子どもの話をよく聞いていると，成人でいうところの幻覚（幻視や幻聴）を恐れての行動化であったということもある。こういった状態は一過性のものである場合が少なくないが，自身の体験を言語化しにくかったり，またそれを聞いている大人が「子どもにはよくあること」として真剣に取りあわないといった事情が関連して重篤化する場合もある。

B）抑うつ障害

　10歳以下の小児期に発症する（ただし，6歳未満は除外），慢性で激しい持続的抑うつ症状及び易怒性（イライラ）を特徴とする疾患。幼少期の場合は継続的・高頻発の「わがまま」といった形で表出されることが多い。後述のADHDとの区別が難しいだけでなく，その他の疾患において頻繁に併発する。なお，双極性障害（いわゆる躁うつ病）に関しては，これまで児童思春期の患者に対する過剰診断があったことから，DSM-5では抑うつ病性障害の一型として加えられることになった。

C）不安障害

　発症年齢は典型的には小児期から思春期と若く，その後の他の精神疾患の発症にも影響が大きい。このうち，選択性緘黙症は，学童期に多く，家では普通に話せるのに，学校（家以外の場所）に行くと話せなくなってしまう。同様にパニック障害は，高校生年代以降に通勤や通学途中のバスや電車の中で突然泣き出したり，過呼吸（パニック発作）になるなどの症状として現れる（山下，2014）。

D）強迫性障害

　比較的幼少期から起こりやすい。例えば自分に弟や妹が生まれることがわかると本人や親も気づかないうちに髪の毛を抜いたり（抜毛症），爪を嚙むといった症状で現れる。また，学童期になると長時間にわたり外見を鏡で確認したり，部屋が綺麗になっていないと気が済まず，掃除や消毒をするために登校などの社会生活が営めない，といった問題行動として現れる。重篤な場合には，自身の顔や身体が気に入らないと訴え（醜形恐怖症），何度も整形外科手術を繰り返すため経済的崩壊に至ったり，部屋や家の掃除・消毒を親を含めた同居者に強要するために，家庭崩壊を招くこともある。

E）心的外傷及びストレス因関連障害

　児童思春期の場合は，「うれしさや楽しさの表現が少ない」「つらいときや甘えたいときも素直に甘えられない」「人のやさしさを嫌う」といった正常な場合にはみられない極度に不安定で複雑な行動を示す「反応性アタッチメント障害／反応性愛着障害」と，「初対面の見知らぬ大人にも警戒心なく近づく」「過剰になれなれしい言葉や態度で接してためらいなくついて行く」などの行動がみられる「脱抑制型対人交流障害」として分類され，いずれも幼少期の不十分・不適切な世話を原因としている。被虐待児はこれに該当することが多いが，「反応性アタッチメント障害／反応性愛着障害」は後述の自閉スペクトラム症と，「脱抑制型対人交流障害」はADHDと誤解されることが多く，慎重な鑑別診断が極めて重要である（本多，2014）。

F）神経発達症群（いわゆる発達障害）

① 知的能力障害

　年齢相応の知能の獲得がなされていない状態を指す。知的機能は知能検査によって測定され，知能指数（IQ）70 未満を指すことが多いが，知能指数の値だけで知的障害の有無を判断することは避け，適応機能を総合的に評価・判断するべきとされている。

② 自閉スペクトラム症

　自閉症は，1943 年にカナー（Kanner, L.）が人との意思疎通がほとんどみられず，こだわりが極めて強く，優れた記憶力，常同行動，オウム返しの言語など特有の症状を呈する児童 11 名の症例報告を行い，これらを一つの症候群として「早期乳幼児自閉症」と名付けたことに始まる。アスペルガー障害は，2.（1）でも触れたように，アスペルガーがカナーの報告とほぼ同時期に発表した，共感能力の欠如，一方的な会話，特定の興味への没頭，ぎこちない動作などが見られる 4 例の男児の症例報告を，その 40 年後にウィングがコミュニケーション障害，対人関係・社会性の障害，パターン化した行動やこだわりを持つ，といったいわゆる「三つ組」として集約し，再評価したものである。

　以前はこの二つは区別して診断されたが，DSM-5 では一つのスペクトラム（連続体）として捉えた単一疾患概念に修正された。定義上は，言語的あるいは被言語的な他者との交流が困難といった「社会的コミュニケーション及び社会的相互反応における持続的欠陥」と，常同的に同じ行動を繰り返す，特定の狭い領域に強い関心を寄せそれに異常にこだわるなどの「行動，興味，または活動の限定された反復的な様式」との二つの症状群を併せ持っている場合に診断される（齊藤，2014）。

③ 注意欠如・多動症

　英語では Attention-Deficit/Hyperactivity Disorder と称され，その頭文字をとって ADHD と呼ばれることが多い。不注意，多動性，衝動性といった行動上の特性によって特徴付けられる。臨床上は，家庭や学校などで，単に落ち着きがないというだけでは説明ができないほど動き回る（多動），集中力が続かない，言われたことを忘れてしまったり物

忘れが激しい（不注意），といった症状が見られる。

　なお，本疾患に関しては薬物療法の有効性が確認されているが，多動や不注意といった特徴は前述のように抑うつに依るものや，被虐待児にも頻発であるので，医師による的確な診断と処方が必要である（太田，2014）。

④　限局性学習症

　以前は学習障害と呼ばれていたもので，臨床的には早くから教育現場で気づかれていたものを，医学的に定義したものと言える。例えば，文部科学省の定義では「全般的な知的発達に遅れはないものの聞いたり話したり，推論したりする力など学習面での広い能力の障害」とされている。DSM-5 以前では「読み書きの特異的な障害（読字障害）」「計算能力など算数技能の獲得における特異的な発達障害（算数障害）」「文章や文字を書くことにおける特異的な障害（書字表出障害）」の 3 疾患から構成されていたものが，単一疾患概念として定義されている。いずれにおいても，対応には医療と教育の連携が不可欠である。

G）食行動障害（摂食障害）

　DSM-5 以前から，必要以上なカロリー摂取の制限，低体重であるにもかかわらず体重増加や太ることに強い恐怖を持つ，周囲から見れば痩せているにもかかわらず本人には「まだ太っている」と見えてしまうといった Body Image の障害などで特徴付けられる「神経性やせ症」と，夜間などに一人で明らかに多くの食物を摂取する，体重の増加を防ぐために自分で喉に指を突っ込んで吐いたり（自己誘発性嘔吐），大量な下剤や利尿剤を使用するといった食行動異常で特徴付けられる「神経性過食症」と定義されてきた。DSM-5 でも内容としてはほぼこれを踏襲しているが，以前は「通常，幼児期，小児期または青年期に初めて診断される障害」として分類されたものが外された点が大きな変更点である（そもそもこの分類自体が DSM-5 では消失している）。これは，小児期だけでなく思春期以後でも，食物摂取を制限して心理社会的障害をきたしている患者がしばしば認められるという臨床的事実に依る（友竹ら，2014）。

H）秩序破壊的・衝動制御・素行症

　情動や行動の自己制御に問題がある群で，怒りっぽく易怒的な気分（しばしば癇癪をおこす，神経過敏でイライラしやすい），口論好きで挑発的行動を取りやすい（喧嘩っ早い）などの特徴を持つ「反抗挑発症」や自責の念や罪悪感の欠如，冷淡さ・共感性の欠如，物事を遂行することへの無関心さ，薄情さ，などで特徴付けられる「素行症」などを含む。同様な衝動統制の問題は他の精神疾患でも認められ，必ずしもこの群にのみ特異的な症状ではない。その中で，この群に分類された疾患の最たる特徴は情動や行動の自己制御の問題が，結果としては他者の権利を脅かし，社会規範や権威ある者（大人や目上の人）と対立するという点である。ADHDとの間に発達的な連続性があるとの指摘は多いが，ADHDの言動は必ずしも他者の権利や所有物を脅かすものではない（牛島，2014）。

3. 精神科医療における治療及び心理支援

（1）治　療

　基本的には最初の外来診療（初診）において医師が診断を行い，外来治療か入院治療かの治療方針を決定する。

A）入院治療

　入院治療と外来治療との線引きの一つとして「自傷他害の有無」がある。繰り返される自傷行為や自殺企図の昂まり，激しい家庭内暴力や学校や施設での問題行動が繰り返される場合には，保護者や関係者が本人を伴い受診することが多い。医師が診察の中で入院治療の必要性を述べ，それに同意した形での任意入院（精神保健福祉法第20条）となることもあるが，入院を拒否することも多く，医師（この場合は精神保健指定医2名）の診断が一致した場合には都道府県知事の措置による措置入院（同法第29条）が行われる。また，自傷他害の恐れが無くても任意入院に応じる状態にない場合には，保護者の同意を得た上で，医療保護入院（同法第33条）となる場合が少なくない。

　入院治療の主軸となるのは主治医と看護師である。主治医が立てた治

療方針（入院診療計画書，クリニカルパス）に応じて看護師が看護計画を立て，これに沿って入院治療が行われる。また入院治療においては，重篤な摂食障害のように生命の維持を最優先すべき時に経管栄養などの内科的処置を行ったり，急性期の統合失調症や薬物やアルコールなどの使用障害で自傷他害の恐れがある場合に行動制限（身体拘束や隔離）などの身体的処置を行う場合がある。このような処置と並行して，初期段階から薬物療法による症状の安定を図ることが多い。ただし，幼少期〜学童期の患者の場合は薬物療法を控えるか，行っても少量で済ませ，患者に対しては定期的な診察に併行して心理療法（プレイセラピー）を行ったり，その他の専門機関と連携しながら対応し，かつ保護者や家庭環境の調整を行うことが多い。

B）外来治療

　診療所やクリニックなど，入院病床を持たない医療機関では外来治療が中心となる。外来治療は医師による定期的な診察と薬物療法（調整）が基本となるが，保険診療の場合は（医師の考え方によって異なることもあるが）診察は数分〜15分程度しか時間が取れないために，医師の指示を受けた心理職や福祉職が1時間程度の面接を併行して行う場合もある。診察や面接の頻度は，症状によって異なるが，多くても1週間に1回，少ない場合は1か月に1回程度である。

（2）インテーク

　治療初期段階のアセスメントとして，インテークがある。インテークでは，氏名・性別・年齢・連絡先など基本情報の他に，患者（もしくは保護者）の主訴は何か，何を困っていてどのようになりたいのか…等，治療そのものへの患者の主体性や関わり方について聴取することが主になる。また併せて，現病歴（現在，中心となっている症状に関するこれまでの経緯），既往歴（その他の身体的・精神的疾患の有無や治療経過），家族歴，生育歴などを聴取する。入院治療の場合は，主治医，看護師，精神保健福祉士などがこれを行う場合が多いが，外来治療を中心とした診療所やクリニックなどでは心理職が行うこともある。以下にイ

インテーク用紙

受付日	年　月　日	記載者	
フリガナ			
氏名	（男・女）	生年月日	平成・昭和　年　月　日
住所	〒	職業・教育	（大・専・高・中・小・保）
電話	（　ー　ー　）		（　才　ヶ月）
主訴		来談者（　　　）	
病歴	（現病歴）　（既往歴）　（服薬歴）		
紹介者	（有・無）	他機関	

家庭環境

続柄	氏名	年齢	職業・教育	家系譜
父				
母				

胎生期	母体の疾患	（有・無）（軽・中・重）		
	胎児の生育状況	（順調・異常）		
	在胎	（満期産・早産）　ヶ月　出生体重	ヶ月から　ヶ月まで	ｇ
出生時	分娩	（正常位・骨盤位）（安産・難産・帝王切開・吸引・仮死）		

発達歴

乳児期	哺乳法	母乳・人工（　）・混合（　　ヶ月から）
	ミルクの飲み方	
	離乳	開始（　ヶ月から）・完了（　ヶ月から）・離乳困難（有・無）
	首すわり	（　　）ヶ月　歯の生え始め（　）ヶ月
	おすわり	（　　）ヶ月　あるき始め（　）ヶ月から
幼児期	片這い	知恵づき（　）ヶ月
	排泄自立	片（　　）才　人見知り（早・普・遅）ヶ月
	体の発達	（良い・普通・悪い）
	言葉の発達	（早い・普通・遅い）
	有意語	（　　　）才（　　ヶ月）幼稚園・保育園
幼稚園保育園	登園の様子	（　　　）才　幼稚園・保育園
	園での様子	（すぐなじんだ・なじむのに時間がかかった）
	習い事	（　　　　　）
小学校	学校	（　　　　　）小学校へ入学
	登校の様子	学年時（　　　）小学校へ転校
	友達関係	（いじめの有・無）
	学業成績	（良い・普通・悪い）
	運動の様子	（得意・普通・苦手）
	習い事（塾）	（　　　　　）
中学校	学校	（　　　　　）中学校入学
	登校の様子	学年時（　　　）中学校入学
	友達関係	（いじめの有・無）
	学業成績	（良い・普通・悪い）
	運動の様子	（得意・普通・苦手）
	部活	（積極的・消極的）
	習い事（塾）	（　　　　　）
高校	学校	（　　　　　）高校入学
	登校の様子	学年時（　　　）高校へ転校
	友達関係	（いじめの有・無）
	学業成績	（良い・普通・悪い）
	運動の様子	（得意・普通・苦手）
	部活	（積極的・消極的）
	習い事（塾）	（　　　　　）
専門学校大学など	学校	（　　　　　）高校入学
	登校の様子	学年時（　　　）高校へ転校
	友達関係	（いじめの有・無）
	学業成績	（良い・普通・悪い）
その他	（何をどうしたいか）	

図4-6　インテーク用紙の一例

ンテーク用紙の一例を掲載する（図4-6）。

　心理職が行う場合，インテークにはおよそ60〜90分程度を要する。場合によっては数回に分けたり，初期段階の治療経過の中で補っていくことも多い。肝要なのは，図4-6のようなインテーク用紙を使っても，単なる情報収集に終始しないことである。もちろん氏名や連絡先など基本情報など最低限聴取すべきものはあるが，杓子定規に最初から最後まで順番に聴取していく必要はない（それはむしろ患者の抵抗感を生む）。「今回はどのようなことでいらっしゃいました？」「現時点でお困りのことを教えてください」など，患者や保護者の主訴にまずは耳を傾け，理解をしていくことが必要である。その中で，わからないことや関連して確認できそうなことがあれば，例えば「どうもご家族のことが関係しているようなので，ご家族のことについてお伺いできますか？」など，患者とともに筋道（ストーリー）を立てながら聴取していくことが必要である。

（3）心理療法

　児童精神科領域に限っていうならば，先述のように幼少期の患者に対してはプレイセラピーを行うことが多い。これは患者の言語能力が未発達なために，遊びを通じて疎通を図り，緊張や不安，イライラといった症状・問題行動の低減を行うという側面もあるが，子どもは本来的に遊びを通じて成長・発達していくので，遊びを通じて症状や問題行動の理由だけでなく，当該の患者の持つ能力や性格を見極め，それらを治療の糧として生かしていくという側面もある。一方，発達障害の患者の場合には応用行動分析（Applied Behavior Analysis）など行動療法的なアプローチをとることが多い。これは，患者がどのような状況（場所・時間）において問題行動を起こすのか／起こさないのかを把握し，どのようにすればより適切な行動を行えるのかをその患者の能力に応じて分析し，順次適用していくというものである。

　小学校高学年以降になると，言語能力や抽象的思考，感情表現も相当に発達してくるので，言語による心理療法を行うことが多くなる。また

主治医から心理療法を依頼される場合，診断名と治療方針が提示されるが，必ずしも明確でない場合が少なくない。これは医師の説明不足というよりは，成長に応じてさまざまな能力が発達してくるがゆえに，言動や症状が複雑化してくるため，疾患単位としての診断が困難にならざるを得ないためである。その意味では，主治医の指示（治療方針）には従いつつ，心理療法の中で表現された言動や諸現象について深く検討しながら，主治医と協働・連携し治療にあたっていくことが必要となる。

（4）心理検査（テストバッテリー）

　患者の総合的・多角的理解のために複数の異なる心理検査を組み合わせることをテストバッテリーを組むという。どのような組み合わせを行うかは，各病院・病棟の方針や医師の考え方によって，また患者の症状や状態によって異なるが，精神科医療では主治医の指示に依ることが多い。ただし，大切なのは主治医が心理検査を通して患者の何を知りたいか，何を目的として検査を行うのかを理解することである。例えば，「診断の補助のため」という検査依頼がくることが多いが，その場合には患者の現在の症状や状態を把握しつつ，主治医は現時点でどのような診断をしているかを確認し，場合によっては心理職の方からテストバッテリーについて提案することも少なくない。児童精神科領域で多く取られる心理検査としては WISC-IV，ロールシャッハテスト，SCT，バウムテスト，風景構成法，P-F スタディなどが挙げられる。

　心理検査は実施だけでなく，その報告もまた重要である。先述の例で主治医から「診断補助のため」という検査依頼がきているのであれば，その診断の補助となるような検査結果の報告をする必要がある。ハーヴェイ（Harvey, 2006）は，報告書の目的について，①報告書の読み手がクライエントをより理解できるようになること，②クライエント（患者及び被検査者）に対する適切で実行可能な関わり方を読み手に伝えること，③最終的には，クライエントの心理的機能が改善すること，の3つを挙げている。また心理検査の報告書を書くために，最低限必要な基本的事項として，①読み手を意識して書く，②読みやすさの問題，③読

み手のニーズを考える，④読み手と話すことの大切さ，の4つを挙げている（加藤，2016）。

（5）実際の支援とアセスメント

以下に架空の事例を通じて，心理検査を用いた支援がどのように行われるのかを紹介する。なお，ここでは検査結果の詳細なデータの提示などは省略した。

【事例】小学校3年生，男子，A君

7月頃，学校の遊び時間に些細なことで友人と喧嘩になり，制止しようとした担任の顔も殴ってしまった。学校に呼び出された母親に引き取られその日は帰宅したが，帰宅後も母親に色々と注意を受けたために，母親を殴り大暴れして家の中を荒らし，その日は自室に引きこもってしまった。翌日は何事もなかったかのように学校に行ったが，授業中もソワソワして集中できていない様子だったという。そのような状態のまま夏休みを迎えたが，夏休み中は虫取りなど好きなことをして，元気に過ごしていたという。

しかし夏休み明けに，授業中にソワソワすることが増えてきたことや宿題の提出が遅れたことを担任に指摘されて，再び学校で大暴れしてしまい，学校からも勧められて児童精神科を受診することとなった。

【主治医の診断と心理検査の依頼】

初診時，主治医からの問いかけに「別に」「わかんない」を繰り返すだけのAであったが，大好きな虫のことを尋ねられると嬉しそうに話していたという。母親からは以前は虫好きの友だちが同じクラスにいたが，3年生のクラス替えで別のクラスになってしまい，それに加えて大好きだった担任も代わってしまった，とのこと。

主治医はADHDを主症状とした発達障害を疑い投薬も検討していたが，年齢的なことを考え，処方を躊躇っていた。また対人関係の変化に伴う情緒面の問題についても疑っていた。心理検査を通して確定診断及び処方を検討したいとのことで，診断補助を目的とした依頼（WISC-Ⅳ，ロールシャッハテスト，SCT）が担当心理士のところにきた。

74

心理検査結果及び所見			
氏名	A 様	性別	男性
生年月日	2012 年○月△日（8 歳）	患者 ID	1234567
主治医	B 医師	担当心理士	伊藤匡

【検査目的】診断補助のため

【総合所見】
　小学校 3 年生になった途端に共通の趣味を持った友人と違うクラスになったり，大好きだった担任も代わってしまった，という環境の変化はご本人にとっても非常に大きなストレスになったことは想像に難くない（SCT より）。ただ，それ以外のストレスとして，学年が上がったことで勉強についていけなくなっている可能性を考慮したい。「知覚推理」が平均を下回っているため，板書を見てノートに書き写すことが苦手である可能性が考えられる。また，「処理速度」も平均を下回っているということは，一定の時間内に一定量の作業をこなすことに困難さを持つことが考えられ，例えばテストにおいて問題の内容は理解はしていても時間内に終えられず，成績が伸び悩む可能性がある（WISC-Ⅳ より）。このような視覚情報の処理の困難さは，対人関係における感情面にも影響を及ぼしているであろう。小学校中学年にもなると指示されたことをそのまま行うことだけでなく，周囲を見回して自分自身で理解し行動に移す場面が増えてくるが，そこで躓いている可能性が高い。そのため同年代の友人関係では，緊張したり，イライラすることが頻繁であろう。
　以上から，学校における A 君の暴力行為及び授業中に「ソワソワ」するという傾向は，ADHD の特徴としての「多動性」や「不注意」によるものというよりは，急激に変化した周囲環境（対人関係）による情緒面での問題と考えるのが妥当であろう。加えて，視覚情報の処理に困難さがみられることから，教材提示の方法や授業の進め方にも配慮を要するものと思われる。

【各心理検査所見】
〈WISC-Ⅳ〉
1．合成得点
　全検査知能 [92]，言語理解 [103]，知覚推理 [86]，ワーキングメモリー [105]，処理速度 [80]
2．所見：小学校中学年になると勉強面だけではなく日常生活においても関わる物事の抽象性が増し，言葉で理解するだけではなく，周囲を見回して自分なりに推理したり理解することが必要になる。今回の検査結果と現在の年齢を照合すると，日常的にわからないことがかなり多くなってきていると思われる。言語的に理解する能力は比較的高いので，わかりにくいことは自分で質問して理解していくことと同時に，周囲も「これぐらいならわかるだろう」と安易には考えず，事細かに説明を加えるなどの配慮が必要である。

〈ロールシャッハテスト〉
1．対人関係における緊張感・不安感
　対人関係において相当の緊張感や不安感を伴うようで，人との距離を取ろうとしている。直接的に関わろうとすると混乱してしまい，「相手の気持ちに配慮する」といった思考が働かなくなってしまい，「相手の一部しか見えない」など，ご本人の特有のやり方でしか対人関係をつくることができないので，年齢相応の対人関係を築けていない。
2．ストレス
　このような対人関係によるストレスによって自信をなくしているようである。ご本人も「このままではよくない」とどこかでは気づいており，何とかしようと努力しているが，その頑張りが周囲には理解されにくいという悪循環に陥っており，慢性的なストレス状態（イライラ）にある。
3．好きなことへの集中
　一方，自分自身の好きなことにはかなり集中してのめり込んでしまう。今回，自由反応段階で「虫」の反応が多くみられたが，非常にダイナミックかつ詳細な反応内容だったので，ご本人にとって自信の持てる部分なのであろう。その意味では治療の契機ともなりうる。ただ，この特徴も別の側面から見ると，そのことだけに集中してしまい，他が見えないということにもなってしまうので，注意が必要である。

〈SCT〉
　「（友達）今はいない」「（先生）今はキライ」などの記述から学校の人間関係において孤立感を抱いているようである。また「（勉強は）理科は好き，あとはキライ」から，得意・不得意な分野がはっきりしており，本人もそのことを自覚しているようである。一方，「（将来は）昆虫博士になりたい」「（私が好きなのは）虫をとること」と虫に関しては，本人の自信や安心につながるようである。

図 4-7　心理検査所見の一例

【心理検査の結果と報告】

　図 4-7 に心理検査結果及び所見の書き方の一例を示す。フォーマットは各医療機関によって異なるのでそれに則るのがよいが，原則的には「患者の基本情報」，「検査目的」，「検査結果及び所見」を盛り込む。なお「検査時の患者の様子」を記載することも多いが，割愛した。

【その後】

　主治医から A と母親に対して心理検査の結果が報告された。主治医は A に対しては「色々と嫌なことや思い通りにならないことが重なったみたいだね。あとは，元々学校の勉強では得意なところと苦手なところがあったみたいだけど，ちょっと勉強が難しくなってきて，それでも A 君なりに頑張ってきたのにうまく行かなくなってきて，イライラすることも多かったと思います。時々，それが限界を超えて暴れてしまいそうになるようだから，その時にイライラを落ち着かせるお薬を出しておきます。暴れてしまいそうな時は，お母さんや先生に相談してお薬を飲んでください。後は，学校の勉強がもう少しあなたにあった形でできるように工夫したいので，今回の心理検査の結果について学校の先生と相談したいのですが，いいですか？」と丁寧に伝えた。母親に対しては，現状の症状はおそらく一過性のものであるため，定時処方はせずにイライラ時の頓服処方であることを伝え，学校の担任と相談し，学習環境の調整を行うことを提案。A と母親はこれを了解した。

　また主治医は学校の担任には知的能力面での得意・不得意さと対人緊張があることを伝え，教科や授業内容によっては通級学級などを使って A のペースで学習できる時間を確保することで，ストレスが軽減されるであろうことを説明し，学校側の対応について確認した。学校側は A や母親とも相談し，別の学校に併設されている通級学級に通うことを提案。A と母親が見学に行ったところ，少人数で落ち着いた雰囲気の学習環境を A も気に入り，週 2 回程度通級学級に通うことになった。通級学級での友人もでき，また学校では担任が空き時間に A と話したり，勉強をみてくれるようになり，A も日常的にイライラすることは少なくなってきたとのことであった。

放送授業では，東横惠愛病院と明治大学子どものこころクリニックを
訪問し，精神科及び児童精神科における入院治療や外来治療についてお
話を伺う。

引用文献

Harvey, V. S.（2006）. Variables affecting the clarity of psychological reports.
Journal of Clinical Psychology, 62（1）, 5-18.

本多奈美（2014）．Trauma- and Stressor-Related Disorders（心的外傷およびスト
レス因関連障害群）．児童青年精神医学とその近接領域，55（5），p.579-588.

加藤志ほ子（2016）．文献に学ぶ．加藤志ほ子・吉村聡 編著．ロールシャッハテス
トの所見の書き方―臨床の要請にこたえるために．岩崎学術出版社.

厚生労働省．令和元年度　児童相談所での児童虐待相談対応件数（速報値）.
https://www.mhlw.go.jp/content/000696156.pdf（2021 年 3 月現在）

太田豊作（2014）．Attention-Deficit/Hyperactivity Disorder（注意欠如・多動症
／注意欠如・多動性障害）．児童青年精神医学とその近接領域，55（5），p.527-
536.

齊藤万比古（2014）．発達障害について．日本精神衛生会 編．心と社会，45（3），
p.42-47.

佐藤秀美（2018）．精神科，児童精神科．宮脇稔・大野太郎・藤本豊・松野俊夫
編．健康・医療心理学．医歯薬出版.

友竹正人・中土井芳弘（2014）．DSM-5 の Feeding and Eating Disorders（食行動
障害および摂食障害群）について．児童青年精神医学とその近接領域，55（5），
p.597-604.

牛島洋景（2014）．Disruptive, Impulse-Control, and Conduct Disorders（秩序破壊
的・衝動制御・素行症群）について．児童青年精神医学とその近接領域，55
（5），p.589-596.

山下洋（2014）．Anxiety Disorders（不安症群／不安障害群）― DSM-5 改訂の児
童思春期の臨床における意義―．児童青年精神医学とその近接領域，55（5），p.
557-567.

参考文献

石丸昌彦 編著（2020）．精神疾患とその治療．放送大学教育振興会．

村田豊久（2009）．子どものこころの不思議—児童精神科の診療室から．慶應義塾大学出版会．

髙橋三郎・大野裕 監訳（2014）．DSM-5 精神疾患の診断・統計マニュアル．医学書院．

滝川一廣（2017）．子どものための精神医学．医学書院．

山崎透（2010）．児童精神科の入院治療—抱えること，育てること．金剛出版．

研究課題

1. 日本における精神科医療の現状について歴史的な経緯から捉え直してみよう。

2. 児童精神科領域は成人期の精神科領域と何が違うのか考えてみよう。

3. 心理検査を行う際の注意点について整理してみよう。

5 | 支援の実際②：発達障害
―成人期の発達障害に焦点を当てて

| 幸田るみ子

発達障害の症状，アセスメント，診断方法，治療の概要について理解を深める。さらに成人期発達障害患者の受診状況および心理社会的支援について理解し，その必要性や心理職の役割について学ぶ。

【キーワード】 神経発達症群，自閉スペクトラム症（ASD），注意欠如・多動症（ADHD），成人期発達障害

1. 発達障害の成因・原因

発達障害とは，幼少期より症状が存在している疾患の一群であり，脳の何らかの障害であると考えられている。一部の，多くは知的障害を伴わない場合，成人後に初めて障害に気付かれることもあるが，生育歴の聴取などから症状は幼少期より存在している。

米国の精神医学会が作成する診断基準 DSM 分類（Diagnostic and Statistical Manual of Mental Disorders；精神障害の診断・統計マニュアル）で，DSM-Ⅳ-TR までは，広汎性発達障害（Pervasive Developmental Disorder；PDD）やその下位分類であるアスペルガー症候群（Asperger Syndrome）が定義されていた。しかし，2013 年に改訂された最新の診断基準（DSM-5）では，いわゆる発達障害は，自閉症を中心として，これらの障害群が一つの連続体（スペクトラム）上にあると捉えられており，神経発達症群（Neurodevelopmental Disorders）というカテゴリーが設けられている（髙橋・大野 監訳，2014）。その中には，自閉スペクトラム症（Autism Spectrum Disorder；以下 ASD），注意欠如・多動症（Attention Deficit Hyperactivity Disorder；以下

ADHD），限局性学習症（Specific Learning Disorders；SLD），コミュ
ニケーション症群（Communication Disorders），運動症群（Motor Dis-
orders）などが含まれている。従って，広汎性発達障害やアスペルガー
症候群という用語は，現在の DSM-5 上では用いられていない。また，
DSM-5 になって初めて，ASD と ADHD の併存という病態があること
が認められている。2019 年に改訂版が承認された，WHO（世界保健機
関）による国際疾病分類である ICD-11 でも，DSM-5 と同様に神経発
達障害（Neurodevelopmental Disorders）の親カテゴリーのもとに
ASD, ADHD，発達性学習障害などが位置付けられている。この章では
紙面の都合上，頻度の高い ASD と ADHD を中心に論述していく。ま
た，神経発達症群を本章ではこれ以降，発達障害と記述する。

　発達障害の原因は，養育環境や教育によって引き起こされたものでは
なく，脳の機能障害であるとして一定の見解が得られている。かつて
ASD は，母親の養育上の情緒的因子が発症にかかわっていると言われ
たこともあったが，現在は明確に否定されている。脳のどのような障害
であるかについては，さまざまな研究がなされているが，まだ明確な統
一見解は無い。ASD では心の理論の欠如，他者の行為を観察したり模
倣する時に活発に活動する下前頭回などに存在するミラー・ニューロ
ン[1]システムの機能不全，他者の表情を認知する紡錘状回扁桃体などの
機能障害，内側前頭連合野や上側頭溝などの活動低下等が報告されてい
る。

　また発達障害は，単一遺伝子の問題ではなく，複数の遺伝子の組み合
わせが影響し合って起こる多因子遺伝疾患であるとされている。一方，
遺伝子と環境要因の架け橋となる機構であるエピジェネティックス[2]と

1）ミラー・ニューロン：自分が行為を実行する時および他者が同様の行為を実行
　するのを観察する時にも活性化する神経細胞。他人の行為の意味を理解する等に
　関与していると言われている。元々はサルを対象とした実験で発見され，ヒトで
　は，下前頭回や下頭頂小葉に存在すると言われている。
2）エピジェネティックス：DNA 配列によらない遺伝子発現を制御・伝達するシス
　テムのこと。食事，喫煙，酸化ストレスなどの環境要因によって，主に DNA メ
　チル化などの修飾が起こる。

いう考え方もある。ソヌガ・バーケら（Sonuga-Barke, et al., 2017）の縦断研究では，人生早期の環境の影響，特定の養育者との安定した関係の剥奪について，6か月以上施設養護を受けた孤児の追跡調査がある。愛着剥奪的環境下に育った小児に，①自閉症性，②脱抑制的対人交流（見慣れない大人に積極的に近づく傾向），③認知機能障害性，④不注意・多動性の4つの特異的な心理発達パターンがあることを示した。さらに縦断的に経過を追うと，思春期までに認知機能障害性は著しく改善し，自閉症性と脱抑制的対人交流も徐々に軽減することが認められた。しかし，不注意・多動性に関しては，成人期になってむしろ増強するという報告があった（Kennedy, et al., 2016）。環境によって変化する遺伝子のスイッチが入るといったエピジェネティックスな機序によるADHD発症の経路という考え方もある。

　以上から現在まで，発達障害の成因は明らかになっておらず，多くは特発性（原因が不明）である。

2. 自閉スペクトラム症（ASD）

1）疫学：自閉スペクトラム症は，ここ数十年診断されることが多くなったと言われるが，有病率は約1%前後と報告されている。男児が女児に比較し約4倍多いとされ，発達早期から症状が出現する。一卵性双生児研究では36〜96%の一致率であるが，二卵生双生児の一致率は3〜10%と同胞の一致率と変わりがないという報告がある（井上 監修，四宮・宮田 監訳，2016）。ASDの有病率は近年増加傾向にあるが，これは単に有病者の絶対数が増えているというよりも，ASDについての知識が一般に普及し速やかに受診に至りやすくなった，診断概念の拡大などが影響していると考えられている。

2）症状：自閉スペクトラム症の中核症状は，複数の状況で社会的コミュニケーションや対人的相互反応における持続的欠陥の存在と，行動・興味・活動の限定された反復的な様式である。社会的コミュニケーションや対人的相互反応における障害としては，そもそも他者の存在が十分に認識されておらず，他者との関係が築きにくく，視線も合いにくい。

幼少期では，表情が乏しい，抱っこを求めない，言葉の遅れやオウム返しの言葉などから障害に気付かれることが多い。学童期になると，顔の表情を含め，言葉以外のシグナルを理解することが困難で，情緒的な共感や興味の共有ができにくいため，同世代の友人関係が築けないことが多い。

　行動・興味・活動の限定された反復的な様式では，特定の物に対する独特の強いこだわりや執着を示し，その人によってこだわりの対象はさまざまであるが，興味の対象が狭く著しく偏っていることが多い。例えば，電車の種類や時刻表，マークや記号，アルファベットに興味を持ち，その習得に没頭することもある。

　その他の症状として，社会的想像力の欠如，人の心の中を推測することが難しく，抽象的思考は苦手である。また，視覚，聴覚，触覚，味覚などに特有の感覚過敏を示すことが多い。そのため，例えば掃除機の音やトイレの換気扇の音を嫌がったり，著しい偏食を示すことがある。また，協調運動障害のため，不器用，歩行やスキップがぎこちない，体育が苦手（特に道具を使用する種目が苦手）などを認めることが多い。

　症状は，発達早期に存在している（DSM-Ⅳでは 3 歳以前に始まるとされていた）こと，その症状は，社会的，職業的，または日常生活の重要な領域で意味のある障害を起こしているものである。

3）診断：まずは，通常の精神科診療と同様の手順で，精神症状の評価と生活上の困難さを，本人への問診，家族からの聴取，行動観察などから評価することから始まる。DSM-5 の診断基準を**表 5-1** に示す。その際重要なのは，他の精神疾患の除外診断と併存症の診断も合わせて行うことである。発達障害は，社会的不適切な行動や言動から誤解され，適応が難しくなることで，二次的にうつ病や不安障害等の二次障害を有していることが多い。また，統合失調症や双極性障害などの精神病の発症リスクが高い状態（at risk mental state；ARMS）に類似した状態であるとも言われ（武士，2020）見落としが無いよう十分な注意を要する。

　次に，生育歴の聴取を丁寧に行う必要がある。本人や家族も十分に想起できない場合もあるので，可能であれば母子手帳や学校の成績表を持

表5-1 自閉スペクトラム症（ASD）の診断基準（DSM-5）

A．社会的コミュニケーションおよび対人的相互反応における持続的な障害（以下により明らかになる）
  (1) 相互の対人的-情緒的関係の欠落
  (2) 他者との交流において非言語的コミュニケーション行動を用いることの欠陥
  (3) 人間関係を発展させ，維持し，理解することの欠陥
B．行動，興味，または活動の限定された反復的な様式（以下少なくとも2点を満たす）
  (1) 常同的または反復的な身体の運動，物の使用，または会話
  (2) 同一性への固執，習慣へのこだわり，または儀式的行動様式
  (3) きわめて限定された執着する興味
  (4) 感覚刺激に対する過敏さまたは鈍感さ，または感覚に対する強い興味
C．症状は発達早期に存在している（明らかになるのは成長後のこともある）
D．その症状は社会的，職業的，またはその他の重要な領域において意味のある障害を引き起こしている
E．これらの症状は知的能力ではうまく説明できない

〈出典：日本精神神経学会（日本語版用語監修），髙橋三郎・大野裕（監訳）：DSM-5 精神疾患の診断・統計マニュアル．p.49-50，医学書院，2014〉

参してもらい，具体例を提示したり，必要に応じて ADI-R（Autism Diagnostic Interview-Revised）（Le Couteur, et al., 2003）や ADOS-2（Autism Diagnostic Observation Schedule, 2：自閉症スペクトラム観察検査）（Lord, et al., 2012）などを用いた半構造化面接で聴き取るなどすることで診断の補助手段となる。特に ADOS-2 は構造化された面接中の行動観察によって現在の ASD 特性を評定するもので，ASD のゴールドスタンダード検査と言われている。乳児版モジュールから成人用モジュールまで5つのモジュールに分類されている。また，心理検査は，本人の状態把握なども含め，診断の参考資料となるものがある。ウェクスラー式知能検査は，元々知能検査ではあるが，その下位指標が，個人の認知特性を把握する上で有効である。5〜16歳は WISC-Ⅳが，16歳以上は WAIS-Ⅳが用いられる。高機能 ASD の特徴として，旧版（WISC-Ⅲ，WAIS-Ⅲ）では，動作性 IQ が低く言語性 IQ との乖離が目立つこと，絵画配列が低値となりやすいなどが報告されている。その

他，ウェクスラー式知能検査は個別対面式検査であるため，検査中の態度を行動観察することが有益な情報となる。ただ，結果の意味には個人差があるため，心理検査の結果だけをもとに診断すべきではない。

4）治療：ASD の中核症状に対する根本的な治療法は，残念ながら現在までのところ確立されていない。社会的コミュニケーションや家庭・学校での適応を高めるための療育的関わり，本人の特性に合った環境設定，家族支援などを長期的スタンスで行うことが基本となる。

　療育は，応用行動分析や SST が用いられることが多い。コミュニケーション上の工夫として，視覚優位の情報処理を行う特徴があるため，絵や図を用いて伝達する方が意思疎通を行いやすい。また，抽象的な指示は理解しにくいので，より具体的に指示することが望まれる。感覚過敏に対しては，耳栓やヘッドホーン，サングラス，長袖の服を着用するなど，刺激を抑える工夫が必要な場合がある。ASD の中核症状に有効な薬物療法は無いが，二次障害に対して対処療法的に薬物療法を併用する場合もある。易刺激性や精神運動興奮に対して，少量の非定型抗精神病薬の有効性が示されている。反復的な常同行為が激しい場合，選択的セロトニン再取り込み阻害薬が用いられることが多い。また，臨床研究段階であるが，一部の自閉スペクトラム症の社会的コミュニケーション障害に対してオキシトシンの経鼻剤の効果が認められている。教育，心理社会的介入との連携が重要である。米国ノースカロライナ州で開発された，自閉スペクトラム症の人が社会の中で有意義に暮らし，できるだけ自立した行動をできるように支援する TEACCH（Treatment and Education for Autistic and related Communication handicapped Children）という環境を構造化する包括的プログラムがある（宇野・内山，2010）。

3. 注意欠如・多動症（ADHD）

1）疫学：学童期の有病率は 5 ％程度という報告があり，成人期では 2.5 ％程度に減少する。学童期は女児よりも男児が 2 倍程度多いと言われているが，成人期では男女差が目立たなくなる。両親や兄弟が

ADHDの場合，一般人口に比較し2〜8倍の発症率になると言われている（井上 監修，四宮・宮田 監訳，2016）。ドパミントランスポーター遺伝子との関連や脳内モノアミンネットワーク不全，前頭前皮質や前部帯状回などの活動性低下などが研究されているが，明確な病態は明らかになっていない。

2）症状・診断：不注意，多動・衝動性の2つの基本症状があり，DSM-5の診断基準を表5-2に示す。不注意，多動性および衝動性の診

表5-2　注意欠如・多動症（ADHD）の診断基準の症状リスト（DSM-5）

A1．以下の不注意の症状のうち6つ以上が少なくとも6か月以上，2つ以上の状況で持続する。
　(1)　不注意の症状
　　a．綿密に注意できない，不注意な間違いをする
　　b．注意を持続することが困難
　　c．話を聞いていないように見える
　　d．しばしば指示に従えず，学業や職場での義務が果たせない
　　e．課題や活動を順序立てることが困難
　　f．精神的努力の持続を要する課題を嫌う
　　g．課題や活動に必要なものをなくす
　　h．しばしば外部的な刺激で気が散ってしまう
　　i．しばしば日々の活動でわすれっぽい

A2．以下の多動性および衝動性の症状のうち6つ以上が少なくとも6か月以上，2つ以上の状況で持続する。
　(2)　多動性および衝動性の症状
　　a．しばしば手足をそわそわする
　　b．着席が求められている場面でしばしば離席する
　　c．不適切な状況でしばしば走り回ったり高い所へ登ったりする
　　d．静かに遊んだり余暇活動につくことがしばしばできない
　　e．しばしばじっとしていられない，または突き動かされるように行動する
　　f．しばしばしゃべりすぎる
　　g．しばしば質問が終わる前に答え始めてしまう
　　h．しばしば自分の順番待ちが困難
　　i．しばしば他人を妨害し，邪魔する

〈出典：日本精神神経学会（日本語版用語監修），髙橋三郎・大野裕（監訳）：DSM-5 精神疾患の診断・統計マニュアル．p.58-59，医学書院，2014より［A］のみ抜粋〉

断基準項目のうち 6 つ以上の症状が 6 か月以上，2 つ以上の状況（例，家庭，学校，職場，友人との遊びの場面など）で存在することが診断基準の 1 つとなる。かつ，12 歳までに症状が出現し，症状が社会的，学業的，または職業的機能に支障をきたしていることが基準となる。生育歴の聴取を丁寧に行う必要性は ASD と同様である。

　不注意の要素として代表的な 3 つがある。⑴容量性：一度に処理できる情報量が少ないため，少ない情報量であれば問題なく処理できるが，情報量が多くなり容量を超えると処理が困難になる。同時に複数のことを処理することは難しく，また会話が長くなると理解ができなくなりやすい。⑵持続性：短時間であれば集中して物事に対処できるが，長時間になると注意を持続することが困難になり注意散漫になる。⑶選択性：沢山の刺激の中から特定の刺激に注意を向ける機能に障害があり，無関係な刺激に注意が奪われてしまう。従って，静かな環境であれば注意が集中できるが，物音や人の声などの刺激があると注意集中が困難となる。これらの注意障害のため，集中できない，気が散りやすい，忘れ物やなくし物が多い，ケアレスミスが多い，話しかけても聞いていない等の問題が生じやすい。

　多動性の特徴としては，授業中に動き回ってしまう，じっとせず体動が多い，手足をそわそわ動かす，しゃべり過ぎてしまう，質問が終わる前に答えてしまうなどがある。衝動性の特徴としては，怒りの感情がコントロールできずすぐに怒ってしまう，性急な行動，遊具の順番を待てない等がある。

　心理検査は，ASD 同様，本人の状態把握なども含め，診断の参考資料となるものがある。ADHD-Rating Scale-Ⅳは，5〜18 歳の養育者または教師が記載する尺度で，DSM-Ⅳの診断項目に準じた構成になっている。また 18 歳以上を対象とした，自己記入式の簡便なスクリーニング尺度 ASRS（Adult ADHD Self-Report Scale）（Kessler, et al., 2006）がある。ASRS の日本語版は，インターネット上に公開されている。半構造化面接で行うツールとして DIVA（Diagnostisch Interview Voor ADHD bij volwassenen：成人用 ADHD 診断面接）がある。DIVA の日

86

表 5-3　DIVA（成人用 ADHD 診断面接）の一部

A1. 学業，仕事，またはその他の活動において，しばしば綿密に注意することができない，または不注意な間違いをする。

（成人期の例）
- ☐ うっかりミスをする
- ☐ ミスを防ぐために仕事に時間がかかる
- ☐ 指示にきちんと目を通さない
- ☐ 細かい作業が困難である
- ☐ 細かい作業を終えるのに必要以上の時間がかかる
- ☐ 細かいことに行き詰まる
- ☐ 作業を急ぎすぎて仕事でミスをする
- ☐ その他：

（小児期の例）
- ☐ 学業でうっかりミスをする
- ☐ 問題をよく読まずに間違える
- ☐ 問題をきちんと読まずに白紙回答のままにしてしまう
- ☐ テスト用紙の裏にも問題があるのに答えない
- ☐ 周りの人に作業がいい加減だと言われる
- ☐ 宿題の答えを見直さない
- ☐ 細かい作業にかなりの時間が必要
- ☐ その他：

〈出典：J. J. S. Kooij, MD, PhD & M. H. Francken, MSc,（2010）. DIVA Foundation, ハーグ，オランダ　日本語版，p.5. アウンランゲージ社より一部抜粋〉

本語版は，インターネット上に公開されている（https://divacenter.eu/Content/VertalingPDFs/DIVA_2_Japanese_form.pdf〈2021 年 6 月現在〉）。DIVA の一部を表 5-3 に示した。表のように生活場面に則して具体的に質問項目が定められているため，状態を把握しやすい。ウェクスラー式知能検査は，個人の認知特性を把握する上で有効である。特にADHD では，処理速度やワーキングメモリーが低値となりやすいことが報告されている（渡辺ら，2018；Noggle, et al., 2014）。

3）治療：薬物療法と心理社会的介入が行われる。薬物療法としては，6歳以上の患児を対象に，不注意および多動・衝動性に対して有効性が示されているものがある。主に不注意症状に対して，ドパミン再取り込み阻害薬である精神刺激薬メチルフェニデートが有効とされている。ま

た，主に多動性や衝動性，怒りのコントロールに対して，α2A アドレナリン受容体刺激薬であり，シグナル伝達を増強する作用があるグアンファシンが有効とされている。しかし，服薬中の症状緩和が目的であり，根治療法ではない。心理社会的介入としては，心理教育，ペアレントトレーニング，認知行動療法，環境調整などが行われる。

4）経過：時間の経過とともに注意欠如・多動症の有病率は低下すると言われる。特に多動性の症状が軽減・消失しやすく，不注意性の症状は成人期まで残存しやすい。環境調整や支持的対応が成されないと，就学困難や自尊感情の低下が著しくなり，引きこもりや抑うつ，素行症などの二次障害につながる可能性がある。

4. 成人期の発達障害

1）成人期の発達障害の変遷

　2000年前後から，精神科外来で成人期の発達障害について診断・支援する機会が増加した。発達障害という概念は，1987年に米国精神医学会の診断基準である DSM-Ⅲ-R に初めて記述され，その時は人格障害とともにⅡ軸に含まれていた。1994年に発表された DSM-Ⅳでは，発達障害という表記は無くなったが，PDD や ADHD はⅠ軸に移動し，生涯変わらぬ障害としてではなく，一般的な精神障害とともに記載されるようになった。WHO の国際疾病分類1993年に定められた ICD-10 では，心理的発達障害（F80-89）の中に PDD が，小児（児童）期および青年期に通常発症する行動および情緒の障害（F90-98）の中に ADHD が表記された。どちらも成長とともに軽快するものとしての前提があった。

　しかし，2013年の DSM-5 の改訂，2016年の我が国の発達障害者支援法の改正，2019年に承認された ICD-11 の改訂版では，発達障害の概念や支援に変化が生じ，どれも成人期の発達障害の存在を強く意識した内容であり，成人期の発達障害に対する治療や支援の必要性について理解が深まってきていると言えるだろう。

2）成人期発達障害の受診状況

　かつて発達障害は，幼児期・学童期を中心とした子どもの障害と考えられていたが，成人期に入っても障害が継続するケースや，むしろ以前は目立たなかった問題が，大学入学や就職を機に日常生活上に支障が生じてくるケースなどが認められ，一般の精神科外来を受診する成人期発達障害の患者が増えている。外来受診のきっかけは，学業不振，感情面の不安定さ，対人関係上の問題など，発達障害の症状が直接の主訴ではないことも多い。逆に，職場や学校で対人関係上の問題が生じると，「発達障害ではないか？」と周囲から指摘され外来受診に至るケースもあり，過剰診断および過小診断に十分注意して診断を進めていく必要がある。成人になって初めて外来受診に至るケースでは，幼少期の生育歴の聴取を行おうとしても，本人・家族ともに記憶が曖昧で，情報不足のため正しい診断が困難な場合もある。昔の母子手帳や成績表を持参してもらい，幼少期・学童期の対人エピソードが手掛かりとなることもあり，丁寧な聴取が必要である。その上で，DIVA（成人用 ADHD 診断面接）や ADOS-2（自閉症スペクトラム観察検査：半構造化観察・面接）などの診断面接ツールを用いることで，診断に役立てるとともに対象者の得意・不得意をアセスメントし，その後の支援に役立てることができる。

3）二次障害

　発達障害の障害特性のため，周囲から非難されたり失敗を重ねることで，さまざまな不適応に陥っている場合がしばしば認められる。そのため，自己評価も低くなり，二次的にうつ病や不安障害，心的外傷後ストレス障害などの精神疾患を併発していることがある。また，ASD の独特な強いこだわりや反復的な行動様式が，強迫性障害として治療を受けていたり，統合失調症として治療を受けている場合もある。さらには ASD に統合失調症が併発するケースなど，鑑別診断が難しい場合もある。ASD にはおおむね 70％の症例で何らかの併存疾患を有するという報告もある（Hofvander, et al., 2009）。発達障害に伴う精神障害に関し

て，全て心理社会的要因による二次的なものと扱うのは慎重であるべき
だが，十分な鑑別が必要である。

4）成人期発達障害への心理社会的支援
(1)　デイケア・ショートケアプログラム

　精神科のデイケアは，統合失調症中心のグループやうつ病のリワーク
を中心としたグループなどが多いが，近年は発達障害を対象としたデイ
ケア・ショートケアを設けている専門施設が増えてきている。

　発達障害のデイケア・ショートケアの目的は主に以下の3点が挙げら
れる。

① 　同じ特性や悩みを持った人の存在を知り，共感できる仲間ができる
　　ことなどである。デイケアに参加するまでは，「自分と同じ特性を持
　　った人がいるとは知らなかった」と話す参加者もいて，同質集団の中
　　で自分の居場所を見つけられる意義は大きい。
② 　各種プログラムを体験し，他のメンバーの行動を見ることで，自分
　　の特性を知り，自己理解を深めることができる。
③ 　各種プログラムを通して，自分に合った現実への対処方法，新しい
　　スキルの習得を行うことができる。

(2)　就学・復学・就労支援
①　家族へのアプローチ

　家族は，対象者への対応でさまざまな悩みを抱えていることが多い。
家族の情動の安定を図り，対応の仕方のアドバイスを行うとともに，時
には期待の適正化を図ることも重要になる。

②　環境調整

　担当教員や職場の上司と話し合いを持ち，業務調整や対応指導を行う
ことも重要である。大学生の場合は，障害学習支援部門や学生相談室と
の連携も重要である。また，障害者手帳の申請や就労移行支援の活用な
ど，福祉制度の利用の仕方をサポートすることも必要である。

おわりに

　発達障害の症状，診断，評価方法，成人期発達障害への支援について概説した。かつては，子どもの障害と考えられていた発達障害であるが，近年は，成人期"大人の発達障害"に対する支援にもニーズが高まっている。過剰診断，過小診断，ラベリングにならないように十分注意しながら，適切な支援につなげていくことが重要である。

　放送授業では，実際に成人期発達障害のショートケアプログラムを行っている施設を取材し，成人期発達障害の支援に携わっている心理士の働きなども交えて解説していく。

──〈コラム⑤〉──

オキシトシン経鼻剤

静岡大学　人文社会科学部　幸田るみ子

　自閉スペクトラム症の中核症状である社会的コミュニケーションの障害と常同行動・限定的興味に対する有効な治療法は無いとされている。ただ，最近の研究から，オキシトシンが自閉スペクトラム症によって生じる社会的コミュニケーションの障害を治療する薬剤と示唆されている（Watanabe, et al., 2014；Qizheng, et al., 2018）。

　オキシトシンとは，脳の下垂体後葉から分泌されるホルモンで，子宮の平滑筋収縮作用（分娩促進作用）や乳腺の筋線維収縮作用（乳汁分泌促進）が知られている。また，健康な大学生を対象に他者との信頼関係を高める効果があるという報告もあり注目されているホルモンであった。

　さらに近年，日本国内の共同研究で，自閉スペクトラム症の表情の特徴（中立表情{表情の変化が乏しい}が多い）が，オキシトシンの投与で有意に改善することが検証されている（Owada, K., Yamasue, H., et al., 2019）。将来的には臨床現場での利用が期待されている。

文　献

Keiho Owada, Takashi Okada, Hidenori Yamasue, et al.（2019）.

> Quantitative facial expression analysis revealed the efficacy and time course of oxytocin in autism. *Journal of Neurology, 142* (7), 2127-2136.
>
> Takamitsu Watanabe, Osamu Watanabe, Hidenori Yamasue, et al. (2014). Mitigation of Sociocommunicational Deficits of Autism Through Oxytocin-Induced Recovery of Medial Prefrontal Activity : A Randomized Trial. *JAMA Psychiatry, 71* (2), 166-175.
>
> Qizheng Cai, Lei Feng, Kai Zhen Yap. (2018). Systematic review and meta-analysis of reported adverse events of long-term intranasal oxytocin treatment for autism spectrum disorder. *Psychiatry and Clinical Neurosciences, 72* (3), 140-151.

引用文献

Hofvander B., Delorme R., Chaste P., et al. (2009). Psychiatric and psychosocial problems in adults with normal-intelligence autism spectrum disorders. *BMC Psychiatry, 9*, 35.

井上令一 監修, 四宮滋子・宮田聡 監訳 (2016). カプラン臨床精神医学テキスト DSM-5 診断基準の臨床への展開, 日本語版第 3 版/原著第 11 版. メディカル・サイエンス・インターナショナル.

Kennedy M., et al. (2016). Early severe institutional deprivation is associated with a persistent variant of adult attention-deficit/hyperactivity disorder : clinical presentation, developmental continuities and life circumstances in the English and Romanian Adoptees study. *Journal of child psychology and psychiatry and allied disciplines, 57* (10), 1113-1125.

Kessler R.C., Adler L., Barkley R., et al. (2006). The prevalence and correlates of adult ADHD in the United States : results from the National Comorbidity Survey Replication. *The American journal of psychiatry, 163* (4), 716-723.

Le Couteur A., Lord C., Rutter M. (2003). *Autism Diagnostic Interview-Revised.* Western Psychological Services, Los Angeles.
（土屋賢治・黒田美保・稲田尚子 監修 (2013). ADI-R 日本語版マニュアル. 金子書房）

Lord C., Rutter M., DiLavore P.C., et al. (2012). *Autism Diagnostic Observation Schedule, Second Edition.* Western Psychological Services, Los Angeles.

（黒田美保・稲田尚子 監修・監訳（2015）．ADOS-2 日本語版マニュアル．金子書房）

日本精神神経学会（日本語版用語監修），髙橋三郎・大野裕 監訳（2014）．DSM-5 精神疾患の診断・統計マニュアル．医学書院．

Noggle C., Thompson J., Davis J.（2014）．Impact of working memory and processing speed on reading comprehension performance in ADHD. *Archives of clinical neuropsychology, 29*（6），544.

Sonuga-Barke E.J.S., et al.（2017）．Child-to-adult neurodevelopmental and mental health trajectories after early life deprivation：the young adult follow-up of the longitudinal English and Romanian Adoptees study. *Lancet, 389*（10078），1539-1548.

武士清昭（2020）．成人期発達障害の鑑別と合併診断―統合失調症，ARMS を中心に．精神医学，62（7），p. 959-965.

宇野洋太・内山登紀夫（2010）．TEACCH による療育．市川宏伸 編．専門医のための精神科臨床リュミエール 19 巻　広汎性発達障害．中山書店.

渡辺慶一郎・苗村育郎・水田一郎ほか（2018）．大学における発達障害学生の実態調査．文部科学省科学研究費補助金，基盤研究 B，研究成果報告書（2014-2017年度）.

🎸 研究課題

1. 成人期の ADHD 自己記入式症状チェックリスト ASRS（Adult ADHD Self-Report Scale）をインターネットで調べ，項目を確認してみよう。

2. インターネットで検索して，自分の身近な地域で発達障害の支援を行っている施設を探してみよう。そして，どんな支援が行われているか調べてみよう。

6 ｜ 支援の実際③：うつ病の復職支援

幸田るみ子

　うつ病の症状，診断方法，治療の概要について理解を深める。さらに休職中のうつ病患者の復職支援のリワークプログラムについて理解し，その必要性やチーム医療の一員としての心理職の役割について学ぶ。

【キーワード】　うつ病，復職支援，リワークプログラム

1. うつ病の疫学と病因

　現代はストレス社会と言われ，うつ病およびうつ状態の患者が増加傾向にある。WHO（世界保健機関）が主導し国際共同研究 WHO-World Mental Health Surveys（WHO-WMHS）の一環として欧米で行われた National Comorbidity Survey Replication（NCS-R）2001〜2002 年で，DSM-Ⅳの診断基準で大うつ病性障害の有病率が 16.9％ と報告されている。世界の疾病負担研究（Global Burden of Disease Study）によると，精神疾患は，死亡を含めない DALY（disability-adjusted life years）損失，すなわち疾病・障害による健康損失を総合的に試算した指標において7.4％を占めており，うつ病は3番目に大きな疾病・障害であると報告されている（Whiteford, et al., 2010）。さらに 2030 年には，虚血性心疾患に次ぐ第2位の DALY 低下の原因になると推測されている（Weissman, et al., 1988）。本邦において WHO-WMHS の一環として行われた，2回目の調査（2013 年〜2015 年）WMHJ2 で，大うつ病性障害の生涯有病率は5.7％，12 か月有病率は 2.7％ という値を示し，諸外国に比較すると低い値であった（Ishikawa, et al., 2018）。しかし，大うつ病発症者の医療機関への受診率は約 30％ と報告されており（川上，

2016），うつ病の受診を促すための啓発活動が必要とされている。

　また，うつ病の平均発症年齢は40歳前後と言われ，本邦では初老期のうつ病も多い。また近年，20歳以下のうつ病の発症率が増えていると言われている。男性より女性の発症率がやや高いのも特徴である。

　うつ病は，生物学的研究，精神病理学的研究，心理学的研究などによる病態の解明が進められているが，未だに明確な成因や病態メカニズムは明らかになっていない。うつ病の発症は，素因と環境的要因の相互作用によると考えられている。病因に関連する因子としては，以下のものが考えられている。

(1)　遺伝学的病因

　双生児法による臨床遺伝学的研究でサリバンら（Sullivan, et al., 2000）は，単極性障害（うつ病）の遺伝率を40％と報告している。同じく双生児法による双極性障害（躁うつ病）の遺伝率は40〜90％であり，大うつ病性障害よりも遺伝的要因が病因として強く働いている。

(2)　生化学的病因

　かつて，うつ病の発症には，脳内シナプス間隙のモノアミン（ノルアドレナリンやセロトニンなど）が減少していることが関連しており，抗うつ薬はシナプス間隙のモノアミン量を増加させることで抗うつ効果を発揮するというモノアミン仮説が提唱された。その後，後シナプスのモノアミン受容体の感受性亢進が関連しているとする，受容体過感受性仮説や，受容体より下流の細胞内情報伝達系の問題などが研究されている。

(3)　環境的要因

　ケンドラーら（Kendler, et al., 2002）は，環境的要因の中でも，特に早期の養育環境で，親の喪失体験（17歳までの親との死別や別離体験）は，大うつ病性障害の発病危険因子であることを報告している。また，喪失体験のように明確な関連性は認められないが，生活状況の変化（転勤，転居，失業など）や暴力被害，夫婦間・家族間の深刻な問題，重篤な病気，経済的問題などの心理・社会的ストレスが，うつ病発症の誘因となる可能性が指摘されている。

⑷　病前性格・認知スタイル

　古くはメランコリー親和型性格（生真面目，几帳面，正直，責任感が強いなど）が単極性うつ病の病前性格と言われた。本邦では，下田の執着気質（生真面目，仕事熱心，凝り性，正直など）がうつ病の病前性格として有名である。近年，若年者のうつ病のパーソナリティ傾向として，対人過敏傾向（他者からの評価を過度に気にしまた反応するなど）や自己優先志向，他罰傾向などが指摘されている。

　また，ノーレン・ホークセマ（Nolen-Hoeksema, 1991）は，抑うつ気分が生じた時に，自分自身の気分状態そのものや，その気分状態に陥った原因・結果について，消極的・否定的に考え続ける反すうが，抑うつ気分を維持する要因となっていることを指摘している。そして反すう傾向の中でも，反すうの制御不能性（否定的に繰り返される考えを断ち切ったり，距離を置くことが困難）が，抑うつの維持・悪化・再発に関連していると言われている。

2. 症　状

　うつ病の基本症状は，気分（感情），意欲・行動面，思考面，身体症状の4つの障害である。まず感情面の障害は，「気がめいる」「憂うつ」「もの悲しい」「淋しい」などの抑うつ気分であり，これに不安・焦燥感が加わることが多い。また抑うつ気分には日内変動があることが多く，朝から午前中にかけて調子が悪く，夕方から夜になると少し回復するなどの1日の中で変化があることが多い。意欲・行動面の症状は，「やる気が出ない」「億劫」「興味・関心の低下」などで表現され，動作は緩慢になり，話し方も小声で単調になることが多い。この意欲・行動面の制止が著しくなると，うつ病性昏迷と言われ，外界からの問いかけや刺激に全く反応しなくなってしまう場合がある。次に思考面の症状は，「考えが浮かばない」「集中できない」「決断できない」「記憶力が悪くなった」などで表現されることが多く，高齢者の場合は，認知症の初期症状と間違われることもある。身体症状としては，中途覚醒や早朝覚醒などの睡眠障害，食欲不振，体重減少，倦怠感，易疲労感，頭痛・腹痛・腰

痛などの身体各所の痛み，めまい感，胸部圧迫感などさまざまな身体症状を呈することがある。こうしたさまざまな身体症状の訴えが，うつ病の診断を難しくする場合がある。

さらに重症のうつ病では妄想が出現する場合がある。うつ病でよく認められる三大微小妄想は，罪業妄想，貧困妄想，心気妄想の３つである。罪業妄想は，特に悪いことをしていない，または過去の些細な過ちを悔やみ，「取り返しのつかない過ちを犯してしまった」と確信的に激しい自責の念にかられる状態である。貧困妄想は，十分にお金があるにもかかわらず，「お金がないから入院費が払えない」「我が家は破産してしまう」と思い悩む状態である。心気妄想は，各種検査を行い問題がないと知らされても，「不治の病でもう助からない」「身体がすっかりダメになってしまった」と自己の身体に過剰な心配をする状態である。

3. 診断方法

うつ病の病因は，初期のモノアミン仮説に始まり，後シナプス受容体の感受性亢進仮説や，神経細胞の可塑性に問題があるとする仮説など，さまざまな仮説が提唱されているが，まだ明らかではないのが現状である。そのため，今のところうつ病の診断は，臨床症状から行うことが中核となっている。

（1）操作的診断

症状の問診の際，診断の統一性を図り，評価者による一致度を高めるために，症状の種類や期間を規定した操作的診断基準が必要になった。その代表が，米国の精神医学会が提唱している精神障害の分類と診断の手引き（diagnostic and statistical manual of mental disorders；DSM）-5（髙橋ら，2014）とWHOの国際疾病分類ICD分類である。表6-1にDSM-5の大うつ病エピソードを示した。しかし，このような診断基準があっても，その症状の聞き出し方や，聞き出した症状を統合し１つの診断を導き出していくには，ある程度の訓練や経験が必要であり，評価者による診断の不一致が完全になくなったわけではなかった。

表6-1　大うつ病エピソード

A. 以下の症状のうち5つ（またはそれ以上）が同じ2週間の間に存在し，これら
　の症状のうち少なくとも1つは (1) 抑うつ気分あるいは (2) 興味または喜びの喪
　失である。

(1)　ほとんど一日中，ほとんど毎日の抑うつ気分
(2)　ほとんど一日中，ほとんど毎日，興味，喜びの著しい減退
(3)　著しい体重減少（1カ月で体重の5%以上）または，ほとんど毎日の食欲の
　　減退または増加
(4)　ほとんど毎日の不眠または睡眠過多
(5)　ほとんど毎日の精神運動性の焦燥または制止
(6)　ほとんど毎日の易疲労性，または気力の減退
(7)　ほとんど毎日の無価値感，不適切な罪責感
(8)　思考力や集中力の減退または決断困難
(9)　死についての反復思考，反復的な自殺念慮，または自殺企図

〈出典：日本精神神経学会(日本語版用語監修)，髙橋三郎・大野裕（監訳）：DSM-5
精神疾患の分類と診断の手引．p.160-161，医学書院，2014 より［A］のみ抜粋〉

　その不一致を解決するために，質問の仕方や，聞き出した症状の統合
の仕方を規定した，構造化面接法が開発された。世界で最も汎用されて
いる簡易構造化面接法が，Mini-International Neuropsychiatric Inter-
view（以下 M.I.N.I.とする）である。これは，16種類の精神疾患や人格
障害が，15分前後で診断可能なように作成されている。M.I.N.I.の日本
語版は，大坪ら（2003）により作成され，その信頼性・妥当性も検証さ
れている（Otsubo, et al., 2005）。その他にも，プライマリ・ケアでうつ
病を診断するための新しいツールが開発されている。WHO は，プライ
マリ・ケアにおける精神疾患の診療パッケージを開発した（WHO,
1998）。長崎大学でその日本語版を作成し，その有用性も検討している
（菅崎ら，2000）。そのうつ病のチェックリストを表6-2 に示した。

（2）補助的診断検査
① NIRS を用いた判定
　近赤外線スペクトロスコピー（near-infrared spectroscopy；NIRS）
という脳血流の変化を測定し脳の活動状況を捉える検査法がうつ病の鑑

表6-2　プライマリ・ケアにおける精神疾患の診療パッケージ
　　　　（WHO版うつ病チェックリスト）

■　■うつ病（うつ状態）■　■
Ⅰ　落ち込み/悲しい気分……………………………………………………□
Ⅱ　興味や楽しみの喪失……………………………………………………□
Ⅲ　活力の低下/疲労感……………………………………………………□
■　■上記いずれかに該当する場合は下記へ進む■　■
1．睡眠の障害……………………………………………………………□
　　寝つけない
　　朝早く目が覚める
2．食欲の障害……………………………………………………………□
　　食欲不振
　　食欲の増加
3．集中力低下……………………………………………………………□
4．思考や動作の緩慢……………………………………………………□
5．性的関心の低下………………………………………………………□
6．自信喪失………………………………………………………………□
7．死ぬことや自殺の考え………………………………………………□
8．自責感…………………………………………………………………□
■　■　ま　と　め　■　■
Ⅰ,Ⅱ,Ⅲおよび1～8の計11項目のうちで5つ以上あてはまり，症状が2週間以上
続いた場合→うつ病

〈出典：菅崎弘之・中根允文・宇都宮浩ら（2000）.「プライマリ・ケアにおける精神疾患の診断パッケージ（WHO版）」の有用性の検討に関するプロジェクト. 総合病院精神医学，12(1)，p.21-29より〉

別診断の補助診断検査として用いられている。NIRSは，前頭部の表面から，頭蓋内に近赤外線を当てて，その反射光を計測し，脳血流の変化を脳内のヘモグロビン濃度の変化を測定することによって捉える検査法である。2014年から保険適応されており，60～80％程度の精度でうつ病の可能性を判定できると言われている。

② うつ病の重症度評価

　観察者評価によるうつ病の抑うつ症状の重症度評価として，ハミルトンうつ病評価尺度（Hamilton Rating Scale for Depression；HRSD）やモンゴメリーとアスバーグによって開発された，Montgomery-Åsberg

Depression Rating Scale（MADRS）が臨床的に頻用されている。

　また，自己記入式抑うつ症状の重症度評価としては，ベック抑うつ問診票（Beck Depression Inventory；BDI-Ⅱ）やうつ病自己評価尺度（Zung Self-rating Depression Scale；SDS），簡易抑うつ症状尺度（Quick Inventory of Depressive Symptomatology；QIDS-J）などが使用されている。自己評価の質問票は，疫学調査や健診など多数の対象者を扱う，スクリーニングとしての機能もある。

4. 治療法

　うつ病の治療の基本は，精神的および身体的に十分な休息を図りながら，以下に挙げた治療を行っていく。

（1）薬物療法

　中等症から重症のうつ病に関しては，抗うつ薬による薬物療法の選択をまず検討する必要がある。かつては，三環系抗うつ薬が主力であったが，現在は新規抗うつ薬（選択的セロトニン再取り込み阻害薬；SSRIやセロトニン・ノルアドレナリン再取り込み阻害薬；SNRI等）が用いられる。薬物療法に際しては，副作用に十分注意しながら，服薬のアドヒアランス[1]を高める服薬指導が重要である。抗うつ薬の副作用としてSSRIでは，吐気，下痢などの消化器症状が，SNRIでは，排尿障害や動悸，口渇，便秘等がある。また特に24歳以下の若年者の場合，アクチベーション症候群という情動不安定，自殺関連行動リスクの亢進が報告されており注意を要する。また，不安・焦燥感が強い場合は，ベンゾジアゼピン系抗不安薬を一時的に併用する場合がある。ベンゾジアゼピン系抗不安薬は，眠気，ふらつき等の副作用に注意し，一定期間後漸減中止することが望ましい。

---

1) 患者が積極的に治療方針の決定に参加し，その決定に従って治療を受けることを意味する。服薬のアドヒアランスであれば，薬物療法の内容について主治医と話し合い，必要性や副作用等を理解・納得した上で服薬内容を決定し，積極的に遵守していくこと。

（2）精神療法

　特に軽症うつ病に対しては，まずは受容的，支持的に関わりながらうつ病に関する心理教育を行い，対象者の特徴や問題解決を試みていく。その上で，認知行動療法，マインドフルネス，対人関係療法等が有効とされている。特に米国の精神科医ベック（Beck, A.）によって創始され体系化された認知行動療法は，患者の具体的問題に焦点を当て，心理教育とセルフモニタリングを通して問題解決を図ることを目的としている精神療法であり，うつ病治療において有効性が検証されている。認知行動療法では，うつ病患者特有の考え方，例えば「自分はダメな人間だ」「将来に全く望みがない」などの悲観的・否定的な観念（認知）に焦点を当てていく。うつ病患者特有の自身の考え方のパターンを，セルフモニタリングすることで同定し，適切に評価し，それを適応的・肯定的な考え方に転換していく方法を身につけていくものである。

　また，運動療法や睡眠覚醒リズムを整えるなどの生活指導を合わせて行うことも重要である。中等症，重症のうつ病では，回復過程で再発予防の観点から，薬物療法に追加で心理教育と精神療法が行われることが多い。

（3）修正型電気けいれん療法
（modified-electroconvulsive therapy；m-ECT）

　全身麻酔下で，パルス波定電流治療器を用い，一過性にけいれんを起こさせ治療するものである。精神病症状を伴う重症のうつ病，薬物療法に治療抵抗性で緊張病症状を伴い栄養摂取不良な状態や自殺のリスクが高い等生命危機が切迫している場合などで，修正型電気けいれん療法が適応となる。

　修正型電気けいれん療法の絶対的禁忌は無いとされているが，脳腫瘍や頭蓋内占拠病変の存在や頭蓋内圧亢進を引き起こす状態，最近の心筋梗塞や動脈瘤などは慎重な対応が必要である。また，実施後の副作用として，健忘，頭痛，せん妄などが知られている。

（4）磁気刺激療法（transcranial magnetic stimulation；TMS）

磁気コイルを用い，非侵襲的に脳内に電流を生じさせ，高次中枢神経を刺激する療法である。当初はパーキンソン病の運動症状の治療に，その後，うつ病や疼痛性障害などの治療に用いられるようになった。簡便に，非侵襲的に行える治療法であるため，外来での治療法としても可能という利点がある。副作用としては，けいれんの誘発や頭痛，頭重感の報告があり注意を要する。

5. 経　過

大規模なうつ病の治療研究で，寛解率は 67％ という報告があり（Rush, et al., 2006），慢性的に一部のうつ病症状が残存してしまう者が少なからず存在する。また，20％程度のうつ病患者は，発症してから 2 年経過後もうつ病症状が残存しており，慢性的な経過をたどる場合も少なくない。寛解しても再発率が高く，初回のうつ病の再発率は 50％ 程度と言われ，再発予防が重要である。再発予防のためには，症状が寛解した後 6 か月から 1 年程度の薬物療法の継続が推奨されている。

さらに，臨床上の症状は改善しても，それがすぐに社会復帰につながるとは限らず，社会参加意欲の低下や集中力，生活リズムの乱れなどが残存する場合がある。従って，うつ病の心理支援に際しては，臨床症状のみに目を向けるだけではなく，社会参加意欲や生活・行動面の評価が有用である。

6. 復職支援

（1）職場復帰の手引き

心の健康問題で休職した人の復職をスムーズに導入し，復職後の再発を防ぐことを目的に，2004 年に厚生労働省から「心の健康問題により休業した労働者の職場復帰支援の手引き」（厚生労働省労働基準局安全衛生部労働衛生課，2004）が出された。この手引きによると，職場復帰支援の流れを 5 つのステップに分け，精神疾患が改善し復帰するときの手順を示している（表 6-3）。

表 6-3　職場復帰支援の流れ

（第1ステップ）病気休業開始および休業中のケア
　イ　労働者からの診断書（病気休業診断書）の提出
　ロ　管理監督者，事業場内産業保健スタッフ等によるケア

（第2ステップ）主治医による職場復帰可能の判断
　労働者からの職場復帰の意思表示および職場復帰可能の診断書の提出

（第3ステップ）職場復帰の可否の判断および職場復帰支援プランの作成
　イ　情報の収集と評価
　　（イ）労働者の職場復帰に対する意思の確認
　　（ロ）産業医等による主治医からの意見収集
　　（ハ）労働者の状態等の評価
　　（ニ）職場環境の評価
　　（ホ）その他
　ロ　職場復帰の可否についての判断（疾病性より事例性）
　ハ　職場復帰支援プランの作成
　　（イ）職場復帰日
　　（ロ）管理監督者による業務上の配慮
　　（ハ）人事労務管理上の対応
　　（ニ）産業医等による医学的見地からみた意見
　　（ホ）フォローアップ
　　（ヘ）その他

（第4ステップ）最終的な職場復帰の決定
　イ　労働者の状態の最終確認
　ロ　就業上の措置等に関する意見書の作成
　ハ　事業者による最終的な職場復帰の決定
　ニ　その他

（第5ステップ）職場復帰後のフォローアップ
　イ　症状の再燃・再発，新しい問題の発生等の有無の確認
　ロ　勤務状況および業務遂行能力の評価
　ハ　職場復帰支援プランの実施状況の確認
　ニ　治療状況の確認
　ホ　職場復帰支援プランの評価と見直し

〈出典：厚生労働省労働基準局安全衛生部労働衛生課（2004），心の健康問題により休業した労働者の職場復帰支援の手引き，http://www.mhlw.go.jp/houdou/2004/10/h1014-1b.html（2021年3月現在）より引用，一部改変〉

① 第1ステップ：休職中の労働者への職場の対応方法が述べられている。休職中は，十分な休息が取れるよう，労働者に仕事の不安を抱かせない配慮が求められ，メールや電話連絡も含め，極力仕事の話題は本人から遠ざけることが望まれる。

② 第2ステップ：主治医による職場復帰可能の判断，患者からの職場復帰の意思表示および，職場復帰可能の診断書の提出である。主治医は，精神症状がある程度改善し，家庭内でも日常生活がほぼ支障なく行えており，患者から復職希望がある場合，それを判断材料として復職可能の判断を出すことが多い。しかし，うつ病患者は，真面目で責任感が強い人が多いため，早期の復職を希望する傾向があり，場合によっては，家族が復職へのプレッシャーを患者にかけていることもあるので注意を要する。

③ 第3ステップ：職場復帰の可否の判断および職場復帰支援プランの作成である。主治医は，患者側に立ち，病気の治療と症状の改善に注目した上で，復職の適切な時期を判定する。一方，職場の産業保健スタッフは，患者側と会社側との中立的な立場で，職場の実情を把握し，その受け入れ態勢や仕事の量や質に注目した上で，十分な情報収集と評価をしてから復職判定を行う。従って両者がお互いの立場の違いを認識し，綿密な連携を取ることが重要である。

④ 第4ステップ：最終的な職場復帰の決定である。最終的な職場復帰の決定は，主治医や産業保健スタッフの意見を参考にして，会社の事業主が許可するものである。

⑤ 第5ステップ：職場復帰後のフォローアップである。再発に注意しながら，スムーズな職場導入を図ることが必要である。そのためには，通院日を確保し，服薬の継続を遵守するなどの医療的側面の他に，復職すれば完治と考え，復職直後から通常の仕事を与えたりしないなどの業務上の配慮が必要である。また，うつ病患者の中にも，治ったら100%仕事ができると思っている人も少なくない。真面目な人ほど，休職した分を早く取り返そうと無理をする傾向があるので，注意を要する。

（2）リワークプログラム

　日常生活に大きな支障がない程度にうつ病の臨床症状が改善しても，復職等の社会復帰につながらない患者が一定程度存在する。また，復職しても症状が再燃し，休職を繰り返すことも問題になっていた。そこで，うつ病の復職支援の手法としてリワーク（re-work；return work の略語）が，精神科リハビリテーションの一環として行われている。

①　リワークの定義

　リワークとは，主に休職中のうつ病患者の復職支援と再発予防を行うプログラムである。近年は，うつ病以外の精神疾患にも適応を拡大して実施している施設が増えている。

　リワークは，2000年代に入って精神科リハビリテーションの1つとして発展し，本邦では，2008年にうつ病リワーク研究会が設立され，2018年には日本うつ病リワーク協会となり，全国に広がっている。

②　リワークの目的

　リワークの目的は，大別して2つある。1つは，うつ病患者に復職準備性を獲得させ，職場復帰に向けたリハビリテーションを実施することである。もう1つは，再発・再休職を防ぐことである。前者は，生活リズムの改善，集中力の維持，意欲の改善，体調・作業能力全体の改善を評価・維持することである。後者は，「セルフモニタリング」「セルフコントロール」「コミュニケーションスキル」の獲得が重要と言われている（佐々木ら，2019）。リワークプログラムは，週5日デイケアのプログラムで実施している。その中で，認知行動療法，SST，アサーション・トレーニング，リラクゼーション法，疾病教育などを用いた各種プログラムを工夫することで，3つの必須課題を獲得していく。

③　リワークの運営と構造

　リワークは，大きく分けて3つの運営主体がある。医療機関で実施している医療リワーク，公的な障がい者就労支援センターで行っている職業リハビリリワーク，企業が主体または企業から委託された EAP（Employee Assistance Program；従業員支援プログラム）が実施しているリワークがある。

　多くのリワークでは，多職種専門スタッフ（医師，看護師，精神保健福祉士，心理士等）が専門的，多角的な支援を行い，職場との連携を図りながら，職場復帰と再発・再休職の予防に向けて支援している。

④　リワークの効果

　リワークを利用した患者の復職達成率は，約75％前後とする報告が多い（前田ら，2017）。また，リワーク利用後の再休職予防効果については，リワーク利用群は非利用群に比較し，就労継続性が高いとする報告があり（大木，2012：酒井ら，2014），一定の効果が得られている。

おわりに

　うつ病の症状，診断，評価方法，復職の流れとポイント，リワークプログラムについて概説した。かつては，うつ病の診断を受ける労働者は少なく，医療機関で治療を受けているうつ病患者は氷山の一角，数％に過ぎないと言われていた。近年うつ病の啓発活動が進み，過労自殺が社会問題化し，企業もメンタルヘルス対策に力を入れるようになり，以前に比べれば，医療機関を受診する労働者が増えている印象がある。しかし，労働者のうつ病では，職場環境のストレスが大きな誘因となる場合や，本人のパーソナリティの問題などが影響し，休職後，職場復帰過程で再発し，再休職を余儀なくされ，長期休職者に陥るといった問題が増えている。

　今後ますます，主治医，職場内産業保健スタッフ，企業の人事労務担当者などが連携し合い，組織的なメンタルヘルス対策を立てていくことが望まれる。

　放送授業では，実際にリワークを行っている施設を取材し，リワークに携わっている心理士の働きなども交えて解説する。

引用文献

Ishikawa, H., Tachimori, H., Takeshima, T., et al. (2018). Prevalence, treatment, and the correlates of common mental disorders in the mid 2010's in Japan : The results of the world mental health Japan 2nd survey. *Journal of affective disorders, 241*, 554-562.

菅崎弘之・中根允文・宇都宮浩ら (2000).「プライマリ・ケアにおける精神疾患の診断パッケージ (WHO 版)」の有用性の検討に関するプロジェクト. 総合病院精神医学, 12 (1), p. 21-29.

川上憲人 (主任研究者) (2016). 精神疾患の有病率等に関する大規模疫学調査研究：世界精神保健日本調査セカンド総合研究報告書, p. 58.

Kendler, K.S., Sheth, K., Gardner, C.O., et al. (2002). Childhood parental loss and risk for first-onset of major depression and alcohol dependence : the time-decay of risk and sex differences. *Psychologie médicale, 32*, 1187-1194.

厚生労働省労働基準局安全衛生部労働衛生課 (2004). 心の健康問題により休業した労働者の職場復帰支援の手引き.
http://www.mhlw.go.jp/houdou/2004/10/h1014-1b.html (2021 年 3 月現在)

前田隆光・小山文彦 (2017). 大学病院におけるリワークプログラムの取組み. 産業精神保健, 25 (3), p. 201-205.

日本精神神経学会 (日本語版用語監修), 髙橋三郎・大野裕 監訳, 染矢俊幸・神庭重信・尾崎紀夫・三村將・村井俊哉 訳 (2014). DSM-5 精神疾患の分類と診断の手引. 医学書院.

Nolen-Hoeksema, S. (1991). Responses to depression and their effects on the duration of depressive episodes. *Journal of Abnormal Psychology, 100* (4), 569-582.

大木洋子 (2012). 気分障害等を対象としたリワークプログラムのアウトカム—利用者の就労予後に関する検討—. デイケア実践研究 (日本デイケア学会誌), 16 (1), p. 34-41.

Otsubo, T., Tanaka, K., Koda, R., et al. (2005). Reliability and validity of Japanese version of the Mini-International Neuropsychiatric Interview. *Psychiatry and clinical neurosciences, 59* (5), 517-526.

Rush, A.J., Trivedi, M.H., Wisniewski, S.R., et al. (2006). Acute and longer-term outcomes in depressed outpatients requiring one or several treatment steps : a STAR*D report. *The American Journal of Psychiatry, 163* (11), 1905-1917.

酒井佳永ら (2014). 気分障害患者の復職後の予後と関連する要因の検討—通常の外来治療を経て復職した休職者と復帰援助プログラムを経て復職した休職者の比

較一．平成 25 年度厚生労働科学研究費補助金こころの健康科学研究事業「うつ病患者に対する復職支援体制の確立 うつ病患者に対する社会復帰プログラムに関する研究」，p. 31-39.

佐々木一・秋山剛（2019）．うつ病のリワーク．臨床精神医学，48（11），p. 1261-1268.

Sheehan, D. V., Lecrubier, Y., Sheehan, K. H., et al.（1998）. The mini-international neuropsychiatric interview（M.I.N.I.）：The development and validation of a structured diagnostic psychiatric interview for DSM-Ⅳ and ICD-10. *The journal of clinical psychiatry, 59*（120），22-33.
（大坪天平・宮岡等・上島国利 訳（2003）. M.I.N.I.精神疾患簡易構造化面接法. 星和書店）

Sullivan P.F., Neale M.C., Kendler K.S.（2000）. Genetic epidemiology of major depression：review and meta-analysis. *The American journal of psychiatry, 157*（10），1552-1562.

Weissman, M. M., Leaf, P. J., Tischler, G. L., et al.（1988）. Affective disorders in five United States communities. *Psychological Medicine, 18*（1），141-153.

Whiteford, H. A., Degenhardt, L., Rehm, J., et al.（2013）. Global burden of disease attributable to mental and substance use disorders：findings from the Global Burden of Disease Study 2010. *Lancet, 382*（9904），1575-1586.

World Health Organization.（1998）. In：The World Health Report 1998-Life in the 21st century：A Vision for all. Report of the Director-General. World Health Organization, Geneva.

研究課題

1. 精神的な理由で休職した人が，復職するための要件とはどのようなことが必要か，文献を調べまとめてみよう。

2. インターネットで検索して，自分の身近な地域でうつ病のリワークプログラムを行っている施設を探してみよう。そして，どんなプログラムが行われているか調べてみよう。

7 | 支援の実際④：依存症

伊藤　匡

　昨今，メディア等で取り沙汰されることの多い依存症であるが，その支援について国民的な理解が進んでいるとは言い難い。医療，犯罪・司法，福祉といったさまざまな領域を横断して理解すべき依存症について，その用語や診断基準について整理し，その支援について歴史的な経緯も踏まえて理解する。

【キーワード】　アルコール使用障害，薬物使用障害，インターネット・ゲーム依存，ハームリダクション

はじめに

　我が国において医療機関で治療対象となる依存症は，主にアルコール依存症，ついで薬物依存症である。最近ではギャンブル依存やインターネット依存（ネット依存），ゲーム依存，スマホ依存などもまた社会的問題になってきており，これらに対応しようとする医療機関も増えつつある。本章では，これら依存症の中でも，中心となるアルコール依存と薬物依存，そして最近増加しつつあるネット依存・ゲーム依存に焦点を当てて解説する。

1. 依存症とその周辺の用語の定義

　一言に「依存症」といってもその内容は幅広くなってきている。また「依存症」という用語の使われ方も時代の変化や文化によって異なる。表 7-1 に「依存症」とその周辺の用語の定義について「新アルコール・薬物使用障害の診断治療ガイドライン」（以下「新ガイドライン」と記す）を参考に整理した。

表7-1 「依存症」とその周辺の用語の定義

① 依存：
アルコールや薬物等の（精神作用）物質への摂取欲求が生体に生じている状態の総称。したがって，欲求は軽度で社会生活に支障のないレベルから，欲求が強くなり社会生活や健康に障害が生じているレベルまで，全ての段階を含む。

② 依存症および依存症候群：
上記①の中でも，欲求が強くなり，摂取の結果，社会生活や健康に障害が生じているものをいう。

③ 使用障害：
DSM-5（米国精神医学会，2013）においては，DSM-Ⅳまで使われていた従来の「依存」や「乱用」の用語に変わって，使用障害という診断名が採用された。基本的なコンセプトは上記②と類似しているが，使用障害では社会生活の障害が重視され，依存症よりも軽症例を含む点で違いがある。

④ アディクション：
嗜癖と同義。ギャンブルなどの行動の場合は，物質依存と共通の病態が推察され，それを支持する様々なエビデンスが集積されて来たが，物質依存と同一の病態といってよいかどうかについては，まだ議論が分かれる。このため，行動に対しては，依存よりも広い概念であるアディクション（嗜癖）という用語が用いられる。すなわち，アディクション（嗜癖）とは，物質と行動の両者をカバーする用語である。

⑤ 乱用：
物質使用上のルール違反のこと。違法な薬物は1日使っても乱用となる。睡眠薬を医師の指示通りに服用しないこと，アルコールの「一気飲み」も乱用にあたる。

⑥ 中毒：
毒にあたること，つまり脳を含めた身体のダメージのことである。本人の意思に関係なく，物質が体内に入り健康障害を引き起こせば中毒である。中毒は「急性中毒」と「慢性中毒」がある。急性中毒は，乱用による物質の直接的薬理作用の結果，生命の危機的な状態になることをいう。急性中毒は迅速かつ適切な処置によって回復することが多いが，場合によっては死亡することもある。慢性中毒は依存状態に陥っている人が更に乱用を繰り返すことによって発生した状態であり，原因物質の使用を中止しても出現していた症状は自然には消えず，進行性に悪化していく場合もある。

〈出典：樋口進・齊藤利和・湯本洋介 編集（2018）．新アルコール・薬物使用障害の診断治療ガイドライン．新興医学出版社，p.4-5 より抜粋して作成〉

2. アルコール使用障害・薬物使用障害

（1）診断基準

　アルコール使用障害・薬物使用障害の診断基準は，国際的には ICD-10 と DSM-5 が用いられる。二つの基準の共通点を表 7-2 にまとめた。

　一方，相違点は診断名が ICD-10 では「依存症候群」，DSM-5 では「使用障害」となっている点と，ICD-10 では診断には摂取欲求が必須であるのに対して，DSM-5 では必須ではなく，相対的に社会障害を重視している点である。本稿では以下，「アルコール使用障害」，「薬物使用障害」という用語を使用する。

（2）評価尺度

　症状や行動を評価する尺度のことを評価尺度という。尺度の選択は，使用する対象，目的（スクリーニング，診断，重症度評価など）を考慮する必要がある。自己評価法と他者評価法があり，自己評価法の場合は主観が入るため，他の情報と合わせて総合的に見る必要がある（赤須，

表 7-2　アルコール使用障害・薬物使用障害の診断基準のまとめ

共通点		説明（アルコールを例とした場合）
摂取欲求（精神依存）に基づく衝動制御障害		仕事が終わると無性に飲みたくなり（渇望），アルコールを飲まずに家に帰ろうとしても，知らないうちに店に立ち寄り飲んでしまうといった状態
身体依存	離脱	体内のアルコール量が減ったときに見られる，手の震え，悪寒，寝汗，イライラ，不安，焦燥感，睡眠障害など
	耐性	少量の飲酒ではあまり効果がなくなり，同じ効果を求めて酒量が増えること
社会障害		飲酒の結果，仕事や学校にいけなくなったり家事ができなくなるなど，社会的な役割を果たせなくなること
危険を知りながらの摂取行動		肝機能障害や精神錯乱など明らかな心身の問題が生じているにもかかわらず，使用を続けることがある。

2018）。

【アルコール使用障害】

アルコール使用障害やアルコールに関連した問題の評価法（スクリーニングテスト）は数多く知られているが，ここでは国際的によく使われていて早期発見・早期介入にも役立てられている代表的なテストを紹介する。

一つは CAGE という 1973 年に作成された古いものだが，4 問からなり，シンプルで使いやすい割に敏感度，特異度が高いので今でもよく使われる。各質問の頭文字（Cut down, Annoyed by criticism, Guilty feeling, Eye-opener）をとって CAGE と呼ばれる。表 7-3 に質問票を示す。4 項目中の 2 項目に該当した場合にアルコール依存が疑われる。

もう一つは AUDIT（Alcohol Use Disorders Identification Test）という世界保健機関（WHO）が作成したアルコール関連問題の重症度の測定を目標としたテストである。過去 1 年間の飲酒に関する 10 の質問で構成されており，①アルコール摂取（質問 1〜3），②依存症状（質問 4〜6），③飲酒による有害事象（質問 7〜10）の 3 領域について評価する。各質問項目にある回答番号（点数）を合計して評価するもので，所要時間は 5〜10 分である。AUDIT はカットオフ値によって多量飲酒，有害な使用，アルコール依存といったさまざまな目的に使用できるのが特徴である。原版では危険な飲酒，有害な飲酒のカットオフ値を 8 点以上／未満としている。AUDIT は短縮版も使われるようになっており，その中でも AUDIT-C という AUDIT の最初の 3 問からなるテストを

表 7-3　CAGE

1.　飲酒量を減らさなければならないと感じたことがありますか
2.　他人があなたの飲酒を避難するので気に障ったことがありますか
3.　自分の飲酒について悪いとか申し訳ないと感じたことがありますか
4.　神経を落ち着かせたり，二日酔いを治すために「迎え酒」をしたことがありますか

〈出典：樋口進・斎藤利和・湯本洋介 編集（2018）．新アルコール・薬物使用障害の診断治療ガイドライン，新興医学出版社，p.7 より引用〉

表 7-4　AUDIT-C

1.　あなたはアルコール含有飲料をどのくらいの頻度で飲みますか
0.　飲まない　1.　1ヶ月に1度以下　2.　1ヶ月に2〜4度以上 　3.　1週に2〜3度　4.　1週に4度以上

2.　飲酒する時には通常どのくらいの量を飲みますか
0.　1〜2ドリンク　1.　3〜4ドリンク　2.　5〜6ドリンク位 　3.　7〜9ドリンク　4.　10ドリンク以上

3.　1度に6ドリンク以上飲酒することがどのくらいの頻度でありますか
0.　ない　1.　1ヶ月に1度未満　2.　1ヶ月に1度 　3.　1週に1度　4.　毎日あるいはほとんど毎日

(1ドリンク=純アルコール10グラム)

〈出典：真栄里仁（2020）．AUDIT-C．久里浜医療センターホームページより〉

表7-4に示す。AUDIT-Cは12点満点で，日本人男性なら6点以上，女性なら4点以上が問題飲酒者として減酒指導を行う際の目安になる（真栄里，2020）。

【薬物使用障害】

　国際的には数多くの評価尺度が開発されているとはいえ，薬物使用障害に関する評価尺度のうち日本語化され，かつ信頼性・妥当性が検証されているものは限られている。

　嗜癖重症度尺度（Addiction Severity Index：ASI）は1980年にマクレランら（McLellan, T., et al.）によって開発された。面接の所要時間は90分程度で，7つの領域（医学的状態・雇用/生計状態・薬物使用/アルコール使用・法的状態・家族/人間関係・精神医学的状態）でそれぞれ依存症重症度を評定する構造化面接である。1993年に斎藤らが日本語版を発表し，2006年にSenooらが信頼性・妥当性を検証した嗜癖重症度指標・日本語版（Addiction Severity Index-Japanese：ASI-J）を発表している。しかし，重症度評価に長時間を要することや，面接者の事前のトレーニングが必要といった条件を踏まえると，日常の臨床場面では使用しにくい面があるかもしれない。

　DAST（Drug Abuse Screening Test）は，スキナーら（Skinner, H.

表 7-5　DAST-20　日本語版

注意事項：ここでいう「薬物使用」とは，以下の 1～3 のいずれかを指します（使用回数に関わらず）。

1. 違法薬物（大麻，有機溶剤，覚せい剤，コカイン，ヘロイン，LSD など）を使用すること
2. 危険ドラッグ（ハーブ，リキッド，パウダーなど）を使用すること
3. 乱用目的で処方薬・市販薬を不適切に使用すること（過量摂取など）

※飲酒は「薬物使用」に含みません

過去 12 ヶ月間で当てはまるものに「はい」か「いいえ」で回答し，「はい」を 1 点に換算。

1. 薬物使用しましたか？（治療目的での使用を除く）
2. 乱用目的で処方薬を使用しましたか？
3. 一度に 2 種類以上の薬物を使用しましたか？
4. 薬物を使わずに 1 週間を過ごすことができますか？
5. 薬物使用を止めたいときには，いつでも止められますか？
6. ブラックアウト（記憶が飛んでしまうこと）やフラッシュバック（薬を使っていないのに，使っているような幻覚におそわれること）を経験しましたか？
7. 薬物使用に対して，後悔や罪悪感を感じたことはありますか？
8. あなたの配偶者（あるいは親）が，あなたの薬物使用に対して愚痴をこぼしたことがありますか？
9. 薬物使用により，あなたと配偶者（あるいは親）との間に問題が生じたことがありますか？
10. 薬物使用のせいで友達を失ったことがありますか？
11. 薬物使用のせいで，家庭をほったらかしにしたことがありますか？
12. 薬物使用のせいで，仕事（あるいは学業）でトラブルが生じたことがありますか？
13. 薬物使用のせいで，仕事を失ったことがありますか？
14. 薬物の影響を受けている時に，ケンカをしたことがありますか？
15. 薬物を手に入れるために，違法な活動をしたことがありますか？
16. 違法薬物を所持して，逮捕されたことがありますか？
17. 薬物使用を中断した時に，禁断症状（気分が悪くなったり，イライラがひどくなったりすること）を経験したことがありますか？
18. 薬物使用の結果，医学的な問題（例えば，記憶喪失，肝炎，けいれん，出血など）を経験したことがありますか？
19. 薬物問題を解決するために，誰かに助けを求めたことがありますか？
20. 薬物使用に対する治療プログラムを受けたことがありますか？

〈出典：嶋根卓也ほか（2015）．DAST-20 日本語版の信頼性・妥当性の検討．日本アルコール・薬物医学会雑誌，50（6），p.310-324 より〉

et al.）によって開発された薬物乱用のスクリーニングテストである。面接・自記式のどちらでも測定可能な評価尺度であり，測定に要する時間は約5分，スコアリングに要する時間は1〜2分と簡便である。使用薬物の種類，使用期間，使用頻度を問わず評価することができ，精神依存のみならず，多剤乱用，社会的問題，医学的問題，治療歴など患者が抱える問題を多角的に評価する。1982年に28項目版が発表され，1986年には20項目版のDAST-20が，1991年には10項目版のDAST-10が発表されている。我が国では2003年に鈴木らがDAST-20の日本語訳を紹介し，2015年に嶋根らが信頼性・妥当性を検証したDAST-20日本語版を発表している（表7-5）。

　DASTのガイドラインでは，20点満点のうち，0点で「問題なし」，1〜5点で「軽度」，6〜10点で「中等度」，11〜15点で「相当程度」，16〜20点で「重度」と判定されるが，あくまでも暫定的なものであるため，今後の検証が必要であるとされている。

（3）治療目標

　アルコール使用障害・薬物使用障害の治療目標について「新ガイドライン」では「物質依存症の治療目標は，継続した断酒・断薬であり，これが最も安定的かつ安全な目標である」とし，また「特に依存対象が違法性薬物である場合には，断薬が唯一の治療目標となる」としている。一方，「アルコールや処方薬等合法物質依存症については，使用量低減も治療目標になりうる」として，使用量低減を目標とした治療についても「臨床的には一般的になりつつある」とこれを認め，患者の状態や希望に合わせてかなりの幅を持たせている（詳細は4.（2）ハームリダクションを参照）。

3. インターネットゲーム障害

（1）診断基準

　インターネット依存・ネット依存に関してはDSM-5以前は「インターネット依存症」という診断名が多く使われてきたが（河邊，2019），

これに関連する用語は，問題のあるインターネット使用，強迫的インターネット使用，インターネット過剰使用，インターネットゲーム障害など，さまざまな呼称がある（Young, 2009）。

DSM-5 では上述のようなアルコールや薬物等の何らかの物質による「物質関連障害」と並び，ギャンブルに対するアディクションとして「ギャンブル障害」が精神疾患として正式に採用され，尚かつ，インターネットゲームに対するアディクションとして「インターネットゲーム障害」が今後研究が進められるべき精神疾患の一つとして提案された。なお，診断基準案は示されたが，2021 年現在では正規の診断基準の提示には至っていない。また「依存」という用語は使われておらず，「アディクション」という用語によって説明されている。

インターネット障害に関する諸研究を簡潔にまとめると，その診断基準は「生活上においてインターネット使用の制御が困難となり，問題があるにもかかわらずインターネットを止めることができなくなる状態」となる。また特徴として，以下の４つの構成要素を持つとされている。

① 過剰使用：しばしば時間の感覚を忘れ，基本的な活動の無視と関連している
② 離脱：インターネットができないときの怒り，緊張状態，抑うつ状態を含む

表 7-6　ゲーム障害（症）の診断基準の概要

以下の 1 - 3 の項目について，持続的または反復的な行動パターンがみられることがゲーム障害の特徴とみなされる
1. ゲームに関して自制ができない
2. 他の生活上の興味や日常的な活動よりもゲームの優先度が高い
3. ゲームによって悪い結果が生じているにも関わらず，ゲームを継続し，またはゲーム使用がエスカレートする
個人，家庭，社会，教育，職業，またはその他の重要な領域において，重大な障害をもたらすのに十分なほど深刻であり，これらの症状が 1 年以上続いていること（重症な場合にはもっと短い期間でもよい）

〈出典：中山秀紀・樋口進（2020）．エビデンスに基づく療育・支援―インターネット・ゲーム依存―．子どものこころと脳の発達, 11（1），p.12 より〉

③　耐性：より良いコンピュータ設備，ソフトウェア，より多くの時間を必要とすることを含む

④　悪影響：口論やうそ，会社の業績悪化，社会的孤立，疲労を含む

　ゲーム障害に関しては，2022年より用いられる予定である WHO 作成の ICD-11 にゲーム障害（Gaming Disorder）の診断基準が収載された。中山・樋口（2020）がこの概要をまとめているので，表7-6に転載する。

　本稿では以下，「インターネットゲーム障害」という用語を使用する。

（2）評価尺度

　インターネットゲーム障害に関しては，先述のように DSM-5 において初めて，今後研究が進められるべき精神疾患の一つとして提案されたばかりで，国際的な研究及びその評価尺度の開発も同様の段階である。

表7-7　インターネット依存度テスト（抜粋）

1. 気がつくと思っていたより，長い時間インターネットをしていることがありますか。
2. インターネットをする時間を増やすために，家庭での仕事や役割をおろそかにすることがありますか。
3. 配偶者や友人と過ごすよりも，インターネットを選ぶことがありますか。
4. インターネットで新しい仲間を作ることがありますか。
5. インターネットをしている時間が長いと周りの人から文句を言われたことがありますか。
6. インターネットをしている時間が長くて，学校の成績や学業に支障をきたすことがありますか。
7. 他にやらなければならないことがあっても，まず先に電子メールをチェックすることがありますか。
8. インターネットのために，仕事の能率や成果が下がったことがありますか。
9. 人にインターネットで何をしているのか聞かれたとき防衛的になったり，隠そうとしたことがどれくらいありますか。
10. 日々の生活の心配事から心をそらすためにインターネットで心を静めることがありますか。

〈出典：Young（1998）が開発，久里浜医療センターが邦訳したものより抜粋〉

【インターネット障害】

　これまで比較的よく使用されるものとしてヤング（Young, 1998）による 20 項目のインターネット依存度テスト（Internet Addiction Test：IAT）があるので，**表7-7** に抜粋して表記する。

　各質問項目に対して「全くない（1 点）」〜「いつもある（5 点）」の 5 段階評価で回答し，合計点を算出する。40〜69 点であれば「ネット使用による問題があり，生活を見直す必要がある」，70 点以上で「ネット使用によって生活に重大な問題がおきている可能性がある」と評価される。

【ゲーム障害】

　ゲーム障害に関する評価尺度は以前には私的なものも含めていくつかあったが，DSM-5 で診断基準案が発表された後にこれをもとに鷲見ら（2018）によって日本語版 Internet gaming disorder scale（IGDS-J）や Internet Gaming Disorder Test（IGDT-10）（Király, et al., 2017；金城ら，2019）などの評価尺度が作成されている。

（3）治療目標

　インターネットゲーム障害の治療に関しては，現在は国際的にみても研究段階にあり，外来診療における特化した治療プログラムを持ち合わせている治療施設はまだ少ない。中山（2015）は「インターネット依存では，インターネットを禁止すること（禁ネット）ではなく，節度を持ったインターネット使用（節ネット）を目標とすることが多い」と述べ，その理由として以下の 4 つを挙げている。

① 　インターネットが生活必需品となっているため

② 　「節ネット」しながら社会生活を営むことが可能である場合が多いため

③ 　離脱症状（例：親による「禁ネット」に起因する暴言や暴力）の問題があるため

④ 　ほとんどの依存者が「節ネット」を望んでいるため

4. 治療と心理支援

　ここまで見てきたように，アルコール使用障害・薬物使用障害については多くの実践と研究がなされてきており，その結果として診断基準や評価法及び治療法も国際的標準が確立されつつある。以下では依存症の治療の中でも，アルコール使用障害・薬物使用障害について取り上げる。まずはその歴史を概観し，次に現在国際的標準となりつつあるハームリダクションについて取り上げる。最後にこのハームリダクションをベースとした依存症治療とその心理的側面について，成瀬（2019）を参考に概説する。

　一方，インターネットゲーム障害の発現経過については，1990年代から2000年代におけるインターネットバブルを境にその使用が国際的に爆発的に急増したことが大きく影響していると考えられるが，国際的な大規模調査研究はなく，よって治療法もいまだ手探りの段階といえる。インターネットゲーム障害の治療についてはここでは詳説しないが，アルコール使用障害・薬物使用障害の治療の理解が参考になるものと思われる。

（1）依存症治療の国際的な流れ

　20世紀初頭に薬物を禁止する国際的な取り組みが始まり，数十年かけて厳罰主義による国際的なシステムが徐々に確立された。その背景には，薬物を法律によって厳しく取り締まることで，薬物の需要と供給の両者を低下させるという主張があった。しかし，それに反して違法薬物の需要と供給は減少するどころか，世界全体の薬物生産量と消費量は増加し続け，薬物関連での死亡，病気，暴力，汚職，貧困などの問題が深刻化している。特に1980年代にHIVの感染症の爆発的流行が世界的な問題になったが，その感染経路として性交渉による感染，母子間の垂直感染と共に，薬物の静脈注射の回し打ちが相当な割合を占めることが大きな問題となった。このような中で，元々1960年代のイギリスやオーストリアで始まったとされる「ハームリダクション」（後述）という考

え方が，オーストラリアやカナダの政策として取り上げられ，効果を上げるようになる。このような背景から「厳罰主義」は鳴りを潜め，薬物問題を刑事司法の問題ではなく，健康及び社会的問題として捉えるという「処罰から支援へ」の方向に国際社会は舵を切ることになる。2011年には薬物政策国際委員会（Global Commission on Drug Policy）という組織が設立され「国際的な麻薬撲滅戦争は失敗であり，世界中の人々と社会に壊滅的な結果をもたらした」という宣言と共に，各国に対し，薬物依存症者に対して厳罰ではなく医療と福祉的支援を提供するよう提言した。これまで薬物禁止政策をデザインし，その維持拡大の中心的な役割を担ってきたアメリカでさえもこの流れに同調しつつある。

（2）ハームリダクション

　我が国では，有名芸能人やスポーツ選手が薬物使用により逮捕されるたびに，メディアでは厳罰主義が声高々に唱えられる。一方で，専門家は「処罰より支援を」と訴える状況が続いており，社会全体での一致はみられていない。また，上述のような国際的な潮流とも相まって，現在の我が国の依存症の治療は過渡期にあると言える。

　そのような中で，依存症治療におけるハームリダクションの存在意義は近年増すばかりでなく，例えば自傷行為や摂食障害などその他の疾患（松本（2005）は依存症も含めこれらを「故意に自分の健康を害する症候群」と称している）の治療においても適用が試みられ，また効果を示してきている。

　ハームリダクションは薬物の使用量減少や中止を主目的とはしておらず，薬物使用を止めることよりも，ダメージを防ぐことに焦点を当てる。薬物を使っているか否か，それが違法薬物であるか否かは問われない。ハームリダクションは，科学的に実証された，公衆衛生に基づく，人権を尊重した人道的で効果的な政策であり，個人と社会の健康と安全を高めることを目的としている。そして，その対極にあるのが，「厳罰主義」に則った「断酒・断薬」を主目的とした治療法であり，「これらは刑事司法の考え方であり，医療・福祉の考え方ではない」こと，そし

て臨床的には治療にならないどころか，「反治療的」でありさらには偏見や人権侵害を助長し，スティグマを強化するとされている。

　このような理念に基づいて世界各国でハームリダクション・プログラムの実践が行われている。その一例として，主にヘロインを使う人を対象とした代表的なハームリダクション・プログラムを紹介する。

- 注射器の配布：衛生的な（未使用の）注射器を配布すること。使用済みの注射器と交換するスタイルもある。
- 薬物代替療法：違法なドラッグの代わりに治療薬として麻薬を処方すること。
- 薬物使用センター：持参したドラッグをより安全に，健康的に使用するための保健施設で，医療の専門家などが常駐している。

　日本ではヘロインはほとんど使用されておらず，日本をはじめ北米，東アジア，東南アジアでは特に覚醒剤の使用が流行している。覚醒剤の薬物代替療法などはまだ発展途上であるが，覚醒剤であってもハームリダクション・プログラムをデザインすることは可能であり，以下のようなモデルが提案されている。

- より安全な使用のプランニング：一人ではなく仲間と摂取して急性中毒を予防したり，一定の間隔をあけることで過剰摂取を予防する
- 注射の代わりに経口摂取するためのカプセルを配布する
- 炙り方による効果やリスクの違いなど，より健康的な摂取方法に関する情報提供
- 過剰摂取などの緊急時の対処方法に関する情報提供
- 健康被害のリスクがより高くなるドラッグの組み合わせに関する情報提供
- ドラッグ使用と摂食やボディイメージに関連する相談
- 断薬にこだわらない非審判的な心理カウンセリング
- ドラッグを使用する人がいるところに出向き，やめる／やめないにこだわらない一般的な生活相談（貧困，健康，住居，就労，教育など）を行う

　これらは他国でプログラムとして実施されているものであるが，日本

でも提供できそうなものである。これらに共通しているのは，ドラッグを使うことがある中で，健康を維持向上できるような情報提供や相談を主とした健康教育が基礎となっているところである。アルコールでいえば，休肝日を設けるといった健康教育があるが，これも飲酒を続けながらも自分の健康に配慮するという考え方である。こうしたプログラムの対象となるのは覚醒剤などの違法ドラッグに限ったものではなく，処方薬や市販薬など合法ドラッグを含めた物質使用障害の人にも有効であると考えられる（古藤，2017）。

（3）依存症治療
①　治療関係の構築

　依存症の治療において最も重要なことはコントロールの障害を基本とした脳の病気であると認識することであり，このような認識が厳罰主義や人格否定に陥らないためにも重要である。その意味でも，治療において最初に大切なのは治療関係の構築である。依存症の人々は対人関係に問題を持つことが多い。たとえ相手が治療者や専門家であっても，信頼関係を結ぶことは容易ではない。また，依存症の人が持つ性格傾向があり（表 7-8）このような特徴を理解することは，治療関係を作っていく過程において，患者の理解につながるだけでなく患者に対する治療者側の忌避・否定感情を低減することにもつながる。

表 7-8　依存症患者の特徴

対人関係における特徴	性格傾向
・自己評価が低く自信を持てない	・完璧主義
・人を信じられない	・根は極めて真面目
・本音を言えない	・柔軟性がなく不器用
・見捨てられる不安が強い	・頑張り屋
・孤独で寂しい	・優しくて人がいい
・自分を大切にできない	・気が小さい・臆病・人が怖い

② 心理支援

　次に治療の動機づけを行う必要がある。我が国ではこれまで，家族などの援助を極力排除して現実に直面させ，つらい思いをさせて「底をつかせる」ことで動機づけを与えるという方法を用いていたが，これにはエビデンスはなく，悲惨な結果を招くことも少なくなかった。現在では動機づけは治療者の重要な役割であるとされ，動機づけ面接法や随伴性マネジメントといった手法を積極的に取り入れることが推奨される。

　動機づけ面接法は，ミラー（Miller, W. R.）とロルクニック（Rollnick, S.）によって開発された介入法で「やめたい」「やめたくない」という矛盾点を意図的に拡大し，本人の「やめたい」方法を選択的に強化する。実際には，変化の方向へ向かう具体的な発言（チェンジトーク）を積極的に引き出す対応を行う。チェンジトークが多ければ多いほど，その方向に変化するというエビデンスに基づいた戦略を採るが，傾聴を重視して抵抗への対決を回避するため，否認の強い患者にも有効である。また，随伴性マネジメントとは，治療の脱落を防止し，動機づけを維持するための行動療法的技法であり，治療に参加するたびに報酬を与える。報酬が除去されると効果は消失するため，動機づけ面接法を併せて行う。罰と報酬を適切に提示・実行することで効果が得られる。

　このように動機づけを維持していくためには，個人に特有の危険な状況を明らかにして，それを回避したり積極的に対処したりする，認知行動療法的スキルトレーニングと呼ばれるものが必要となってくる。例えば，薬物や飲み仲間，売人からの電話やメール，入手していた環境，繁華街，週末，給料日，ストレスが高まった時など，自分に再使用が起こりやすい状況を知り，その対処を行う。危険な状況を意識することなく薬物やアルコールを使ってきた行動を，別の適応的行動に置き換えるといった具体的な対処法を考えることが重要である。

③ 身体症状への対応

　上述のような治療関係の構築や面接の継続に並行して身体症状への対応，精神症状に対する薬物療法なども重要である。アルコール依存症の特徴として，顕著な離脱症状が挙げられる。早期（6〜48時間）にみら

れる症状として，悪心，嘔吐，発汗，手指振戦，心悸亢進，頻脈，血圧上昇，呼吸促拍，頭痛，不眠，不安，焦燥などがある。さらに重度になると，錯視・幻視，幻聴，筋硬縮などがみられ，後期（48～96時間）には振戦せん妄に至る。これらの激しい離脱症状を抑えるためにアルコールと交叉耐性を有するジアゼパムによる置換漸減を行う。また，アルコール使用障害の場合は断酒維持のための薬物療法として，抗酒薬（飲酒後の不快反応を利用して心理的に飲酒を断念する薬）と飲酒欲求を減らす薬（脳内に作用して飲酒への欲求を減らすことで断酒を補助する薬）を利用することができるが，薬物使用障害の本質的な病態そのものに対する薬物療法については，我が国ではほとんど実施されておらず，あくまでも補助的なものとして考えておく必要がある。また，薬物依存症の治療では，乱用薬物の影響で生じた幻覚や妄想，気分障害，不安障害，睡眠障害などさまざまな精神疾患やこれらに随伴する不安・焦燥感や抑うつ感などの精神症状を伴うことが多い。これらに対して適切な薬物療法を行うことは重要であり，一定の効果が認められる。しかし，一般的に依存症患者は安易に強力な処方薬に頼る傾向が強いことから，希望のままに処方に応じることは慎まなければならない。

④　その他

　上述のような医学的及び心理的治療に加えて，疾病教育・情報提供や自助グループ・リハビリ施設へのつなぎ，生活上の問題の整理と解決援助など，社会的な支援も必要となってくる。

　放送授業では，川崎ダルクを訪問し，薬物依存症の治療と支援及びその回復過程についてお話を伺う。

引用文献

赤須知明（2018）．医療心理学におけるアセスメントと支援．宮脇稔・大野太郎・藤本豊・松野俊夫 編．健康・医療心理学．医歯薬出版．

古藤吾郎（2017）．はじめてのハームリダクション：今，世界で激論中．松本俊

彦・古藤吾郎・上岡陽江 編著. ハームリダクションとは何か—薬物問題に対する，あるひとつの社会的選択. 中外医学社.

樋口進・齊藤利和・湯本洋介 編集（2018）. 新アルコール・薬物使用障害の診断治療ガイドライン. 新興医学出版社.

河邉憲太郎（2019）. 思春期におけるインターネット依存の現状と関連因子. 児童青年精神医学とその近接領域，60（1），p.22-28.

金城文・尾崎米厚（2019）. ゲーム障害関連の疫学. 医学のあゆみ，271（6），p.567-571.

Király, O., Sleczka, P., et al.（2017）. Validation of the Ten-Item Internet Gaming Disorder Test（IGDT-10）and evaluation of the nine DSM-5 Internet Gaming Disorder criteria. *Addictive Behaviors, 64*, 253-260.

真栄里仁（2020）. AUDIT-C. 久里浜医療センターホームページ. https://kurihama.hosp.go.jp/hospital/screening/audit-c.html（2021年3月現在）

松本俊彦（2005）.「故意に自分の健康を害する」症候群としての薬物依存. 薬物依存の理解と援助—「故意に自分の健康を害する」症候群. 金剛出版.

中山秀紀（2015）. 若者のインターネット依存. 心身医学，55（12），p.1343-1352.

中山秀紀・樋口進（2020）. エビデンスに基づく療育・支援—インターネット・ゲーム依存—. 子どものこころと脳の発達，11（1），p.11-16.

成瀬暢也（2019）. ハームリダクションアプローチ—やめさせようとしない依存症治療の実践. 中外医学社.

Senoo, E., Ogai, Y., Haraguchi, A., Kondo, A., Ishibashi, Y., Umeno, M., Kikumoto, H., Hori, T., Komiyama, T., Kato, R., Aso, K., Asukai, N., Wada, K., Saitoh, S., and Ikeda, K.（2006）. Reliability and validity of the Japanese version of the Addiction Severity Index（ASI-J）. *Japanese Journal of Alcohol Studies and Drug Dependence, 41*（4），368-379.

嶋根卓也・今村顕史・池田和子・山本政弘・辻麻理子・長与由紀子・大久保猛・太田実男・神田博之・岡崎重人・大江昌夫・松本俊彦（2015）. DAST-20日本語版の信頼性・妥当性の検討. 日本アルコール・薬物医学会雑誌，50（6），p.310-324.

鷲見聡・西山毅・市橋佳世子・原大・久留友紀子・中嶋理香（2018）. インターネットゲーム障害スケールの日本語版（IGDS-J）について. 臨床精神医学，47（1），p.109-111.

Young, K. S.（1998）. *Caught in the Net: How to Recognize the Signs of Internet Addiction and a Winning Strategy for Recovery.* John Wiley & sons.

Young, K. S.（2009）. Internet Addiction：Diagnosis and Treatment Considerations. *Journal of Contemporary Psychotherapy, 39*（4）, 241-246.

参考文献

松本俊彦（2018）．自分を傷つけてしまう人のためのレスキューガイド．法研．
ウィリアム・R．ミラー，ステファン・ロルニック（2007）．動機づけ面接法―基礎・実践編．星和書店．

🔴 研究課題

1. あなた自身が何か嗜好品（酒やタバコなど）を持っている場合，自分なりの嗜好と嗜癖の線引きについて考えてみよう。
2. 依存症治療における「厳罰主義」の功罪について考えてみよう。
3. ハームリダクションを代表とする「やめさせない依存治療」について，日本ではどの程度実現可能なのかについて考えてみよう。

8 | 支援の実際⑤：認知症高齢者

扇澤史子

　代表的な認知症疾患を紹介し，その特徴や心理アセスメントと本人・家族への心理支援を取り上げる。初診から終末期医療までの経過において，認知症の進行に伴って必要となる心理支援について，具体的な実践を紹介しながら学ぶ。

【キーワード】　認知症，生活障害，認知機能障害，BPSD，アセスメント，心理支援，本人，家族

1. 認知症とは

　認知症とは，単一の疾患ではなく「一度正常に達した認知機能が後天的な脳の障害によって持続性に低下し，日常生活や社会生活に支障をきたすようになった状態」（「認知症疾患治療ガイドライン」作成合同委員会，2010）と定義されている。つまり，認知症という概念の中核は，何らかの①脳の疾患によって，②認知機能が障害され，それによって③生活障害が生じるというつながりにある。これに④行動・心理症状（Behavioral and Psychological Symptoms of Dementia：BPSD）や⑤身体合併症・身体機能障害が重なり，相互に影響しあって臨床像は複雑化する。その結果，社会的孤立，生活困窮，虐待，家族問題，近隣トラブルなどさまざまな⑥社会的困難が生じ，本人と家族の生活の質が急速に悪化するところに，認知症の本質的特徴がある（粟田，2015）。

　この複雑化のプロセスは初期の段階ですでにその兆しが見られることが多く，認知症の心理支援においては，診断に関わる①〜③のみならず，④〜⑥を含めて総合的にアセスメントし，深い理解に基づいて生き

づらさの原因や支援すべきポイントを把握することが重要である。

2. 代表的な認知症の特徴と心理アセスメント

　認知症は，原因によって大きく３つに分類できる。１つ目は，脳の神経細胞が徐々に脱落していく「変性性認知症」であり，アルツハイマー型認知症（Alzheimer's disease：AD），レビー小体型認知症（dementia with Lewy bodies：DLB）が代表的である。２つ目は脳梗塞や脳出血といった脳血管障害が原因で生じる「血管性認知症（vascular dementia：VaD)」であり，３つ目は正常圧水頭症や，脳腫瘍，アルコール等の中毒性疾患などさまざまな原因で生じる「その他の認知症」で，早期であれば治療可能なものもある。AD，DLB，VaDは代表的な原因疾患であり，３大認知症といわれる。

　認知症の診断や病型，重症度は，主訴，現病歴，既往歴，生活歴，家族歴を含む問診，神経学的所見，脳画像検査，血液検査，神経心理学的検査の結果から総合的に判断される。現病歴では生活障害がいつ生じどう変化したかを聴取することが重要である。日々の生活を営むための生活機能は日常生活動作（activity of daily living：ADL）とも呼ばれ，入浴，着替えなどの身の回りのことを自立して行う基本的日常生活動作（basic ADL：BADL）と，家事などの自立した生活を営むための手段的日常生活動作（instrumental ADL：IADL）に大別される。

　なお診断に関わる心理アセスメントを適切に行うには，言語，認識，行為，記憶などの心身の働きが脳のどの部位で，どのような機序で営まれているかを明らかにする「神経心理学」が有用である。認知症のアセスメントで多用される改訂長谷川式簡易知能評価スケール（HDS-R）やMini Mental State Examination（MMSE）は「神経心理学的検査」とも呼ばれる。スクリーニング検査として有名なこれらの検査では，合計点に目が行きがちだが，下位検査が主に脳のどの部位の機能を評価しているかを理解し，認知機能の保持／低下やばらつき等の特徴を検討することが重要である。他にも日本語版COGNISTAT認知機能検査など多機能を評価する検査や，Frontal Assessment Battery（FAB）や日本

版リバーミード行動記憶検査など，特定の部位の機能に照準を当てた検査を用いて詳しく検討することも多い。

　変性性認知症では，種類によって障害部位と進行の仕方が異なるため，早期の認知機能障害がどの部位の機能低下によるのかを理解することが，種類を見分ける一助となる。ここでは診断に関わるアセスメントの基本として，3大認知症の特徴とそのアセスメントを紹介する。

（1）アルツハイマー型認知症（AD）

　認知症の半数以上を占める代表的な変性性認知症である。脳内の変化は，記憶を司る側頭葉内側（海馬）から始まり，言葉の理解を担う側頭葉外側，そして視空間認知に関連する頭頂葉や注意や遂行機能等に関連する前頭葉を含む大脳皮質全体に緩徐に進行する。したがって，病初期に時間見当識障害や近時記憶障害（数分～数日前の出来事を忘れる）が生じ，次第に複雑な聴覚性の言語理解や視空間認知（道に迷う，着衣失行），さらに社会的判断力も低下する。注意・作業記憶や遂行機能に障害を伴うこともある。認知機能障害や生活障害に伴い，不安や抑うつ気分が生じることも少なくない。

　近時記憶は，HDS-R や MMSE では「3語の遅延再生課題」で評価されるが，記銘から想起まで1分程度と短く，初期の近時記憶障害は検出されづらい。HDS-R や MMSE を終えた後で3語を改めて尋ねると，想起までの時間が約10分の記憶課題となり，近時記憶障害の検出力は大幅に高まる。健常な70代では2語は自発再生できるなどの目安を知っておくと有用である（扇澤，2018a）。また，AD では近時記憶の他に，視空間認知に関連する図形摸写，時計描画検査で初期～中期にずれや歪みを認めやすくなる。仮に合計点がカットオフを上回っても，近時記憶や視空間認知で失点する場合は，AD の可能性も視野に入れ，必要に応じて難易度の高い神経心理学検査で評価することが望ましい。

（2）レビー小体型認知症（DLB）

　DLB の特徴には，必須症状の進行性の認知機能低下をベースに，中

核的特徴として認知機能の変動，繰り返す幻視，パーキンソニズム，レム睡眠行動異常症が挙げられる（McKeith, et al., 2017）。レビー小体は大脳と脳幹を含む中枢神経系と末梢神経系の双方に存在し，全身病である点が特徴的である。支持的臨床症状として，姿勢の不安定さ，繰り返す転倒，失神，原因不明の意識障害，高度な自律神経障害（便秘，起立性低血圧など），過眠，嗅覚低下，幻視以外の幻覚，系統化された妄想，アパシー，不安，抑うつなどがあり，中核的特徴がなくても複数の支持的特徴があれば DLB が疑われる。ケアでは認知機能障害，BPSD と身体疾患を含めた総合的配慮が重要である（長濱，2019）。

　脳血流・代謝画像では，後頭葉での低下を特徴とし，AD とは異なって病初期に記憶機能は比較的保たれ，不釣り合いに注意障害，遂行機能障害，視空間認知障害が目立つ（長濱，2019）。HDS-R や MMSE と併せて立方体や時計描画テスト，FAB が評価に有用である。

（3）血管性認知症（VaD）

　脳梗塞・脳出血等の脳血管障害による認知症である。AD のように特徴的・典型的な病理所見を持たず，梗塞巣の局在によって損傷部位と損傷を免れた脳部位が存在し，まだらの脱落症状を呈することから"まだら認知症"とも呼ばれる。病態や臨床像も様々で，不均一な寄り合い所帯的な疾病概念である（長田，2019）。診断には，脳血管障害と認知症が存在するだけでなく，両者に関連性があり，脳血管障害が臨床像と画像診断から裏付けられることが重要である（Román, et al., 1993）。

　VaD は大きく①多発梗塞性認知症や戦略的部位（単一病変でも認知機能に影響する重要な部位）の梗塞のように，脳血管障害が生じる度に段階的に症状が悪化するタイプと②皮質下領域の大脳白質で徐々に生じる小血管病変によって，緩やかで持続的に悪化していくタイプに分けられる。②は皮質下性 VaD とも呼ばれ，VaD の半数以上を占める。

　①多発梗塞性認知症では，梗塞部位に対応した失語，失行，失認，記憶障害，視空間認知障害，実行機能障害などの"巣症状"と，VaD に共通する注意散漫や思考緩慢が見られる（長田，2019）。②小血管病変

性認知症では，遂行機能障害や注意障害，思考緩慢さが目立ち，抑うつ
やアパシー，感情失禁，不安を伴うことも多い（Ballard, et al., 2000）。

3. 認知症の進行に応じた本人・家族への心理支援

　認知症の多くは進行性の疾患であり，課題や悩みは病期に沿ってさま
ざまに変化する。本人・家族への心理支援に携わる者として，進行に応
じて彼らの支援ニーズがどのように変遷するのかを知り，個別的背景に
鑑みながら，属する機関の役割や規模に応じてその時々に求められる心
理支援を担っていくことが必要である。ここでは，東京都の拠点型認知
症疾患医療センターに指定されている筆者の職場を例に，各病期の支援
ニーズと心理職の関わりを中心に紹介する。

（1）初期：総合的アセスメントを行い，生活障害を補う工夫や社会資
　　源の情報的サポートと診断を受け止める情緒的サポートの提供

　診断へのアクセスと早期介入は，その後の生活を左右する最初の重要
な支援である。なぜならば認知症は，本人の知的機能と生活機能を奪
い，介護者に身体的，精神的，経済的な負担をもたらすからである（井
藤・粟田，2010）。早期に認知症の病型を診断することは，①治療可能
な認知症を見逃さない，②適切な薬物／非薬物療法を選択する，③進行
や経過の見通しを知り，本人・家族が今後の方針を決める点で重要であ
る（扇澤，2018b）。平原（2013）も根治の望めない認知症を診断する
意味は，本人・家族の生き方についての意思決定に生かされること，ケ
アの現場に診断結果を還元することの2点にあると述べている。

　認知症臨床で心理職が最も多く携わるのは，心理アセスメントであろ
う。不安を抱えて辿り着いた医療機関での不適切な関わりは，その後の
一歩を踏み出そうとする本人・家族に精神的ダメージを与えかねない。
最初に出会う専門職の一人として，心理士は検査施行の際には，十分な
配慮のもと適切な面接法と観察法に基づき，本人の応分の能力を引き出
し，障害／保持されている機能を等しく検討することが望まれる。イン
テークでは，生活史や家族構成，既往，家族歴，現病歴（生活障害の変

化）を適切に聴取する。そして生活障害の背景にどんな認知機能障害が関与し，これまでの習慣や強みでどう補うか，アセスメントを環境の工夫や生活支援に生かすことが求められる（扇澤，2018b）。

　また初期に生じる服薬や予定の管理困難等の IADL の障害が適切に補われぬまま経過すると，身体合併症の悪化や BPSD の発現など臨床像が複雑化し，時に社会的孤立，虐待，経済被害，近隣トラブル等の社会的困難に進展することもある（粟田，2015）。介護サービスの適切な利用の有無が，その後の複雑化の方向性を決めうるため，診断後支援としてのケアや社会資源に関する「情報的サポート」は非常に重要である。認知症が進行して自立困難となり生活の選択肢は狭まっても，早期に見通しを得ることで，意思表示能力が保たれている間に，いずれ食べられなくなる時の人工栄養法や延命医療等について自身の希望を伝え，それをどう反映させていくか考えることは，その後の選択の礎となる。

　筆者の職場では，心理士が病型に特徴的な生活障害・BPSD とその対応をリーフレットにまとめ，診察時に医師がそれを用いて状態像を説明し，併せて本人・家族向けに「認知症はじめて講座」と題して「情報的サポート」を提供してきた。ただし多くの問題を抱える家族の場合，情報を得るだけでは，介護サービスへのアクセスが困難なこともある。職場にソーシャルワーカー（以下，SW）がいる場合は，適時に情報共有し，本人・家族の同意を得て地域包括支援センターと連携し，彼らが社会資源に確実にアクセスできるよう支援することが重要である。

　また，「自律性が失われ他者に迷惑をかける」という従来の認知症観を背景に，本人は診断の事実を受け止めきれず大きく揺らぐ。家族も，本人がかけがえのない存在であるほどその事実を認められず，本人の不安や辛さの内実を十分理解できぬまま，生活障害が性格や意思に起因すると誤解し，時に訓練的に関わる。結果，本人の不安や孤独感は BPSD に発展し，家族との間に埋めがたい溝が生じることもある（扇澤，2015）。

　さらに介護サービスにアクセスできる能力があっても，それまで抱いてきた自立／自律観と相容れず，社会資源を利用することに抵抗感を抱

く本人・家族もいる。特に男性の場合，自立（「ひとりでもやっていける」）と自律（「自分をコントロールしているのは自分自身」）の感覚が脅かされると，介護サービスの拒否につながりやすい（平山，2014）。

　本人・家族に必要なのは，正確な診断だけでなく，今後自分がどうなるか分からない不確かさのなかでどう生きていくかを共に考えるプロセスの同行者である。例えば，診断後同じ悩みを持つ仲間との交流がある。筆者の職場では，本人対象の「私たちで話そう会」と家族対象の「家族交流会」を実施してきた。本人には，人生で培ってきた困難への対処法や強みを再確認する機会となり，また家族には，BPSDが症状であることと，適切な薬物／非薬物療法で重症化を防ぎ介護負担感の軽減にもつながることを学ぶ機会となる。これらの支援プログラムで本人・家族が「認知症は長生きをすれば誰もがなりうる普通の病気」という新たな認知症観に触れ，互いのサポートが自分を支える原動力とまで感じる者も少なくない。時にユーモア交じりに語られる苦労話での大笑いがストレス発散となり，認知症と共に暮らす中で一時のユーモアが侮れない効果を持ち，重大事と感じていたことがとるに足らぬことであったというリフレーミングが生じることもある（扇澤，2015）。

　また家族交流会では他にも大変な人がいるという「経験の共有化・相対化」（宮上，2004）を経験し，苦労の末に生じた「介護肯定感」（櫻井，1999）が日常の介護状況への満足感を超えた家族自身の人間的成長をもたらす場合もあることを知って，負担感が軽減する場合もある。

　なお本人・家族が元々認知症に偏見を持っていた場合，「情報的サポート」だけでは診断の事実を受け止めきれず，自身の認知症観と対峙するための「情緒的サポート」が必要である。診断後支援では必要に応じ，情報的／情緒的サポートを組み合わせた提供が望まれる。支援ニーズは進行に伴って変わるため，初期に必要性を感じなくても，早期に介護サービスにアクセスし支援者との関係性を築いておくことが望ましい。

　なお，黒川はどんなに歳をとり病気になっても，人は希望を捨てず心は自由に自分らしくありたいと願い，人生の最終ステージで生きる意味

を見失い，不安や絶望を感じるとしたら，その状況や思いを受け止め，生きる意味をわずかでも見出す支援が重要と述べ，音楽療法，アートセラピー，回想法，マインドフルネス，認知行動療法等を挙げている（黒川，2019）。ガイドラインで，これらの心理療法は総じて効果に乏しいと指摘されるが（日本神経学会，2017），そもそも技法の純化・標準化が困難で従来の効果評価研究になじまないことも一因である。心理療法は，本人の残存能力の発揮や穏やかな生活に重要であり，各心理療法を包括したアプローチで，現状の生活の維持期間の延長や介護負担の軽減，抗精神病薬の使用量の減少等の生活の質の改善といった新たな視座による長期的な検討が必要である（斎藤，2009）。詳細は他書に譲るが，終末期まで変化する本人の状態像に合わせて心理療法的アプローチを提供することは，心理職の重要な役割のひとつである。

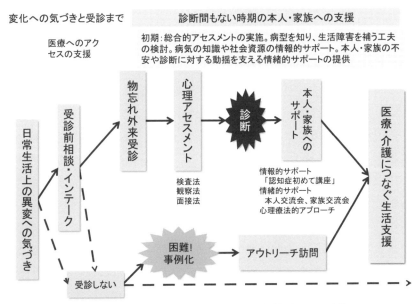

図 8-1　認知症初期の本人・家族への支援（イメージ）

〈出典：扇澤史子(2018)．第8章4節　認知症疾患医療センターおよび物忘れ外来での公認心理師の仕事．鈴木伸一・田中恒彦・小林清香・佐藤さやかほか 編．公認心理師養成のための保健・医療系実習ガイドブック(pp.250-256)，北大路書房より〉

（２）中期：認知機能障害―生活障害―BPSD の関連性を理解し，困りごとを解決するためのアセスメントと支援

　中期には，脳病変の広がりに伴い，病型による症状の多様性は初期ほど目立たなくなる。活動性は保たれているが，失語・失行・失認に付随して食事・更衣・入浴・排泄といった BADL が徐々に低下することで，本人も不安や混乱が生じ，BPSD が最も目立つ時期でもある（西川，2010）。介護者の負担感に影響する問題のひとつとして異所排泄があり，場所の見当識障害や着衣失行，便器が認識できない，使い方が分からない，身体器質的要因による尿意便意の即迫などさまざまな原因が考えられる（斎藤，2013）。したがって排泄の失敗の原因を適切にアセスメントし，効果的なトイレ誘導の工夫を検討することは重要である。

　また中期以降の重要な BPSD に，睡眠と覚醒のサイクルの乱れが挙げられる。これは認知症に伴う網膜や視神経の変性という器質的要因と光浴量の減少という環境要因が重なって概日リズムが障害されるためであり，日中の焦燥と夜間不穏が生じやすくなる。介護者の眠りが妨げられ，十分に休息できなくなることで，認知機能障害のみがある人より施設入所に至る可能性が高くなる（国際老年精神医学会，2013）。

　なお BPSD には，DLB の幻視や前頭側頭型認知症の常同行動といった脳の器質的な要因と，AD の不安や物盗られ妄想等といった心理社会的要因が背景のものがある。また食行動異常と一口に言っても，前頭側頭型認知症では過食や異食が問題になることが多い一方で，AD や DLB では食欲の低下が問題になるなど，原因疾患によって内容もケアのポイントも異なる（繁田，2018）。

　これら疾患特有の BPSD に加えて，上述の異所排泄や夜間不穏などが重なると，家族との関係悪化や介護負担感の増大，あるいは家族がいない場合も，服薬や食事・水分摂取等の健康管理困難，近所との関係悪化等の領域横断的理由で入院に至ることも少なくない。仮に BPSD の薬物／非薬物療法，生活リズムの調整，家族のレスパイトを目的に本人が入院に至った場合も，家族・支援者が在宅介護に限界を訴えた場合，個人の保護や権利擁護の名のもとで，本人の希望する自宅退院が叶わな

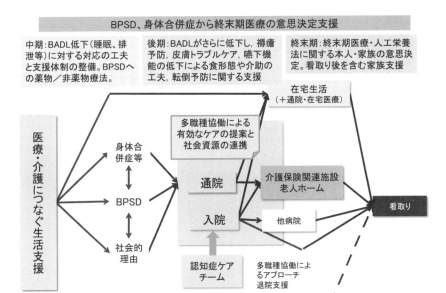

図 8-2　認知症中期以降の本人・家族への支援（イメージ）
〈出典：扇澤史子（2018）．第 8 章 4 節 認知症疾患医療センターおよび物忘れ外来で
の公認心理師の仕事．鈴木伸一・田中恒彦・小林清香・佐藤さやかほか 編．公認
心理師養成のための保健・医療系実習ガイドブック（pp.250-256），北大路書房より〉

いケースは少なくない。

　このような領域横断的なニーズを持つ人への支援には，一職種ででき
ることは限られ，多職種によるチーム医療が必須である。急性期の短い
入院期間中に彼らのニーズを把握し，真に資する支援を行うには，さま
ざまな時間帯や異なる場面で接する多職種が効果的に情報共有する必要
がある。筆者らは，在宅生活を継続する可能性を残すため，多職種で介
護負担を軽減する効果的なケアの方法を案出し，「ケアの提案書」とし
て家族・支援者につなぐ試みを行ってきた（扇澤，2021）。

　この時，心理士の役割として，理解しがたい断片的な言葉でも可能な
限り本人の言葉から意思を推察し，本人が人生で培ってきた強みを生か
し，家族や支援者が試そうと思えるような個別具体的なケアを検討する
ことが挙げられる。中期に必要となる排泄や入浴のケアは羞恥心に触れ
るため，誤った対応によって混乱を招きやすく，対応については看護師

に頼るところが大きい。また社会資源に精通するSWは，在宅生活の継続か否かで揺れ動く本人・家族双方の希望を汲みとり，状況に即した介護サービスの調整を担う。薬剤師は，嚥下や認知機能に配慮した剤形や処方，服用の工夫に詳しい。多職種の多様な専門性を交わすことで，有用なケアの案出や相乗的な対応力の向上につながり，仮に退院先が自宅以外であっても，次の生活拠点にケアをつなぐことができる。

（3）後期：言語による意思疎通が困難となり，食べられる方法や苦痛の少ない直接ケアを模索するためのアセスメントと支援

　後期は，徐々にBADLに全面的な介助を要するようになり，褥瘡予防や食形態の問題，転倒予防等が課題となり，検査法による心理アセスメントも徐々に困難となる。中期までに比して心理士が関わる現場や機会も必然的に減少するが，観察および意図的な介入による質的なアセスメントや心理療法的アプローチは可能である。

　この時期，ケアの中心的課題は，食べられなくなることである。原因には，認知症の身体合併症，中核症状の進行，嚥下障害，せん妄や気分の落ち込みなどさまざまな要因があり，認知症末期の嚥下反射の消失の場合を除いて，保持されている機能を看護師や言語聴覚士，栄養士らとアセスメントし，食支援の方法を検討する。心理士としては認知機能障害（食事の認識，箸等の道具の使用障害，被影響性の亢進による注意・集中力低下等）や心理社会的要因（うつ状態，メニューや味の好み，食事環境等）について多角的にアセスメントできることが望ましい。

　また後期は，会話による意思疎通も困難になり，本人は状況理解力の低下から口腔ケアやオムツ交換等の直接ケアに恐怖心を抱きやすい。拒否や抵抗がある場合，苦痛が最小限で受け入れられやすい方法を，わずかな表情の変化や反応から推察することが重要となる。介護者にとってこれらBADLの介護は，身体的負担が大きく，高齢あるいは持病のある介護者が入院入所を考える契機になりやすい。

　後期に本人が入院に至る場合，食事摂取や直接ケアに関する認知症ケアチームへの介入依頼が多い。筆者の職場では，認知症看護認定看護師

と心理士が個別に回診し，ケアを通して有効な介入方法を検討してい
る。会話能力が低下しても，人の表情を感知する能力は保たれることが
多く（平原，2013），行おうとするケアについて歯ブラシや食事を見せ
たり，優しく体に触れたりしながら身振りを交えて穏やかに説明し，有
効な方法を家族や支援者に伝えることも重要である。この時期の介入は
アセスメントであると同時に支援そのものである場合も少なくない。

（4）終末期：終末期であるという医学的判断を行い，看取りまでの意思決定支援のためのアセスメント

　終末期には，大脳皮質の機能が広く失われ，認知機能障害の進行に伴
い，言語機能の著明な低下とともに自発語が減少すると，本人が周囲の
言葉をどう理解し，どのような意思を持つのか確認することは困難とな
る。身体機能では，尿便失禁に続いて歩行障害を認め，BADL は全介
助となる。特に，経口摂取について，食べることへの関心が喪失してい
る場合，あるいは意欲は保たれていても嚥下機能が低下している場合に
水分や栄養の補給をどうするかは，終末期に避けて通れない課題であ
る。さらに嚥下反射の重度低下により飲み込めない状態となり，誤嚥性
肺炎を繰り返すようになれば，終末期と判断される（平原，2013）。

　一般に人が死に至るまでの経過は，大きく①突然死，②終末期の病
気，③臓器不全，④フレイルの大きく 4 つに分けられ（Lunney, et al.,
2002），認知症は，徐々に脆弱性が進んでいく④に該当する。④のよう
に進行経過が緩徐な認知症において，終末期医療の意思決定支援で最も
難しいのは，今が終末期であるという認識を関わる者全てが共有するこ
とである（井藤，2018a）。経口摂取が困難になった時，多くは脱水予防
のため点滴が選択され，その後鼻から胃に栄養を送る経鼻胃管やお腹に
小さな穴を開けて胃に栄養を直接入れる胃ろう，鎖骨下から高カロリー
輸液を注入する中心静脈栄養（IVH）などが選択肢となる。本人の意思
が明確に示されればそれを尊重するが，本人が意思決定できない場合，
本人をよく知る家族，主治医，看護師，SW，心理士ら多職種が，人生
史や現在の状況，今後の見通しをもとに方針が話し合われる。ただし，

その決定は自己決定の代行ではなく，あくまで他者による決定である（井藤・齋藤，2019）。

　なお，会話ができないことは，本人の意思表示が全くないことと同義ではない。点滴針刺入時や吸引，経鼻胃管挿入時の苦痛な表情や抵抗，自己抜去などがその例である。井藤（2018b）の述べるように，これらの抵抗が個々の処置，終末期医療のどちらに対するものなのか，それとも両者は区別できないのか判然としないが，人の意思は死を先送りにするために，どんな苦痛にも耐え続けられるほど強固なものではない。終末期はどのような医療方針をとっても，生命予後の延長は数カ月程度に留まることが多い（井藤，2018a）。過去と未来に対する本人の感覚も，そして未来のために今の苦痛を我慢する感覚や自身の存在についての意識も失われているため（平原，2013），医療者としては，今を苦痛なく穏やかに過ごせる選択を優先することが多い。他方，家族としては本人の意思や症状の重篤度は把握しづらく，その不確かさに悩み，延命によって得られる数カ月を失いたくないと考えることも事実である（井藤，2018a）。意思決定支援に正解はなく迷うことも多い。本人に関わる家族や多職種で，終末期の医学的判断や人工栄養法に関して，与えられた期限の中で「主体としての本人」（井藤，2018b）のあり方を想像し，意思決定をしていくプロセスを持ち，看取り後を含めた家族へのサポートが重要と考える。

　なお，本人に分かるはずがないという先入観を捨てて，意思決定能力を高めるケアを目指すという意見もある（諏訪，2019）。意思決定支援で重要なのは，本人に突然意思決定を迫るのではなく，適切な情報を理解できるように伝えて本人が意思を形成し，決定すること，そして本人がそれを実現可能と思えること，これらプロセス全体への支援である。

　診断直後の心理教育が終末期医療の意思決定支援につながった事例もあり，たとえ支援が経過のごく一時期に限られたとしても，それが終末期までの礎となることもあるという長期的な視座を持って認知症臨床に携わることが重要である。

　放送授業では，認知症本人と家族の支援について，東京都健康長寿医療センターの多職種の方々からお話を伺う。

---〈コラム⑥〉---

多職種で実際のケアを通してアセスメントをすることの大切さ

東京都健康長寿医療センター　白取絹恵

　身体疾患の治療目的で認知症高齢者が急性期病院に入院する場合，認知機能は，身体状況の悪化に修飾されて本来よりさらに悪く見えることが多くあります。このような状況でコミュニケーションが難しくなる患者さんも多く，その理由を認知症診断等の事前情報から推測するのは大切ですが，事前情報や一時的な状況のみで本人の能力を決めつけないことはもっと大切です。実際に自分で接してケアをしてみると，体調の辛さや難聴，慣れない環境下の不安から生じる混乱のせいと分かります。そして丁寧に説明すればコミュニケーションができる人もおり，アセスメントはとても大切です。違う専門性を持った者同士が病棟でケアの方法を一緒に模索し，どんな支援が有効でどこに退院できそうなのかを検討していくうちに，患者さんの新たな一面が見え，互いの技能も深まっていく，これが多職種協働の醍醐味です。

　心理士にはぜひ患者さんに実際に接してほしいです。接しながら心理士の専門性を発揮することでより専門性が深まると期待しています。

---〈コラム⑦〉---

認知症本人・家族の自己決定のサポーターとして

東京都健康長寿医療センター　認知症疾患医療センター　齋藤久美子

　診断後一番大切にしているのは，告知された本人と家族が診断をどう受け止めてどのようにしていきたいかを聴き，理解することです。不安を抱え意を決して相談窓口にアクセスしても，それがいい出会いでないと，本当にサービスが必要になった時に支援者につながりません。受療相談は広い意味で社会資源との最初の出会いであり，ここで助けを求められる関係性ができていれば，本当にピンチの時も対応できるのだと思

います。

　介護サービスの活用の前段階として，本人・家族がどうしていきたいか，つまり本人・家族の自己決定を尊重できるサポーターがいることが大切です。難しい局面になるほど，元々の家族システムの問題が顕在化しやすく，特に終末期，本人の意思を尊重すると家族の負担が大きくなるなど双方の利害が対立したり，双方の意思が一致しても，経済的問題や社会資源とにギャップがある場合もあります。迷うことは多いですが，決めるのは当事者であって，決めるプロセスを支援するのがSWの専門性なのかもしれません。同じ結論に着地するとしても，これがいいと一方的に言われるのと，限られた期限の中でベストを尽くし腑に落ちるプロセスを経て決めるのでは，決定後の彼らの生活が大きく異なります。初回面談では，関係者を含む家族システムを俯瞰し，それぞれの人となりや誰にどう働きかけるとどんな展開になるかを見立てながら，家族がこれまで危機的状況でどう問題解決し，困った時に大切にしてきたことを聞くことにしています。

　大切なのは専門職として，状況や見通しを適切な時に適切な人に伝え，一緒に揺らぎながら，本人たちに選び取ってもらうことなのかもしれません。いずれにしても，目標を多職種で共有し，それぞれの専門性を生かしながら支援するのは醍醐味で，普段から互いの信頼関係を作っておくことが大切だと思います。

引用文献

粟田主一（2015）．認知症初期集中支援チーム実践テキストブック：DASCによる認知症アセスメントと初期支援．中央法規出版．

Ballard, C., Neill, D., O'Brien, J., McKeith, I. G., Ince, P., & Perry, R. (2000). Anxiety, depression and psychosis in vascular dementia : prevalence and associations. *Journal of Affective Disorders, 59* (2), 97-106.

平原佐斗司（2013）．医療と看護の質を向上させる認知症ステージアプローチ入門：早期診断．BPSDの対応から緩和ケアまで．中央法規出版．

平山亮（2014）．迫りくる「息子介護」の時代：28人の現場から．光文社．

井藤佳恵（2018a）．認知症高齢者の終末期医療に関する意思決定支援．認知症の最新医療，8 (3)，p.114-117.

井藤佳恵（2018b）．認知症高齢者の終末期医療をめぐる意思決定支援：主体性の

回復ということについて．生存科学，29（1），p.85-90.

井藤佳恵・粟田主一（2010）．早期診断へのサポート：早期受診が重要な理由と早期に受診しない理由．薬局，61（13），p.3628-3633.

井藤佳恵・齋藤正彦（2019）．モラルチャレンジ：実践・臨床倫理（no.16）連載終了にあたって再び，老年精神医療における臨床倫理とはなにか．老年精神医学雑誌，30（10），p.1166-1173.

国際老年精神医学会 著，日本老年精神医学会 監訳（2013）．認知症の行動と心理症状 BPSD 第 2 版．アルタ出版．

黒川由紀子（2019）．高齢者の英知と創造性．精神医学，61（1），p.73-80.

Lunney, J. R., Lynn, J., & Hogan, C.（2002），Profiles of older medicare decedents. *Journal of the American Geriatrics Society, 50*（6），1108-1112.

McKeith, I. G., Boeve, B. F., Dickson, D. W., Halliday, G., Taylor, J.-P., Weintraub, D., … Iranzo, A.（2017）. Diagnosis and management of dementia with Lewy bodies：Fourth consensus report of the DLB Consortium. *Neurology, 89*（1），88-100.

宮上多加子（2004）．家族の痴呆介護実践力の構成要素と変化のプロセス：家族介護者 16 事例のインタビューを通して．老年社会科学，26（3），p.330-339.

長濱康弘（2019）．レビー小体型認知症．新井平伊 編．プライマリケアで診る高齢者の認知症・うつ病と関連疾患 31 のエッセンス，p.135-142．医歯薬出版．

長田乾（2019）．血管性認知症．新井平伊 編，プライマリケアで診る高齢者の認知症・うつ病と関連疾患 31 のエッセンス，p.150-158．医歯薬出版．

日本神経学会 監修，「認知症疾患診療ガイドライン」作成委員会 編集（2017）．認知症疾患診療ガイドライン 2017．医学書院．

日本神経学会 監修，「認知症疾患治療ガイドライン」作成合同委員会 編集（2010）．認知症疾患治療ガイドライン 2010．医学書院．

西川隆（2010）．Alzheimer 病 4）症状と臨床経過．神経内科，72（6），p.277-283.

扇澤史子（2015）．介護肯定感を通して考える認知症の家族介護．上田諭 編．認知症によりそう，p.98-103．日本評論社．

扇澤史子（2018a）．2 側頭葉内側が担う，記憶を形成する機能とその検査．黒川由紀子・扇澤史子 編集．認知症の心理アセスメント はじめの一歩，p.39-49．医学書院．

扇澤史子（2018b）．第 1 章 知っておきたいアセスメントのための基礎知識．黒川由紀子・扇澤史子 編集．認知症の心理アセスメント はじめの一歩，p.9-35．医学書院．

扇澤史子（2021）．属人的で断片的な情報をどうつなぐか？：チーム医療における

情報共有. 臨床心理学, 21 (1), p.37-43.

Román, G. C., Tatemichi, T. K., Erkinjuntti, T., Cummings, J. L., Masdeu, J. C., Garcia, J. H., … Scheinberg, P.（1993）. Vascular dementia：Diagnostic criteria for research studies：Report of the ninds-airen international workshop*. *Neurology, 43*（2）, 250-260.

斎藤正彦（2009）. 認知症への非薬物療法（21）認知症の非薬物療法をめぐって. 老年精神医学雑誌, 20 (1), p.69-73.

斎藤正彦（2013）. 家族の認知症に気づいて支える本. 小学館.

櫻井成美（1999）. 介護肯定感がもつ負担軽減効果. 心理学研究, 70 (3), p. 203-210.

繁田雅弘（2018）. 認知症と共生する社会に向けて：認知症施策に関する懇談会 報告書 ②.

諏訪さゆり（2019）. 終末期を生きる認知症の人の可能性とケア. 日本認知症ケア学会誌, 18 (3), p.629-638.

研究課題

1. 物忘れ外来の初診を予約したのに，忘れて来院できなかった独居の高齢者がいたら，どのように支援をすればよいか考えてみよう.

2. 認知症の入院患者が，点滴の自己抜去を繰り返す場合，①認知症，②高齢，③環境，④誰にでも起こりうる要因についてそれぞれ原因を考えてみよう.

9 │ 支援の実際⑥：がん医療・緩和ケア

小林真理子

　がん医療の動向とがん対策，がんと心の関係を扱うサイコオンコロジー，緩和ケアについて概説する。包括的アセスメントを理解し，緩和ケアにおける心理職の役割を学ぶ。

【キーワード】　がん，がん対策基本法，サイコオンコロジー，包括的アセスメント，緩和ケア，緩和ケアチーム

1. がん医療の動向

（1）最新がん統計

　がんは 1981 年以降，日本人の死因の第 1 位であり，総人口の約 3 割を占めている。2019 年にがんで死亡した人は 37 万 6,425 人（男性 22 万 339 人，女性 15 万 6,086 人）であり，おおよそ男性の 4 人に 1 人，女性の 6 人に 1 人ががんで亡くなっている。また，新たに診断されたがんは，2017 年の全国がん登録[1]によると 97 万 7,393 例（男性 55 万 8,869 例，女性 41 万 8,510 例）にのぼり，男性，女性ともに，おおよそ 2 人に 1 人が一生のうちにがんと診断されている（がんの統計編集委員会，2021）。

　がんの罹患率は，年齢が上がるほど高くなり，年齢によってどの部位のがん罹患が多いかが変化する。男性では，40 歳以上で消化器系のが

---

1) 全国がん登録とは，日本でがんと診断されたすべての人のデータを，国で 1 つにまとめて集計・分析・管理する新しい仕組みで，2016 年 1 月に始まった。この制度により，全国どこの医療機関で診断を受けても，がんと診断された人のデータは都道府県に設置された「がん登録室」を通じて集められ，国のデータベースで一元管理することが可能となった。

ん（胃，大腸，肝臓）の罹患が多くを占めるが，70歳以上ではその割合は減少し，前立腺がんと肺がんの割合が増加する。女性では，40歳代では乳がん（約50%），子宮がんと卵巣がん（合わせて約20%）の罹患が多くを占めるが，高齢になるほどその割合は減少し，消化器系のがん（胃，大腸，肝臓）と肺がんの割合が増加する。がんの生存率をみると，2009年から2011年にがんと診断された人の5年相対生存率[2]は男女計で64.1%（男性62.0%，女性66.9%）であった。また，2019年の全がんの75歳未満年齢調整死亡率[3]は，2005年に比べて24.2%減少していた。

　つまり，がんの罹患率は増加しているが，がん医療の目覚ましい進歩により，死亡率は減少傾向にあることが分かる。かつては「がん＝死」というイメージを持たれることが多かったが，今日ではさまざまな治療法の開発に伴って，がんは治療可能な病気であり「慢性疾患」と捉えられるようになっている。

（2）がん対策

　我が国のがん対策は，2006年6月にがん対策基本法が成立（2007年4月に施行）したことで大きな転換期を迎えた。基本的施策として，①がんの予防及び早期発見の推進，②がん医療の均てん化の促進，③研究の推進が挙げられ，これらのがん対策を総合的かつ計画的に推進するために，がん対策推進基本計画が策定された（2007年6月）。その中で重点的に取り組む課題の一つとして，「治療の初期段階からの緩和ケアの実施」が挙げられた。5年後の第二期の基本計画（2012年6月策定）では，「がんと診断された時からの緩和ケアの推進」と変更された。また

2）5年相対生存率は，あるがんと診断された人のうち5年後に生存している人の割合が，日本人全体で5年後に生存している人の割合に比べてどのくらい低いかで表す。100%に近いほど治療で生命を救えるがん，0%に近いほど治療で生命を救い難いがんであることを意味する。

3）年齢調整率を用いることで高齢化の影響を除去し，75歳以上の死亡を除くことで壮年期死亡の減少を高い精度で評価するという理由に基づいて使用された（国立がん研究センター，2021）。

「がん登録の推進」,「働く世代や小児へのがん対策の充実」も重点的に取り組むべき課題として盛り込まれた。

　その後, 2016年12月にがん対策基本法が一部改正された。がん患者が尊厳を保持しながら安心して暮らすことのできる社会の構築を目指すことなどが基本理念として明記され, 基本的施策として, ④がん患者の就労, ⑤がんに関する教育の推進が追加された。翌年策定された第三期の基本計画 (2017年〜2022年度) では,「がん患者を含めた国民が, がんを知り, がんの克服を目指す」ことを目標とし, 3つの柱として,「がん予防」「がん医療の充実」「がんとの共生」が掲げられている (厚生労働省, 2018)。

　緩和ケアに関しては, 緩和ケアが診断時から適切に提供されるようにすること, 医療従事者に対するがん患者の療養の質の維持向上に関する研修の機会を確保すること (緩和ケア研修会の開催) が求められている。ライフステージに応じたがん対策として, 小児がん・AYA (Adolescent and Young Adult) 世代のがん, 高齢者のがんへの取り組みが挙げられている。特に, 小児・AYA世代については, 晩期合併症への対応, 教育機会の確保, 就労, 自立支援など, 若年世代特有の心理・社会的課題も多く, 長期にわたるフォローアップ体制の整備が求められている。また, がん患者の家族の生活の質の維持向上についても盛り込まれている。

2. がんと心：サイコオンコロジー

（1）サイコオンコロジーとは

　さてここで, がんと心に関する学問領域について紹介する。サイコオンコロジー (psycho-oncology) とは,「心」の研究を行う精神・心理学 (psychology) と「がん」の研究をする腫瘍学 (oncology) を組み合わせた造語で,「精神腫瘍学」と訳されている。1970年代後半から1980年代に確立した新しい学問分野で, 身体医学, 精神医学, 神経免疫学, 心理学, 社会学, 行動科学など広い領域を含んでいる。サイコオンコロジーの目標は大きく二つあり, ①がんが, がん患者や家族, スタ

ッフの精神面に与える影響についての検討と，②精神的・心理的因子が，がんに与える影響についての検討である。

サイコオンコロジーの実践活動においては，がんの臨床経過に沿って，あとで述べる「包括的アセスメント」を行いながら，適切な治療やサポートを提供することを推奨している。

（2）がんの臨床経過と患者の心の反応

人はがんに罹患すると，図9-1に示されるようにその経過においてさまざまな課題や危機に直面する。がんを疑い，受診し検査を受ける時期，診断の時期，治療を受ける時期，経過観察の時期，長期生存の時期，再発・転移の時期，終末期へと至る臨床経過の中で，治療やその副作用に伴う苦痛だけでなく，治療をめぐる意思決定や難しい決断を迫られたり，社会適応への不安や困難を抱えたりすることもある（詳しくは文献（小池，2014，2016）参照）。

図9-2は，がん診断に対する患者の心の動きを示したものである。がんと告げられた直後は，「頭が真っ白になった」と表現されるように強い衝撃を受ける。その後の数日は気持ちの混乱，不安や恐怖，無力感，

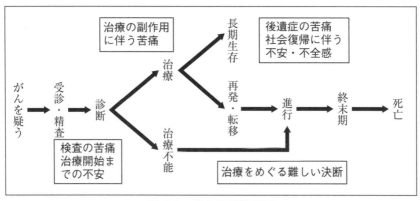

図9-1　がんの臨床経過

〈出典：小池眞規子（2014）．緩和ケア．大木桃代 編著．がん患者のこころに寄り添うために—サイコオンコロジーの基礎と実践 サイコロジスト編．真興交易（株）医書出版部，p.42 より〉

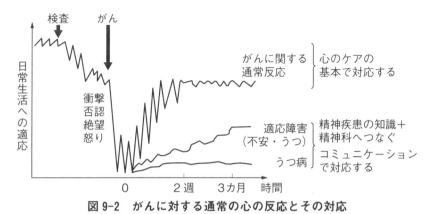

図 9-2　がんに対する通常の心の反応とその対応
〈出典：小川朝生・内富庸介 編集（2010）．これだけは知っておきたいがん医療における心のケア．創造出版，p.9 より〉

絶望感などに加え，不眠，食欲不振などの身体症状や集中力の低下などが生じ，日常生活に支障を来すことも少なくない。しかし 1 週間から10 日程度でこの状態は軽減し，情報を整理し，現実に起きている問題に直面し，新たな状況への適応の努力が始まる。このような反応は通常の心理的反応であることを伝えることは，患者にとっての保証になるという（小川・内富，2010）。しかし，中には強い不安や抑うつが遷延する場合もあり，精神科的介入が求められる。がん患者が経験する心の反応は，がんの種類や治療法によって，もともとのパーソナリティや周囲のサポートの有無によっても異なり，一人一人の固有の話に耳を傾けることが大切である。

（3）包括的アセスメント

　第 2 章で心理アセスメントについて述べたが，心理アセスメントはアセスメントの一つの側面であり，患者をトータルに理解するには，他の側面も合わせて包括的に見ていく必要がある。がんのように身体症状が短期間で変化していく疾患の場合には，その経過の中で継続的に身体面を含めた多方面からのアセスメントを繰り返していくことになる。
　サイコオンコロジーでは，患者の状態のアセスメントをする際に，解

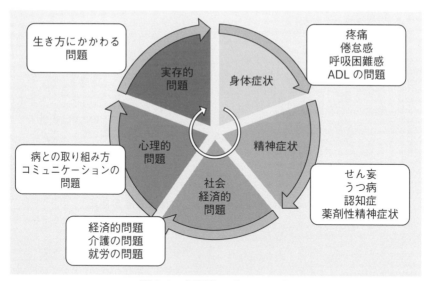

図 9-3　包括的アセスメント

〈出典：小川朝生（2010）．コンサルテーションの基本．大西秀樹 編集．サイコオンコロジー．中山書店，p.21 より〉

決できる問題を見落とさないことを第一に考えて，①身体症状，②精神症状，③社会・経済的問題，④心理的問題，⑤実存的問題という順番で評価していくことを推奨している（小川，2010）（図9-3参照）。これは，生物—心理—社会モデルをがん医療における具体的なアセスメントの手順に落とし込んだ包括的アセスメントとされる（平井，2018）。

①　身体症状のアセスメント

　患者がつらさを訴えてきたときまず考えなければならないのは，その苦痛が身体症状(疼痛，倦怠感，呼吸困難感など)による苦痛ではないかという点である。それらが緩和されていることが確認された場合に，他の可能性を考える。身体症状のアセスメントは主に医師によってなされるが，疾患による症状や治療内容とその副作用に関することなど，心理職ががんの身体医学に関する基本的知識を持っておくことが必要である。

② 精神症状のアセスメント

　次に，患者のつらさが精神医学的介入の必要な精神症状であるかどうかについてである。がん患者は治療経過の中で，さまざまな危機に直面する。そのたびに気持ちが揺れ動き，不安や抑うつ，苛立ちや怒り，悲嘆といった反応を示すことは当然と思われる。しかし，中には精神医学的な介入が必要な場合もあるので注意を要する。

　国立がん研究センターの調査によると，精神科に紹介されたがん患者1,721 名の精神医学的診断で最も頻度が高かったものは，適応障害（34％）であり，せん妄（17％），うつ病（14％）と続いていた（Akechi, et al., 2001）。がんの病期によって，出現する割合は異なり，終末期になるにしたがって，せん妄の占める割合が増加する。

　精神症状のアセスメントでは，基本的に，意識の障害（せん妄），気分の障害（特にうつ病），知覚や思考の障害（幻覚や妄想），不安・心理的な問題の順にその有無をみていくことが推奨されている。薬物療法によって精神症状の緩和が図られる可能性もあり，医師と連携しながら丁寧に対応していくことが必要である。

　がん患者に生じることの多い 3 つの精神症状について理解しておく必要がある。以下，明智（2003）の『がんとこころのケア』（p.33〜51）より抜粋してまとめる。

1）適応障害

　がんの診断や再発の説明を受けた後に，気持ちがふさいだり，不安感にさいなまれる状態が続き，眠れなかったり，家事や仕事が手につかないなどの状態が持続している場合などがみられる。がん患者においては，情緒的側面の障害，すなわち不安，抑うつ気分，またはその両者の混合を主体とするものがほとんどであり，行為における障害（院内規則の不遵守，けんかなど）が主体となるものはほとんど認められない。明らかなストレスに対して，不安や抑うつで苦しんでいる状態であり，不安には程度の差こそあれ動悸，胸部苦悶感，発汗などの自律神経症状を伴う。

2) うつ病

がんの場合，抑うつはさまざまな喪失体験（がんになって健康，仕事，役割，将来の計画を失うなど）に関連して生じることの多い精神的反応である。不安と異なり，患者自らが苦痛を訴えてくることが少ないため，医療者にも見すごされやすいことが知られている。うつ病レベルの抑うつに対する適切な対応は，自殺の予防に加え，患者の生活の質を維持し，治療に良好に取り組むことを援助する上できわめて重要である（うつ病の診断基準については，第6章を参照のこと）。がんの進行に伴う身体状態の悪化によるうつがあり，中でもコントロールされていない痛みの存在はうつ病の最大の原因の一つである。

3) せん妄

軽度ないし中等度の意識混濁に興奮，錯覚や幻覚・妄想などの認知・知覚障害を伴う特殊な意識障害であり，何らかの原因による脳機能の低下状態を背景に起こる。がん医療の現場では，興奮，焦燥，幻覚，妄想，治療拒否，不眠，睡眠と覚醒のリズムの障害などで医療者や家族の目から見ても明らかなことが多い。せん妄の出現はベッドからの転落などの事故や自殺企図，在院期間の長期化に結びついたりする。せん妄はさまざまな身体の問題などを背景に生じる意識の障害であり，ストレスに起因して生じる精神的問題ではないが，誤解されて解釈されることも多い。また，興奮や焦燥が目立たない不活発なタイプ（活動低下型せん妄）も存在し，抑うつ状態などの心理的問題と誤診されることもある。せん妄が出現した場合の家族の動揺や苦痛は著しく，適切な診断と対応が必要である。

③ 社会・経済的問題のアセスメント

患者は病気の罹患によって大きな生活上の変化を余儀なくされる。治療にかかる費用や就労できない場合の生活費等の経済的問題，学校や職場に関する社会的問題などのアセスメントである。がん患者が持つことの多い社会的問題のアセスメントのポイントとして，以下のような点が挙げられる（小池，2016）。

1）社会生活上の変化を患者はどのように受け止めているか。
2）所属組織に病気・治療等についてどのように伝えているか。
3）長期欠勤や長期休学による問題をもっているか。
4）経済的問題はないか。
5）職場や学校，地域などにおける人間関係はどうか。病気により変化したと感じているか。
6）その他生活上困難と感じていることはないか。

　このような内容は，心理職が患者や家族との面談をする中で語られることも多い。利用できる社会資源があれば紹介・導入して，解決できる問題に優先して対応することは，患者や家族の苦痛や負担を減らすことにつながる。相談支援センターや地域連携室の医療ソーシャルワーカーや看護師等と連携し，タイミングよくリファーしていくことも大切である。

④　心理的問題のアセスメント

　心理的問題とは，疾患や治療への向き合い方，家族や医療スタッフなど，患者をとりまくさまざまな人間関係などの問題である。中でも，患者と医療スタッフとのコミュニケーションがうまくいっているかどうかを確認することは重要である。小池（2016）は以下のポイントを挙げている。

1）コミュニケーションの問題：担当医との関係，病棟スタッフとの関係，家族との関係はどのようであるか，キーパーソンは誰かの把握
2）疾病の理解の問題：病状の告知内容・見通しが伝えられているか，患者は病状をどう理解しているか，患者の不安や心配は何か，悲しみや怒りの感情はないか，病気との取り組み方（コーピング）はどのようであるか
3）パーソナリティ：もともとどのような人だったか

　この段階は心理職が行う「心理アセスメント」に当たり，心理支援の主な対象となる（第2章参照）。

⑤　実存的問題のアセスメント

　上記の4つの問題への対応を重ねてもなお残る問題として，実存的な問題や危機的な問題を抱える中での人間の成長などが考えられる（小川，2010）。がんという命を問われる病を体験し，それまでの人生を振り返り，なぜ自分ががんになったのか，自分はどう生きてきたのか，人との関係はどうだったか，病気が自分の人生にもたらした意味は何かといったことを考えたり，悩んだりする。死生観や宗教観，特に終末期においては死の恐怖について語られることもあり，このような実存的な問題やスピリチュアルな問題を患者がどう体験しているか，患者の状態にどのように影響しているかを確認する。

　包括的アセスメントは，治療の経過において繰り返し行われるもので，それに基づいて必要な治療や支援が計画され実施される。アセスメントにおける関わりそのものが支援になっていることも多い。これら5つの側面からのアセスメントは，患者の症状や苦痛，さらには患者や家族の持つ力やリソースを具体的に捉えて理解しようとするものであり，次節で述べる全人的ケアともつながっている。

3. 緩和ケア

（1）緩和ケアとは

　緩和ケア（palliative care）は，かつては，有効な治療がなくなった終末期の患者に対して提供されるものとみなされていたが，2002年にWHO（世界保健機関）の緩和ケアの定義は以下のように変更された。

　「緩和ケアとは，生命を脅かす疾患に伴う問題に直面している患者と家族に対して，痛み，その他の身体的，心理・社会的，スピリチュアルな問題を早期から正確にアセスメントして解決することにより，苦痛の予防と軽減を図り，QOL（生活の質，生命の質）を向上させるためのアプローチである。」（WHO，2002）

　現在では，緩和ケアは，がんの診断時からがん治療と並行して行われるもので，がんの経過を通じてつねに苦痛の緩和を目指し，患者が亡くなった後の遺族のケアまでを含むものとされている。

（2）全人的苦痛・全人的ケア

　緩和ケアにおける主要な要素は，患者の全人的な痛み（全人的苦痛，total pain）を理解して，全人的なケアを考え提供することである。全人的という考え方は，近代ホスピスの創始者であるシシリー・ソンダース女史（Dame Cicely Saunders）の提唱した概念であり，四つの側面から痛みをトータルに捉えようとする。すなわち，がん患者は，身体的苦痛（physical pain）だけでなく，不安やいらだちを感じたり抑うつ的になったりといった精神的苦痛（mental pain）や，がんになったことで経済的に困窮したり仕事を失うといったような社会的苦痛（social pain）を伴うことが多い。さらに，人生の意味を問うたり死の恐怖を感じたりといったスピリチュアルな痛み（spiritual pain）にも苦しんでいる。患者を全人的な痛みを抱えた一人の人として理解しようと努め，寄り添っていくことが基本となろう。また多職種のスタッフがそれぞれの専門的な立場から支援し協調しあっていくことが必要である。痛みについては，次の第 10 章で詳述されている。

（3）緩和ケアチーム

　上述したケアを提供するために，がん医療においては，多職種によるチームアプローチがなされている。緩和ケアチーム（palliative care team）とは，一般病棟の入院患者を対象とし，患者および家族の苦痛やつらさの緩和を行うために，役割分担しながら協働しているコンサルテーションチームである。多職種からなる医療チームであり，緩和ケア医，精神科医，看護師（緩和ケア領域の専門看護師や認定看護師を含む），薬剤師，栄養士，心理士（公認心理師・臨床心理士），医療ソーシャルワーカー，理学療法士や作業療法士などの職種が参加している。緩和ケアチームは患者や家族への直接的なケアを行うほか，病棟スタッフのコンサルテーションや病院内の医療従事者への緩和ケアに関する教育なども行っている。

4. がん医療・緩和ケアにおける心理支援

（1）緩和ケアチームにおける心理職の役割

　2010 年に施行されたがん診療連携拠点病院整備に関する指針において，「緩和ケアチームに協力する薬剤師及び医療心理に携わる者をそれぞれ 1 人以上配置することが望ましい」と明記された。また 2012 年には，第二期がん対策基本計画に「専門的な緩和ケアの質の向上のため，拠点病院を中心に，精神腫瘍医をはじめ，がん看護の専門看護師・認定看護師，社会福祉士，臨床心理士等の適正配置を図り，緩和ケアチームや緩和ケア外来の診療機能の向上を図る」ということが盛り込まれた。近年，がん医療において心理職を導入する動きが進んでおり，公認心理師が国家資格となったことでさらに活動領域は広がっていくと思われる。

　岩満ら（2009）は，緩和ケアチームが求める心理職の役割について明らかにするため，緩和ケアチームで一定の活動経験のある 7 名の医師と看護師を対象にフォーカスグループインタビューを行った。その結果，他職種が心理職に望むこととして，患者・家族への対応，チームや多職種との連携，医療者へのサポート，そして研究の四つが挙げられている。また，明智（2017）は精神科医の立場から，がん緩和ケアチームにおいて期待される心理士の役割として，次のような 7 点を挙げている。すなわち，「不安と抑うつの評価と精神療法の提供」「予期的悪心・嘔吐のマネジメント」「家族のケア」「患者，家族の複雑な心理の評価（心理的防衛機制の評価を含む）」「患者，家族をケアする医療チームに生ずる力動の理解と患者，家族および医療スタッフ間の葛藤の解消」「医療スタッフのケア（燃え尽き予防）」「精神症状に関する医療スタッフへの知識提供および教育」である。チームで期待されていることを受け止め，心理職としての専門性を発揮できるよう研鑽を積んでいかねばならない。

（2）がん患者・家族への心理支援

①　がん患者の個別カウンセリング

　がん患者へのカウンセリングの基本は傾聴である。がんの臨床経過のさまざまな局面での傷つきや喪失体験に寄り添い，患者の語りにじっくり耳を傾けることを通して患者の不安や孤立感を和らげていく。がんの体験は人それぞれであり，個別性を尊重し，患者のニーズに応じて柔軟に関わることが求められる。援助の方法として，いくつか提供できる心理療法の技法（例えば，呼吸法をはじめとするリラクセーション法，イメージ療法，描画法等）を習得しておくことは，身体科医療で働く際に役立つだろう。がん医療における心理療法については，参考文献等に当たってほしい。

②　家族のケア

　患者の配偶者や親，きょうだい，子どもたちもまた，患者のがん罹患によって大きな影響を受けている。患者を支える家族もまた動揺し疲弊しており，「第二の患者」として支援が必要な対象である（佐伯，2004）。がんの症状や治療による心身のつらさや苦悩を抱えているがん患者を前にして，家族自身が無力感や不全感に苦しんだり，自分を責めたりしている。それでも自分の苦しみを表出することはなく無理をしている家族は多い。あるいは支援を求める先が分からず一人で抱え込んでいる場合も多いだろう。

　家族に対しては，大切な人を失うかもしれないという予期的悲嘆へのケア，がんという危機状況で表面化してきた家族の葛藤や積み残した親子関係の課題への介入，終末期の看取りへの援助や患者が亡くなった後のグリーフケアなど，提供が望まれる支援はたくさんある。中でも親を看取る子どもに対しては，子どもも家族の一員として認識しケアしていく必要がある。それぞれの局面での家族の状況とニーズに応じて，家族の関係性を支えていくことは，心理職に求められる専門性であろう。

5. 臨床の現場から（国立がん研究センター中央病院）

　実際のがん医療において心理職がどのように関わっているのか，がん専門病院の精神腫瘍科における取り組みを紹介する。

（1）国立がん研究センター中央病院の概要

　国立研究開発法人国立がん研究センター中央病院は，東京都中央区にある 1962 年に開設されたがん専門病院であり，「社会と協働し，全ての国民に最適ながん医療を提供する」という理念のもと，ナショナルセンターとしてがん診療・研究を牽引してきた。特定機能病院，がん診療連携拠点病院，臨床研究中核病院，がんゲノム医療中核拠点病院，東京都小児がん診療病院に指定されている。2016 年には「患者サポートセンター」が開設され，がん患者や家族の病気以外の苦痛や不安，就労等の生活に関する困難に対して多角的な支援を提供している。

（2）精神腫瘍科について

　がん専門病院に併設される心のケアを行う診療科として，全国に先駆けて 1992 年に精神腫瘍科が開設された。精神腫瘍科のスタッフは，医師（精神科医，心療内科医），看護師，心理士（公認心理師・臨床心理士）によって構成され，がん患者と家族の心のケアを目的として，外来診療とコンサルテーション・リエゾンを行っている。心のケアを含めた緩和ケアの重要性が高まる中，精神腫瘍科を受診するがん患者およびその家族は増加傾向にあり，2018 年度は 1,106 名，2019 年度は 1,206 名であった。また，患者サポートセンターの中で「リラクセーション教室」，「行動活性化療法」，「AYA ひろば」等，さまざまなプログラムを提供している。がん患者の家族や患者をがんで亡くした遺族を対象としたカウンセリングを提供する「家族ケア外来」も開設されている。

（3）心理士の業務

　国立がん研究センター中央病院精神腫瘍科には，2021 年現在，常勤 4

名（うち兼任 1 名），非常勤 3 名の公認心理師・臨床心理士が勤務し，多くの業務を分担しながら行っている。なお，緩和医療科とアピアランス支援センターにも心理士が各 1 名勤務している。

　精神腫瘍科に所属する心理士の業務内容は，臨床，研究，教育の 3 つの領域にわたる。

① 臨床業務

　外来では，精神腫瘍科に新規に受診する患者の予診，個別のカウンセリング，「禁煙外来」受診者への対応，周術期外来の予診，「リラクセーション教室」や膵がん・胆道がん患者を対象とした患者教室などを担当している。病棟では，精神腫瘍科の医師とチームを組み，さまざまな科からのコンサルテーション・リエゾンに従事している。小児腫瘍科に関しては，新規に入院となった小児がん患者とその家族を対象にインテークを実施し，心理社会的なアセスメントを行い，ケースに応じた継続的な心理支援を提供している。また，AYA 世代の患者や未成年の子どもを持つがん患者とその家族への支援にも力を入れている。

　医療チームのスタッフとして，小児病棟や移植病棟でのカンファレンス，緩和ケアチームカンファレンス等，さまざまなカンファレンスに参加し，情報共有しながら心理的視点からの見立てを伝えている。また，心理的危機状態に陥った患者や家族への対応，患者－家族あるいは患者－スタッフ間のコミュニケーションの仲介役として急な依頼など，危機介入的な対応をすることも多い。

② 研究業務

　がん患者に対する心理療法の効果研究，AYA 世代の患者を対象としたスクリーニングツールの開発，小児がん患者家族に対する心理支援に関する研究，患者教室の効果検討など，さまざまな臨床研究に取り組んでいる。特に本邦では，がん医療における心理療法のエビデンスを示していくことが喫緊の課題であり，また「研究センター」としての役割を果たすためにも，研究業務は臨床業務と同じように重要な活動として取り組んでいる。

③　教育業務

　がん領域における若手心理士の育成のため，研修プログラムを作成し，教育を行っている。日常的に指導を行うだけでなく，定期的なケース検討会や，国立がん研究センター東病院の精神腫瘍科心理士と合同でのカンファレンスなどを行っている。また，若手の学会発表を支援するために研究指導も行っている。

（4）新型コロナウイルス感染症流行下における活動

　2020年の新型コロナウイルス感染症流行に際しては，入院中のストレスに対する患者のセルフケアを促す冊子を作成・配布したり，iPadを用いた非対面式カウンセリングを導入したり等の支援を行ってきた。また，2020年4月には，精神腫瘍医，緩和ケアチームの看護師，心理士が主体となり，スタッフのメンタルケア専門のチームを立ち上げ，新型コロナウイルス感染症に罹患した患者を担当するスタッフへのストレスチェックを週1回実施し，希望者への面談の機会の提供をしている（2021年現在）。さらに，病院全体のスタッフのセルフケアのための心理教育用冊子を作成し，ストレスマネジメントやソーシャルサポートの活用を促す等の心理学の知見を活かした活動を行っている。

　放送授業では，国立がん研究センター中央病院を訪問し，精神腫瘍科および緩和ケアチームの活動について紹介し，がん専門病院における心理職の役割についてお話を伺う。

---〈コラム⑧〉---

がん・生殖医療における心理支援

亀田メディカルセンター　臨床心理室　奈良和子

　がん・生殖医療（Oncofertility）とは，2006年にウッドルフ（Woodruff）らが提唱した概念で腫瘍学（Oncology）と生殖医学（Fertility）を合わせた造語である。がんの早期発見や集学的治療の進歩により長期

生存が期待できるようになったが，がん治療で行われる手術，化学療法や放射線療法により生殖機能が低下，あるいは消失する事があり，がん治療後に不妊となる場合がある。子どもをもうけ，家族を築く権利は「リプロダクティブ・ライツ」と言われ尊重されるべき権利であり，がんサバイバーの QOL にとって重要な問題となっている。また同時期に，生殖医療の劇的な進歩により精子や未受精卵，受精卵，卵巣組織等の長期凍結が可能となり，双方が相まって「がん・生殖医療」という新たな分野が誕生した。

　がん治療に関連する不妊の割合は，がん種，年齢，抗癌剤の種類や投与量，放射線照射部位と放射線量などで違ってくる。がん治療によって妊孕性（妊娠しやすさ，妊娠する力）の低下や消失が起こる場合があり，2006 年アメリカ臨床腫瘍学会（ASCO）は「がん患者を対象とした妊孕性温存治療に関する臨床診療ガイドライン」を発表した。がん治療により起こりうる妊孕性低下の可能性について，可能な限り早い時期に患者に情報提供すべきであると推奨している。妊孕性温存方法は，男性ならば精子凍結，女性であれば未受精卵凍結，受精卵凍結，現時点では研究段階の方法である卵巣組織凍結がある。妊孕性温存治療は，何よりもがん治療を最優先すべきで，がん治療に影響を与えない範囲で，がん治療開始前に実施する必要がある。妊孕性温存したとしても，必ず子どもが授かるという保証はなく，がんが治って元気に過ごせるのか，不確実な状況の中で妊孕性温存するかを患者は考えなくてはならない。

　本邦では 2012 年に日本がん・生殖医療学会が設立され，がん・生殖医療に関する医療従事者（ヘルスケアプロバイダー）の啓発，育成，がん・生殖医療連携ネットワーク，心理社会的サポート体制の構築に取り組んでいる。若年がん患者や家族は，がん告知によるショックと生命の危機が迫る中で，冷静に広い視野から妊孕性温存について考え意思決定を行うには，とても難しい状況にある。そこで，がん患者や家族に対して必要な心理ケアが行え，がん医療のみならず生殖医療にも精通した臨床心理士による心理支援が求められている。

（がん・生殖医療専門心理士/生殖心理カウンセラー）

〈コラム⑨〉

がん患者の子どもへの支援

放送大学大学院　臨床心理学プログラム　小林真理子

　子育て世代のがん患者数は増加しており，2015年に国立がん研究センターが実施した調査によると，18歳未満の子どもを持つがん患者の全国推定値は年間56,143人であり，その子どもたちは87,017人であった。18歳未満の子どものいるがん患者ががんの診断を受けた平均年齢は，男性46.6歳，女性43.7歳，親ががんと診断された子どもの平均年齢は11.2歳であった（井上ら，2015）。

　親ががんになると，生活の基盤が揺らぎ，その影響は家族全体に及ぶ。親である患者や配偶者は子育て世代に特有の悩みを抱えることになり，子どもたちも親の病気のさまざまな局面において，生活が変化しストレスを受けることになる。親の病気に対する心配，自分のせいではないかという罪悪感，予測できない不安，孤立感などの悩みを持ったり，夜尿，睡眠障害，食欲の問題などの身体症状を呈したり，学業不振，不登校や引きこもりといった学校適応の問題として生じることもある。親のがん罹患という大きなストレスに直面した時に，子どもがさまざまな反応をするのは自然なこと（非常事態における通常反応）といえる。反応が現れる時期や程度は，子どもの年齢や置かれた状況等によって個々に異なるものである。さまざまな反応や変化を子どもからのSOSとして受けとめ，支援していくことが大切であろう。

　ここ十年の間に，がんの親を持つ子どもたちへの支援に関心が向けられるようになり，病院や学校，相談機関での個別的な支援のみならず，子どものためのサポートグループ，グリーフケアなど，医療関係者を中心に少しずつ取り組みが広がってきている。がんになった親を持つ子どもへの支援については，Hope Treeのサイトが参考になるので参照していただきたい（NPO法人Hope Tree～ママやパパがんになったら～：http://www.hope-tree.jp〈2021年6月現在〉）。

　また，2020年度より，学校における子どもたちへの「がん教育」が本格的に始まった。誰もががんになりうる時代，がんの知識や予防教育だけでなく，がんとの共生，命の大切さを学ぶ機会でもある。がんに罹患した子どもやがん患者を家族に持つ（亡くした）子どもへの適切な配慮がなされることを願っている（小林，2019）。

引用文献

Akechi T, Nakano T, Okamura H, et al.（2001）.Psychiatric Disorders in Cancer Patients: Descriptive Analysis of 1721 Psychiatric Referrals at Two Japanese Cancer Center Hospitals. *Japanese journal of clinical oncology, 31*（5）, 188-194.

明智龍男（2003）．がんとこころのケア．NHK 出版．

明智龍男（2017）．チーム医療において心理職が知っておく基礎知識．精神療法，43（6），p.827-831.

がんの統計編集委員会 編（2021）．がんの統計 2021．公益財団法人がん研究振興財団．

平井啓（2018）．がん患者への Bio-Psycho-Social Model によるケア．心身医学，58（3），p.231-236.

岩満優美ほか（2009）．緩和ケアチームが求める心理士の役割に関する研究―フォーカスグループインタビューを用いて―. *Palliative Care Research, 4*（2），228-234.

Izumi Inoue, Takahiro Higashi, Momoko Iwamoto, et al.（2015）．A national profile of the impact of parental cancer on their children in Japan. *Cancer Epidemiology, 39*（6），838-841.

小林真理子 編（2019）．親ががんになったとき―子どものために学校にできること（第 2 版）（冊子）．放送大学小林研究室発行

小池眞規子（2014）．緩和ケア．大木桃代 編著．がん患者のこころに寄り添うために―サイコオンコロジーの基礎と実践 サイコロジスト編．真興交易（株）医書出版部，p. 40-49.

小池眞規子（2016）．がんと心理臨床 2 ―患者の心理と緩和ケア．小林真理子 編．心理臨床と身体の病．放送大学教育振興会，p. 39-52.

国立がん研究センターがん情報サービス（2021）．がん登録．
https://ganjoho.jp/reg_stat/can_reg/index.html（2021 年 6 月現在）

厚生労働省（2018）．第 3 期がん対策推進基本計画（平成 30 年 3 月 9 日閣議決定）（概要）
https://www.mhlw.go.jp/file/05-Shingikai-10901000-Kenkoukyoku-Soumuka/0000208600.pdf（2021 年 6 月現在）

小川朝生（2010）．コンサルテーションの基本．大西秀樹 編集．サイコオンコロジー（専門医のための精神科臨床リュミエール 24）．中山書店，p. 13-25.

小川朝生・内富庸介 編集（2010）．これだけは知っておきたいがん医療における心のケア．創造出版．

佐伯俊成（2004）．がん患者と家族に対する心理社会的介入．心身医学，44（7），

162

p. 495-501.

参考文献

内富庸介・大西秀樹・藤澤大介 監訳（2013）．がん患者心理療法ハンドブック．医学書院．（"*Handbook of Psychotherapy in Cancer Care*" edited by Watson M. & Kissane D. John Wiley & Sons, Ltd. 2011）

🔵 研究課題

1. 小児・AYA 世代のがんについて，がんの種類や患者数などの現状，どのような課題があり，どのような支援がなされているか調べてみよう。
2. がん医療においてどのような心理療法が用いられて（開発されて）いるか，参考文献を参照して調べてみよう。

10 | 支援の実際⑦：痛み・疼痛への アプローチ

服巻　豊

　身体的痛み・精神的痛み・心理社会的痛み・スピリチュアルな痛みという4つの痛みが複合して生じる痛み・疼痛について理解を深める。同時に，痛み・疼痛の訴えはこれまでの生き方の問い直しに直面した体験的な訴えとして理解されることについて，臨床事例をもとに痛み・疼痛へのアプローチについて心理職の役割について学ぶ。

【キーワード】　痛み，疼痛，感覚，感情的体験，疼痛という体験

1. 痛みは，感覚であり，感情的体験である

　国際疼痛学会（International Association for the Study of Pain：IASP）は，痛みを「組織の実質的あるいは潜在的な傷害に結び付くか，このような傷害を表す言葉を使って述べられる不快な感覚・情動体験である（1994 年）」と定義した。その後，2020 年 7 月に IASP は 2 年の歳月をかけて痛み定義の再検討を行い，「実際の，あるいは潜在的な組織の損傷に関連した，あるいはそれに似た不快な感覚的・感情的経験」と再定義した。その定義には，6 つの注意書きが付されている。①痛みは常に個人的な経験であり，生物学的，心理学的，社会的要因によって程度の差はあれ影響を受ける。②痛みと侵害受容は，異なる現象である。痛みは感覚ニューロンの活動だけから推測することはできない。③人生経験を通して，個人は痛みの概念を学ぶ。④痛みとしての経験の報告は尊重されるべきである。⑤痛みは通常，適応的な役割を果たしているが，機能や社会的・心理的な幸福に悪影響を及ぼす可能性がある。⑥言語による説明は，痛みを表現するためのいくつかの行動のうちの一つに

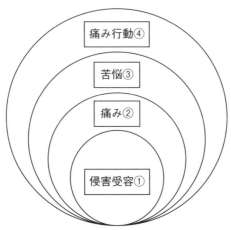

図 10-1　痛みの概念を示す 4 層構造のモデル図
〈出典：柴田政彦（2006）．痛みのアセスメント．熊澤孝朗 監修・編集．痛みのケア―慢性痛，がん性疼痛へのアプローチ．照林社，p. 46 より一部改変〉

すぎない。この 6 つの注意書きを IASP の 2020 年改定は，IASP 会員や一般の人々からのコメントを分析し，2 年間に渡る議論の積み重ねによって作りあげられた。疼痛患者やその介護者からの声も反映され，痛みは，感覚であり，情動であり，体験であること，そして人生経験を通して痛みの概念を学んでいくというプロセスまでを明記したことは大きな意味を持つ。現在，世界保健機関（World Health Organization：WHO）を含むいくつかの専門家，政府，非政府組織によってこの痛みの定義が採用されている（Raja, et al., 2020）。

　柴田（2006）は，痛みを①侵害受容，②痛み，③苦悩，④痛み行動の 4 層構造のモデル図を用いて概念化した（図 10-1）。①の侵害受容は，痛みの原因となる刺激を受けることであり，原理的に測定可能なものであるとする。②の痛みは，刺激に対する生体反応であり，同時に感覚でもある。③の苦悩は，痛みに伴う情動の体験である。④の痛み行動は，苦悩から引き出される表現型としての行動（例えば，痛みを訴える，回避するなど他者から見ても痛みに影響された行動と理解される）とし，痛み行動は測定可能で客観化できる対象である。慢性疼痛の心理学的介

入法としては，認知行動療法が国内外でも広く用いられている。認知行動療法の基盤である行動療法の慢性疼痛に対する理論付けは「慢性疼痛は古典的条件付けに基づいた痛み行動である」というものである。そのため，痛みを他者に訴えたり，訴えることで利益を得たり，自分にとって都合がよいことが起こることを繰り返し経験するうちに，無意識のうちに痛みを表現する行動が頻繁になっていくという考え方である。認知行動療法の介入目的は，痛みの軽減ではなく，痛み行動の減少にターゲットが置かれ，痛みによって損なわれている行動制限やQOL（生活の質）の改善を目指すことである。

　痛みは，大きく「急性疼痛」，「慢性疼痛」「がん性疼痛」の３つにわけることができ，医学的診療においてもこの分類で治療方針が決定されることがある。それぞれの疼痛分類について解説する。

（１）急性疼痛

　急性疼痛は，怪我や手術の傷の痛みや急性疾患に伴う痛み，処置に伴う痛みなど，外的原因が明確にあり，原因となった傷や疾患が治癒すると疼痛は消失する。急性疼痛の治療としては「痛み止め」の薬をイメージするだろう。市販されている「痛み止め」は，消炎鎮痛薬といわれるもので，疼痛の薬物治療の初期段階はまず消炎鎮痛薬が処方されるのが一般的である。しかし，そうした薬剤で疼痛が緩和あるいは消失しないこともある。その場合は麻薬性鎮痛薬，神経ブロックなどを使用することもあり，痛みの強度や状況により，より高度な治療に移行することもある。ここで大切なことは，急性疼痛は，生理的に末梢組織に傷や炎症があることを知らせる警報の役割を担っていることである。そのために，急性疼痛の段階で生理的警報に従って原因を究明し，取り除き，疼痛を消失させることが重要である。急性疼痛は，中枢神経系に影響をもたらして慢性疼痛に移行することがある。そのためにも急性疼痛の段階で，できる限り疼痛の原因を消失させるよう努力することがより重要な意味を持ってくる。

（2）慢性疼痛

　慢性疼痛は，IASP により「治療に要すると期待される時間の枠を超えて持続する痛み，あるいは進行性の非がん性疼痛に基づく痛み」と定義されている（Merskey, 1994）。

　慢性疼痛治療ガイドライン（2018）によれば，我が国において慢性疼痛の明確な定義はまだないとされる。慢性の位置付けについても，症状が発症してから 3 カ月以上とすることが多いとされる。我が国の慢性疼痛の分類は，非がん性疼痛とされており，がんという原疾患によって引き起こされるがん性疼痛は含まれない。また，慢性疼痛治療ガイドラインでは，痛みの病院別分類として「侵害受容性疼痛」，「神経障害性疼痛」，「心理社会的疼痛」を紹介し，慢性化すると痛みの要因はどれか 1 つに起因することは少なく，いろいろな要因が複雑に絡んだ混合性疼痛になることが示されている。柴田（2006）は，（非がん性）慢性疼痛にはさまざまな疾患病態があり，包括的に述べることには無理があるが，基本的な治療の原則は，「痛みとともに生きてゆくことを援助する」こととしている。

（3）がん性疼痛

　がん性疼痛には，がんそのものが腹壁や周辺臓器に浸潤して生じる耐性痛，管腔臓器の伸展などによって引き起こされる内臓痛，骨転移によって起こる痛み，神経を傷害して起こる神経因性疼痛などがある。がん性疼痛の病態はさまざまであり，その治療原則は，①患者をよく観察し理解する，②原因を正確に診断する，③十分に説明する，④現実的な目標を定める，⑤効果と副作用を毎日繰り返し評価するということを絶えず確認し，実践することが望ましい（恒藤，2007）とされている。また，恒藤は，がん性疼痛のコミュニケーションの原則として，良好な人間関係を築くために①常に礼儀正しい，②常に改善できると固く信ずる，③常に情熱的である，④常に改善できると揺るぎない，⑤常に誠実であることを求め，医療従事者には外から理解しようとする評価的態度と内側から理解しようとする理解的態度を意識的にも，無意識的にも有

していることに留意し，良好なコミュニケーションを図るには理解的態度をとるほうが望ましいとしている。

　WHO 方式がん疼痛治療法では，段階的な目標設定をしている。第 1 は痛みに妨げられずに夜間の良眠が確保できること，第 2 は日中の安静時に痛みがない状態で過ごせること，第 3 は起床時や体動時の痛みの消失である。最終的にはこれらの目標を達成し除痛の継続と平常の日常生活に近づけることが求められる（がん疼痛治療ガイドライン，2002）。

2. 痛み・疼痛への心理学的アプローチと推奨度の紹介

　痛み・疼痛には，薬物療法，外科的介入，リハビリテイションが行われるが，心理学的アプローチも国際的には治療においては重要な位置付けとされている。がん性疼痛の治療原則にもあるように，患者をよく観察し，理解することから薬物療法もスタートするものである。また，治療のためには良好なコミュニケーションを図る必要があるとされ，具体的な心理療法としてのアプローチではなくても，痛み・疼痛が，主観的な感覚であり，感情的体験であるために，心理学的視点が常に求められる。

　痛み・疼痛への心理学的アプローチは，世界的にも認知行動療法が適用されることが多く，臨床現場での無作為コントロール試験（Randomized Controlled Trial：RCT）でもその効果検証の研究論文が多く報告されている。

　慢性疼痛治療ガイドライン（2018）では，各種心理学的アプローチについてエビデンスレベルを検証し，推奨度を示している。推奨度の決定には，「Minds 診療ガイドライン作成の手引き 2014 および 2017」に沿って，臨床的疑問（Clinical Question）に対して回答にあたる研究論文のシステマティックレビューを行い，その結果ごとのエビデンスレベルを総合的に評価している。エビデンスレベルは，「A（強）：効果の推定値に強く確信がある，B（中）：効果の推定値に中程度の確信がある，C（弱）：効果の推定値に対する確信は限定的である，D（とても弱い）：効果の推定値がほとんど確信できない」とし，推奨度の決定は「1：す

る（しない）ことを強く推奨する，2：する（しない）ことを弱く推奨する（提案する）」の2通りで提示されている。以下，本ガイドラインにおける心理学的アプローチについての評価ならびに推奨度を紹介する。

① 心理教育は慢性疼痛治療に有効か？

　慢性疼痛に対して，心理教育の単独での実施が有効であるとのエビデンスレベルは低いが，心理学的アプローチの基礎として推奨する。

　推奨度，エビデンス総体の総括：1C（行うことを強く推奨する）

② 行動療法は慢性疼痛治療に有効か？

　行動療法の各種技法（リラクセーション技法やセルフモニタリング，コミュニケーションスキル，段階的行動活性化など）は，慢性疼痛のマネジメントの基礎として全般的に推奨できる。しかし，行動療法は，慢性疼痛の気分における小さな効果が認められるだけで，痛みの強さへの効果も短期的である可能性があり，中・長期的には集団運動療法との間に差が認められない場合がある。認知行動療法の有用性を構成する要素として組み込まれて，臨床的に活用されている。

　推奨度，エビデンス総体の総括：1B（行うことを強く推奨する）

③ 認知行動療法は慢性疼痛治療に有効か？

　多数の研究から，認知行動療法は慢性疼痛に対して小〜中程度の効果が認められ，全般的に推奨できる介入と言える。ただし，疾患部位，効果の持続性，比較対象によっては，研究数が少ない場合や十分な効果が認められない場合もある。

　推奨度，エビデンス総体の総括：1A（行うことを強く推奨する）

④ マインドフルネスは慢性疼痛治療に有効か？

　慢性疼痛に対して，マインドフルネスに基づく介入は痛みの強さ，抑うつ症状の程度，機能障害，QOLの改善において有効である可能性がある。

　推奨度，エビデンス総体の総括：1A（行うことを強く推奨する）

⑤　アクセプタンス・アンド・コミットメント・セラピー（ACT）は慢性疼痛治療に有効か？

ACT は，慢性疼痛における評価項目に対して，小～中程度の有効性が多数の RCT やレビューによって示されており，特に痛みによる支障度や心理的柔軟性に対しては大きな効果を有する可能性があり，推奨できる介入と言える。

推奨度，エビデンス総体の総括：1A（行うことを強く推奨する）

⑥　催眠療法は慢性疼痛治療に有効か？

慢性疼痛に対する催眠療法の有効性を示すエビデンスがあり，催眠について教育を受けた治療者が適切に行う場合においては，推奨される。

推奨度，エビデンス総体の総括：2B（行うことを弱く推奨する）

以上の6つが代表的なものとして推奨度が示されている。医療分野における疼痛治療の位置付けとして，心理学的アプローチの重要性は国内においても意識化されてきており，治療ガイドラインにもエビデンス評価とともに，推奨がなされていることは医療保健分野で働く心理職にとっては重要な点である。

3. 痛み・疼痛の体験をどう読み解くか

IASP の定義にあるように，痛み・疼痛は主観的な感覚であり，感情的体験である。そして人生経験をどう積み上げていくかで，痛みの概念の形成過程も異なってくる。痛み・疼痛の体験世界は，それを抱えている人たちの人生と同じ数だけの多様性があるということでもある。例えばがん患者の痛みを取りあげても，同じ部位に同じ種類のがんが存在するが，ある患者は激しい痛みを訴え，一方，痛みを一切訴えず，笑顔が絶えない患者もいる。このように医学や科学では説明できないことが起こりえる。心理学はその体験世界を生きている人たちの語りに耳を傾け，振舞いに目を向けることから理解する姿勢をとる。そのために医学や科学で説明できないことにも注目することができる。この姿勢から，心理学的アプローチが生まれてくるのである。栗原（2020）は，がん医

療の進歩が目覚ましく，治療の選択肢も治療対象も日進月歩で増えており，患者の意思決定プロセスはますます複雑化し，多くの患者の意思決定が外来でなされていることを指摘している。また，患者は，「がんとともに生きる時間」も延びている中で，どこまで治療をするのか，治療の副作用や疾患の後遺症とどのように付き合っていくのか，がん罹患により影響を受けた社会生活や人間関係，生き方とどう向き合うかなど，患者自身が求められることの多様化と医療従事者としてサポートする守備範囲の拡大を指摘している。同時に，緩和ケアにおける心理職として，こうした課題や葛藤を抱える人たちの「病いの語り」を読み解き，多職種スタッフと協働し，その場に求められる役割を見極め，動く必要性，そして専門職として，人間として磨き続ける姿勢はこれからも求め続けられると述べている。

　これまで述べてきたことを踏まえると，痛み・疼痛は，人生経験の積み重ねにより学んできた過程として捉えることができる。心理職には痛み・疼痛としての「病いの語り」に表現される人生の語りを聴く姿勢が求められる。人生の理解にも似た痛み・疼痛の体験の理解には，聴く側が生きてきた過程で培われた価値観や人間観が反映される。また，良好な人間関係を築くためには，①常に礼儀正しい，②常に改善できると固く信ずる，③常に情熱的である，④常に改善できると揺るぎない，⑤常に誠実であること，というがん性疼痛のコミュニケーションの原則（恒藤，2007）が重要である。痛み・疼痛の主観的体験を人生の語りとして読み解く心理職には，専門性のみならず，人間性を磨くことを日常的に意識することは重要な姿勢として考えられる。

4. 慢性身体疾患患者の痛み・疼痛への心理的援助

　厚生労働省「慢性疾患対策の更なる充実に向けた検討会」（2009）の報告書によれば，"受療頻度の高い疾患に共通する課題である慢性疼痛は，当該疾病を有する者のQOLに大きな影響を与えており，身体面，精神面及び社会面が複雑に関与しているため，診療科を超えた全人的なアプローチが求められる"とし，慢性身体疾患患者の痛み・疼痛への対

応の重要性を示唆している。

　慢性身体疾患患者にとっての「疼痛」は，本来の身体疾患の管理や治療に加えて，新しい負荷としての痛み・疼痛を病気進行のサインとして捉えたり，新しい病気として捉えたり，さまざまである。痛み・疼痛には，過剰緊張を伴うことがあり，感覚としても感情体験としても主観的な痛みを増幅させる。そのため，慢性身体疾患患者に求められる食事管理や運動などの主体的かつ自立的な活動や能力を必要とする日常的なセルフケアの能力が低下していくことが予想され，痛み・疼痛体験としては悪循環を生み出すことがある。治療対処として慢性身体疾患患者の痛み・疼痛を主観的体験として捉え，その心理的援助をセルフケアの能力を高めることと位置付けることができる。このことにより，心理職の心理学的アプローチは心理療法の理論や技法を超えて対応することができる。

　成瀬（1988）は，心理療法の本質は自己治療にあるという立場から，この自己治療のために当人がなすべき努力はどのようなものか，どうしたらより有効に自己治療が進められるのか，その努力の仕方の問題点は何かを詳細に検討し，自ら解決を目指す自己コントロール法を提唱している。

　いわゆるカウンセリングなどの心理面接においては，クライエントが自らの問題や悩みの内容について面接の中で語り，触れ，それらを意識化することなどが一般的な心理面接方針と考えられる。痛み・疼痛を体験している患者は，痛み・疼痛に悩まされ，痛み・疼痛体験と距離が取れずに支配されていることがある。心理面接では，患者の体験を言葉にしていく言語化を求めていくことが多いが，果たして言語化だけがその対処法であろうか。強いあるいは激しい痛み・疼痛体験の真只中にいる患者にとっては，言語化するだけの客観的に捉える力も気力もエネルギーもない場合がある。そうした状況では，言葉に頼る心理士ではなす術もなくなる場合があるかもしれない。

　田嶌（1990）は，心理療法，カウンセリングにおいては，「悩みの内容」が解決するというよりも，むしろその「内容」の「悩み方」がうま

くなり，その結果，治癒ないし軽減に至るのだと考えたほうがより適切なのではないかと述べている。彼は，来談者中心療法や精神分析などの心理療法を概観し，伝統的諸療法においても，「体験の仕方」が治療的変化のカギを握っているとしている。概して心理的援助に共通して言えることは，クライエントや患者が抱えている問題の内容（悩みの内容・体験の内容）の言語化を求めて掘り下げていくというよりは，言語化することや姿勢・態度や動作を通して問題の捉え方・抱え方（悩み方や体験の仕方）に注目し，クライエントや患者の主体的な活動や感覚を活性化させる援助を行っていくことが大切であることが理解できる。悩みの内容，体験の内容ではなく，悩み方，体験の仕方に注目した心理療法のあり方について言及する報告も多数見られる（田嶌，1998；吉良，1997；徳田，2000など）。

5. 疼痛という体験

　成瀬（2009）は，痛みに対する実験的研究において痛みに注意すると，本来の痛みに加えて痛みのイメージが加重されるのに対して，からだの感じに注意を向けると，痛みの感じから注意を逸らせることになると同時に，からだが変化することに気づき，その感覚が気持ちよく快感を伴うので，どうしてもそちらにこころが向き，痛みへの関心が薄れたり放棄されたりしやすいという結果を得た。このことは，肩上げ動作課題の途中に蟠踞する居坐り緊張を強化させることによって生じる，人為的な痛み感に対する注意ないし構えに関する検討結果である。しかし，彼は一般的な痛みの体験に対しても，ほぼ似たことが言えると考察している。このことは，痛みの増強や減弱は，人の注意の向け方によって変化するものであり，それは本人自ら行っても，他者からの導きであっても操作が可能であることを示した。この実験的取り組みは，心理学実験としてデザインされ，構造化され，統制された比較群をおいていないため，エビデンスが高いとは言えないが，成瀬の考察は，痛み・疼痛の主観的体験をどう捉えていくのかについて大変示唆に富んでいる。

　服巻（2011）は，全身疼痛を抱える長期維持透析患者へ臨床動作法を

適用した事例研究を報告した。事例 A は，透析歴 30 年の女性であり，全身疼痛の中で無理してでもがんばろうとする姿勢があった。懸命な生き方と無理してでもがんばろうとするその姿勢の理由が，関わりの中でセラピストへの対応や動作課題への取り組みを通して実感を伴って理解されるようになった。A は，「少しでも楽になりたいから動かして欲しいなと思う。楽になることわかってるから」と主体的に疼痛緩和のための臨床動作法に取り組み，動作課題遂行プロセスを通じて A 自らがからだを操作して疼痛を緩和するという実感を伴った体験を獲得していった。また，日々の生活で実践する中で A 自身が努力・工夫し，実感して『上手な休み方』を獲得するようになった。このように A の全身疼痛が完全に解消したわけではないが，無理しない新しい生き方を獲得するという体験の仕方が変化し，全身疼痛を自らの工夫で緩和（セルフケア）できるようになっていった。

　このように，疼痛に対する臨床動作法の適用は，動作課題遂行プロセスを通して疼痛という体験に対する共感的理解ができ，動作課題という具体的な自分のからだを使った疼痛への対応方法を身につけ，疼痛により自分ではどうにもならないという体験のあり方（体験の仕方）から患者主体が疼痛に関わる取り組み方へと体験の仕方の変容がなされるものと考える（動作を用いた自己コントロール）。つまり，疼痛への対応としての動作課題により，維持透析患者の主体的自己感が高まり，内発的な自己治癒活動の活性化が促されたものと考えられる。

　上記事例では，患者の訴える疼痛体験には，これまでの頑張り方を否定される困難感の体験と誰にもわかってもらえないという孤独感の体験が含まれていたように感じられたと報告されている。また，慢性身体疾患患者の疼痛の体験には，現状の困難感と孤独感，そしてこれまで生きてきた生き方と病気を抱えながら生き抜いてきた生き方が，今まさに立ち行かなくなり，大きく揺らぐという切実なる体験が含まれていると述べている。

　痛み・疼痛は，本来，危機回避のための警報の役割を担うものでもある。慢性身体疾患患者の痛み・疼痛体験は，患者本人にとって有害な

174

のとして体験されるが，大きな本来的な痛み・疼痛の機能的枠組みで捉えると，これまでの取り組み方や生き方が立ち行かなくなり，新しい生き方への転換点としての危機回避としての警報の機能を有していることが考えられる。

　痛み・疼痛の体験が，患者の危機に直面した警報であり，新しい生き方の模索を意味するものであると理解されれば，現状維持のための努力や工夫では，患者の自己治癒活動は活性化されないものと考える。よって疼痛という体験の内容というより，そこから生まれる物語に注目し，患者にとっての新しい生き方を共に求め，探し，伴走するような心理的援助としての取り組みが必要になる。これまでの努力や工夫を決して否定することなく，肯定し，その中から自分らしさをより活かせるような新しい生き方，努力の仕方をより具体的かつ効果的に見出し，今ある自己の感じを大きく転換させないままでの主体性を発揮させることが重要であり，結果的に大きく変化した体験が得られるものと思われる。

　本章では，痛み・疼痛へのアプローチとして痛み・疼痛の定義，そして保健医療分野で取り組まれている薬物療法，外科的介入方法，リハビリテイションと同列に並ぶ心理的アプローチについて概観した。そして心理療法の共通したアプローチである体験の仕方に注目した痛み・疼痛の体験の捉え方，具体的なアプローチ法について論じた。痛み・疼痛へのアプローチは，保健医療分野としても応用編として捉えることもできるが，心理療法の理論と技法を積み上げていくという基本的な臨床家としての姿勢があれば実践可能である。

　放送授業では，がん医療現場でのがん性疼痛へのアプローチの実際について，臨床心理科科長の加藤真樹子先生から痛みの物語の読み解き方，その対話の実際について臨床家としての語り口とともにお届けする。

─〈コラム⑩〉────────────

痛みの物語を読み解く

大分県厚生連鶴見病院 臨床心理科　加藤真樹子

　全人的苦痛（total pain）（Saunders, 1984）という概念は，がん患者が経験する複雑な苦痛を指し単に「痛み」だけでなく「苦痛・苦悩」（distress, suffering）という意味が含まれ，今日がん医療並びに緩和ケアの領域で広く用いられています。特にがんに罹患した患者にとっては，「疼痛」は生活の質を根底から揺るがす脅威として体験され，予測不能に出現する身体的苦痛症状は，先行きへの不安を刺激し患者のみならず家族にとってもしばしば耐え難い苦痛となります。疼痛は身体的な原因に心理的，社会的，スピリチュアルな因子が複雑に関連しています。

　痛みの訴えは，病期や治療法，治療の段階などを含み医学的根拠から説明できる部分とその人の全生活歴を背景とした個性に溢れた側面が共存しています。心理学的なアプローチとしては主に後者に焦点をあてるアセスメントと支援が重要です。すなわち，その人が痛みを「今・ここで」どう感じているかという認知と，同時にこれまでの「痛みの記憶」にどのように結びついているかという「痛みの物語」を理解する過程が心理支援の実践につながります。「こんな苦しいことは誰にもわかってもらえない，経験したものでないとわからない」と側にいる家族や医療者を激しくシャットアウトする言葉を投げかけるとき，痛みはその人の内側に閉じこもる性質を呈し人を孤立させてしまいます。この孤立化への対処として，語る・聴くという場を提供してゆくことが痛みの心理的ケアの一つであると考えます。患者自らが今まで経験した社会的出来事の記憶が痛みという情動の価値判断に関連する「ソーシャル・リファレンシング」（丸田，1989）の視点が示すように，時代背景や固有の人生の記憶をもとに痛みの体験を言語化することは，対話を通じて「意味が生まれ，意味づけが行われる体験」へと通じていくことでしょう。

引用文献

福井次矢・山口直人 監修．Minds 診療ガイドライン作成の手引き 2014．医学書院．
http://minds4.jcqhc.or.jp/minds/guideline/handbook2014.html（2021 年 3 月現在）

服巻豊（2011）．全身疼痛を抱える長期維持透析患者への心理的援助．心理臨床学研究，29（1），p. 27-38.

服巻豊・西康子（2012）．疼痛を抱える透析患者への臨床動作法適用．リハビリテイション心理学研究，38（2），p. 47-58.

吉良安之（1997）．カウンセリングにおける人間関係を通じての主体感覚の賦活．心理臨床学研究，15（2），p. 121-131.

小島原典子・中山健夫・森實敏夫・山口直人・吉田雅博 編集．Minds 診療ガイドライン作成マニュアル 2017．公益財団法人日本医療機能評価機構．
http://minds4.jcqhc.or.jp/minds/guideline/pdf/manual_all_2017.pdf（2021 年 3 月現在）

厚生労働省（2009）．慢性疾患対策の更なる充実に向けた検討会　検討概要．
https://www.mhlw.go.jp/shingi/2009/08/s0826-12.html（2021 年 3 月現在）

栗原幸江（2020）．緩和ケアにおける心理士の仕事―これからと今後をみて．緩和ケア，30（2），p.109-113.

慢性疼痛治療ガイドライン作成ワーキンググループ 編集，厚生労働行政推進調査事業費補助金 慢性の痛み政策研究事業「慢性の痛み診療・教育の基盤となるシステム構築に関する研究」研究班 監修（2018）．慢性疼痛治療ガイドライン．真興交易株式会社医書出版部．

丸田俊彦（1989）．痛みの心理学―疾患中心から患者中心へ．中央公論社．

Merskey, H.（1994）. Logic, truth and language in concepts of pain. *Quality of Life Research, 381,* S69-S76.

成瀬悟策（1988）．自己コントロール法．誠信書房．

成瀬悟策（2000）．動作療法―まったく新しい心理治療の理論と方法．誠信書房．

成瀬悟策（2009）．からだとこころ―身体性の臨床心理．誠信書房．

日本緩和医療学会 がん疼痛治療ガイドライン作成委員会 編（2002）．Evidence-Based Medicine に則ったがん疼痛治療ガイドライン．真興交易株式会社医書出版部.

Raja, Srinivasa N.a,*；Carr, Daniel B.b；Cohen, Miltonc, et al.（2020）. The revised International Association for the Study of Pain definition of pain：concepts, challenges, and compromises. *PAIN, 161*（9）, 1976-1982.

Saunders, D. C.（1984）. *The Management of Terminal Malignant Disease.*（*2nd ed*）. Edward Arnold.

柴田政彦（2006）. 痛みのアセスメント. 熊澤孝朗 監修・編集. 痛みのケア―慢性痛，がん性疼痛へのアプローチ，p. 45-58. 照林社.

田嶌誠一（1990）.「イメージ内容」と「イメージの体験様式」―「悩む内容」と「悩み方」. 家族画研究会 編. 臨床描画研究，5，p. 70-87. 金剛出版.

田嶌誠一（1998）. 強迫症状との「つきあい方」. 心理臨床学研究，15（6），p. 573-584.

徳田完二（2000）. 体験内容に触れないことの意義. 心理臨床学研究，18（1），p. 46-57.

恒藤暁（2007）. 最新緩和医療学. 最新医学社.

参考文献

Carver, C. S. & Scheier, M. F.（2001）. *On the Self-Regulation of Behavior.* Cambridge University Press.

藤見幸雄（1999）. 痛みと身体の心理学. 新潮社.

Haramaki, Y., Kabir, R. S., Abe, K. and Yoshitake, T.（2019）. Promoting Self-Regulatory Management of Chronic Pain Through Dohsa-hou：Single-Case Series of Low-Functioning Hemodialysis Patients. *Frontiers in Psychology, 20* June 2019. doi.org/10.3389/fpsyg. 2019.01394

Morley, S.（2018）. *Single-Case Methods in Clinical Psychology：A Practical Guide.* ROUTLEDGE.

Sauer, S. E., Burris, J. L., and Carlson, C. R.（2010）. New directions in the management of chronic pain：self-regulation theory as a model for integrative clinical psychology practice. *Clinical Psychology Review. 30*, 805-814.

Turk, D. C. & Gatchel, R. J.（2018）. *Psychological approaches to pain management：A practitioner's handbook.*（*3rd ed.*）. The Guilford Press.

🎯 研究課題

1. 痛み・疼痛の臨床現場での効果研究には，RCT による研究デザイン
   が国際的にエビデンス水準が高い研究として位置付けられている。
   また，国際学会における投稿のための RCT デザインの基準が定め
   られている。その基準と照合しながら RCT としてエビデンス水準
   を維持するためにどのような工夫が必要か，そのために得られる
   RCT の利点と欠点を調べてみよう。
2. 痛み・疼痛の臨床研究の分野では，Single-case experimental design
   が注目されている。どのような研究方法なのか調べてみよう。

11 │ 支援の実際⑧：糖尿病・透析患者への 心理支援

小林真理子

　糖尿病は，生涯にわたる適切な治療と自己管理による療養が欠かせない。本章では，糖尿病治療の特徴を概説したうえで，患者のセルフケアを支援し，病を抱えて生きていくことを支えるさまざまな心理的アプローチについて述べる。また，総合病院の糖尿病臨床における心理職の活動の実際を紹介する。

【キーワード】 糖尿病，セルフケア，変化ステージモデル，エンパワーメント，家族支援，透析患者，糖尿病療養指導チーム

1. 糖尿病とは

（1）糖尿病人口

　糖尿病は現代を代表する慢性の身体疾患であり，「現代病」あるいは「国民病」と呼ばれている。いったいどのくらいの割合で存在するのだろうか。厚生労働省の「平成29年（2017）患者調査の概況」によると，実際に入院あるいは通院している糖尿病患者数は，328万9千人（男性184万8千人，女性144万2千人）であり，その前回（2014年）調査よりも12万3千人増加していた。一方，一般世帯の20歳以上の世帯員を対象とした，厚生労働省の「令和元年（2019）国民健康・栄養調査」では，「糖尿病が強く疑われる者」の割合は，男性19.7％，女性10.8％であった。「糖尿病が強く疑われる者」のうち，治療を受けている者は，男性78.5％，女性74.8％であり，残りは治療を受けていないことが示された。さらに「糖尿病の可能性を否定できない者」もあわせた（糖尿病予備軍も含めた）総数は，約2,000万人にのぼり，人口の6分の1を

占めている。

（2）糖尿病の分類，合併症

　糖尿病は，インスリン作用不足による慢性の高血糖状態を主な症状とする代謝疾患群と定義される。完治する病気ではないため生涯にわたる治療と管理が必要な病気である。糖尿病には，大きく１型と２型の２つのタイプがあり，１型糖尿病は，膵臓からインスリンが分泌されないため，治療にはインスリン注射が欠かせない。糖尿病の９割は２型で，遺伝因子と生活習慣が絡み合って，インスリンの作用不足（インスリン分泌低下，インスリン抵抗性増大）が徐々に進行して発症すると考えられている。２型の場合，初期には自覚症状がほとんどなく，未治療のままの人も多いという現状がある。

　血糖が良好にコントロールされずに糖尿病が進むと，発症後５〜10年で合併症が引き起こされる。糖尿病の三大合併症として，足のしびれや痛み，感覚鈍麻などの神経障害，網膜の血管に障害が起きる網膜症，腎臓の働きが低下し浮腫や貧血などが現れる腎症がある。そして糖尿病網膜症は失明の原因の第２位であり，糖尿病腎症は透析導入原因の第１位であるという。また，動脈硬化性疾患（脳梗塞などの脳血管障害，狭心症や心筋梗塞などの冠動脈疾患），糖尿病性足病変（足の壊疽など）の発症率も高くなる。さらに近年，糖尿病になると歯周病になりやすく，認知症の発症やがん罹患にも関係があることが報告されている（日本糖尿病学会 編・著，2020）。

2. 糖尿病治療の特徴

（1）セルフケア行動への援助

　糖尿病治療の目標は，良好な血糖コントロールを維持して合併症を予防し，健康な人と変わらない日常生活の質を維持し，寿命を確保することである。その治療は，食事療法や運動療法，服薬やインスリン自己注射など，基本的に患者自身によって日々実行される。すなわち，糖尿病治療の特徴は，患者のセルフケア（自己管理）によるところが大きいこ

とである。そこで，このセルフケア行動の実行度を高めることが医療者
の重要な役割であるとされるが，患者にとって，これまでの生活習慣や
価値観の変更を余儀なく強いられ，制限の多い新たな療養行動をとり入
れセルフケアをしつづけることは，相当な心理的負担を伴う。また，病
気や治療に関連するさまざまな苦悩（distress）から，日々のセルフケ
アをうまく実行できなくなったり，通院を中断するなど，状態を悪化さ
せてしまう場合も多い。

　そこで，糖尿病の治療においては，医学的なアプローチに加えて，患
者の心理社会的な側面にも目を向け，生活者としての患者の日常に寄り
添う支援が重要となる。そのためには，本人が糖尿病をどのように捉
え，どう感じ，どう対処しているのか，糖尿病を抱えた患者一人ひとり
の状態を理解し，その語りに耳を傾けていく姿勢が大切である。また，
生涯にわたるセルフケア行動の継続のために，医師，看護師のみなら
ず，心理職も含めた多職種がチームを作り，それぞれの専門性を活かし
て患者中心の医療を提供することが重要である。

（2）セルフケア行動の変化ステージ

　糖尿病患者のセルフケア行動がどの過程にあるのか理解するために，
5 段階の「変化ステージ（Stages of change）」（石井，2006）が用いら
れている。これは，プロチャスカら（Prochaska, et al., 1992）が禁煙行
動の研究を基に提唱した多理論統合モデル（Transtheoretical Model）
を，石井が糖尿病患者のセルフケア行動の変化ステージモデルとして臨
床的に適用したものである。

①前熟考期（Precontemplation）：6 か月以内に行動を変えるつもり
　はない。問題が何であるか分からない，認めたくない（否認），ま
　たはできないという状態である。

②熟考期（Contemplation）：行動を変える必要性は分かってきてい
　るが抵抗も強く，まだ行動変化は起こらない。6 か月以内に行動変
　化するつもりがある。

③準備期（Preparation）：行動変化を起こす気になっており，1 か月

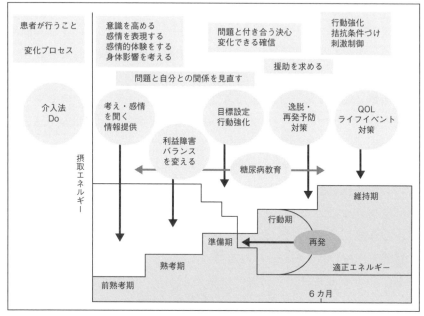

図 11-1　多理論統合モデル（変化ステージモデル）

〈出典：石井均（2011）．糖尿病医療学入門―こころと行動のガイドブック．医学書院，p. 156 より〉

以内に行動変化を始められる状態か，すでに少しずつ変化している。

④行動期（Action）：望ましい行動が始まって6か月以内である。この時期に失敗（逸脱）や後戻り（再発）が最も多い。

⑤維持期（Maintenance）：望ましい行動が6か月を超える。セルフケア行動の習慣が自分の生活と調和できている状態である。

この変化ステージモデルに，患者の変化プロセス（Process of change）を当てはめたものを図11-1に示す。

3. 糖尿病患者への心理学的アプローチ

（1）糖尿病心理臨床の視点

糖尿病の心理支援は，患者のエンパワーメントと，生活の質（QOL）

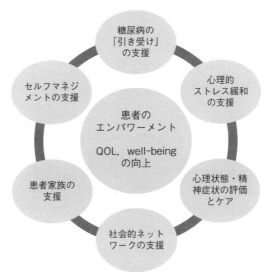

図 11-2　糖尿病心理臨床の視点 〈提供：東海林渉, 2021〉

の向上および well-being を目指して行われる。エンパワーメントとは，患者が健康管理の責任を自ら引き受け，自己管理の主体として潜在能力を発揮して，問題に気づき，意思決定や改善策を講じられるように支援する「敬意と共感に基づいた患者中心の取り組み」である（Anderson & Funnell, 2005）。患者と医療者は一緒に治療を進めていくパートナーであり，医療者は患者が成長する力や自己決定する力を尊重し支える存在となることが求められる（Anderson & Funnell, 2005）。それを通して，患者が QOL を保ち，糖尿病をもった人生を「よりよく生きること」（well-being）ができるように支援することが目標となる。

　心理支援においては図 11-2 に示す視点を持ち，患者のニーズに合わせて多職種チームで支援することが重要である。

（2）糖尿病の「引き受け」の支援

　糖尿病の「引き受け」とは，「疾患受容」と呼ばれることもあり，患者自身が糖尿病をもっていることをどのように，また，どれくらい心理的に引き受けられているかに関することである。医療者が糖尿病患者の

人生に関わるとき，まず求められるのは，目の前の患者が糖尿病という病いをどう受け止めているかを観察し，患者の語りに耳を傾けることである。石井（2015）は，糖尿病には自覚症状はないが自分が患者であると認めてセルフケア行動を不断に続けていかなければならない難しさがあり，それゆえ患者の中には自分の「内側」に病気があることを自覚しにくい場合があることを指摘している。そのため，糖尿病という「病気」ではなく，糖尿病をもつ「ひと」が病いをどう「引き受け」ているかに注目する必要がある。患者がどのように糖尿病と向き合っているかを理解することなしに，いきなり行動変容の介入や情報提供などを行っても，十分な効果を得ることは難しい。近年ではこの観点から，医療者－患者の人間関係を重視して，医療と心理臨床を融合させようとする「糖尿病医療学」の実践が行われるようになってきている（石井，2019；コラム⑪参照）。なお，心理的な引き受けは血糖コントロールや合併症の発症，精神的健康や well-being に関係するという報告もあり（Schmitt, et al., 2018），実証的見地からもその重要性が示されている。

（3）セルフマネジメントの支援および心理的ストレス緩和の支援

　セルフマネジメントの支援は，食事療法や運動療法，薬物療法，血糖測定などのセルフケア行動を続けていくための行動科学的な支援となる。生活習慣の改善や行動変容のためには，患者の変化ステージを理解し，動機づけ面接やコーチング，認知行動療法といった心理的介入を用いて，患者をエンパワーメントする必要がある（Peyrot & Rubin, 2007；東海林，2017b）。また，心理的ストレス緩和の支援は，糖尿病を有して生活する際に経験するストレスに対処していくスキルを身につけてもらうための，ストレスマネジメント支援である。ストレスは行動の乱れを介したルートと生理的メカニズムを介したルートで血糖コントロールを悪化させる（東海林，2017a）。そのため上手にストレスに対処する術を身につけることは患者にとって有益である。これらの実践例として以下のものが報告されている（詳細は文献に当たっていただきたい）。

　安藤（2006）は，健康的な生活習慣を実現し，血糖コントロールの改

善と QOL の向上をねらいとして，教育入院プログラムの中での心理グループワーク，個別の１回カウンセリング，外来での継続的心理カウンセリングを組み合わせた「包括的糖尿病カウンセリング」を提唱している。金（2006, 2008）は，不安やうつ症状などが見られた症例に対して，認知再構成法や問題解決法などの認知行動的アプローチを適用した介入を行っている。また，行動変容や自己管理を目指した５段階の集中的心理教育プログラムを紹介している（金，2008）。巣黒（2016）も，入院中の糖尿病患者に対して食行動のセルフモニタリングや活動スケジュール，疲労への問題解決，代替のストレスコーピング強化，過食についての考えの検討などの認知行動療法を用いた個別カウンセリングを実施している。また，行動変容の準備性が患者ごとに異なる事情を考慮して，教育入院プログラムとして心理グループワークも実施している。その中では変化ステージに基づく集団認知行動療法や，患者同士の相互援助力を重視した集団アプローチが行われている。

（4）心理状態・精神症状の評価とケア

　心理状態・精神症状の評価とケアは，糖尿病に関する感情的負担（diabetes distress）や，糖尿病の管理に影響しやすいうつ病，不安障害，摂食障害，認知症，深刻な精神疾患などの評価を行い，適切なケアを受けられるよう支援することである。積極的に評価すべき項目には，一般的な抑うつ状態や不安状態，食行動異常の有無や程度などに加えて，糖尿病に特有の感情的負担，低血糖不安，インスリン注射に対する恐怖（尖端恐怖）などが存在する（東海林，2017a）。糖尿病の感情的負担やうつ症状，不安症状などは糖尿病のコントロールを悪化させる。そのため評価は定期的に行われる必要があり，診断時や治療目標が達成されていないとき，合併症の発症時だけでなく，良好なコントロールを継続している人でも年１回程度の定期的なアセスメントがあることが望ましい（Young-Hyman, et al., 2016）。なお，精神疾患の疑いがある場合は，精神疾患の専門家へのリファーを検討する必要がある（Peyrot & Rubin, 2007）。

（5）患者の家族への支援

　患者の家族への支援は，糖尿病が患者以外の家族構成員にも多大な心理的影響を与えることを考慮して，患者の家族に対して心理的サポートをしたり情報提供をしたりすることである。家族の誰かが糖尿病に罹患することは家族全体に影響を及ぼし，患者と同様に他の家族構成員も心理的に動揺したり生活の変容を余儀なくされたりする。患者が子どもであっても大人であっても，一緒に暮らす他の家族構成員のストレスは大きくなることが示されている（Lowes, et al., 2005；Kovacs Burns, et al., 2013）。そのため，家族の機能不全を防ぎ，家族から患者に適切なサポートが提供されるように支援することが重要な視点となる。

　東海林（2019）は，糖尿病を「家族の病い」として捉え，ケアを実行する家族をサポート対象として支援することの必要性を説いている。支援対象となる家族は，1型糖尿病の未成年者の家族の場合もあれば，高齢者の家族の場合もあり，「支援は個人と家族の発達プロセスに合わせて提供」させなければならないとしている。家族をシステムとして捉える家族心理学の知見などを糖尿病臨床において活用していくことが望まれる。

（6）社会的ネットワークの支援

　社会的ネットワークの支援は，患者個人のニーズに応じて社会的つながりが促進されるように働きかけ，患者が必要に応じて社会的資源や患者会，ピアサポートなどにつながれるようにする支援である。

　患者にとって周囲の支援（ソーシャルサポート）はセルフケアを継続させるのに重要な資源となる（東海林ら，2014）。そのため，家族や友人，職場の同僚など普段の生活で関係する人々から適切な支援が得られるようにしていく必要がある。主治医との関係性は治療の進展に大きく関与することも医療チームの一員として知っておく必要がある。ときには同じ病気をもつ患者（同病者）の支援が大きな支えになることもあり，そこで得られる情報や関わりが患者の意欲や価値観を大きく左右することもある。久保（2021）は糖尿病のグループ療法における同病者と

の交流を通して，患者が感情的問題を整理し，自己管理に積極的になっていく様子を複数の事例を通して紹介している。そのため医療者は，患者が普段どのような対人ネットワークの中で生活していて，セルフケアを継続していくにはどのようなサポートを得る必要があるかを把握しておくことが重要となる。

4. 透析患者へのアセスメントと心理支援

　糖尿病の重篤な合併症の一つに，腎臓機能に支障をきたす糖尿病性腎症がある。進行して慢性腎不全を発症すると透析導入に至り，透析患者としてその後の人生を過ごすことになる。透析患者への心理支援に際しては，次のような多面的なアセスメントを行うことが大切であるという。

① 「患者の今」のアセスメント
　透析導入となった患者が，これまでどのような価値観を持ち，どのような生き方をしてきたのかが，「患者の今」を形作っている。患者が透析を宣告されてから長期透析をしていく中での悲嘆プロセスをどう体験しているのかを理解することを通して「患者の今」をアセスメントすることになる（服巻，2012）。

② コミュニティ・アセスメント
　透析患者の多くは外来通院し，透析室で長時間の治療を受けている。その中で，個人の生活や家族との関係，患者同士，医療スタッフとの相互作用のありようが表現されることも多い。患者のこれまでの生き方が，家族，社会，医療スタッフとの関係にどのような影響を与えているのかをアセスメントする必要がある。それはつまり，患者個人への心理支援が，患者を取り巻くコミュニティ（家族，社会，スタッフ）との関係へ影響することを意味している。患者個人の問題のように見えることも，多面的な関係の中で表現されていることを意識しておくことは重要である。

③ チーム・アセスメント
　透析患者の明確なニーズは，良質な透析医療の提供を受けることであ

る。患者が安心して安全に安定的に透析医療を受けられるようにするために，医療スタッフと心理士がチームとして協働する必要がある。透析室で患者の問題行動（うつ状態や食事制限が守れないなど）に医療スタッフが困った場合，医療スタッフがその問題をどのように捉え，どうしたいと願い，これまでどのように対応してきたのかを把握し，支援チームとしての機能をアセスメントしていく。心理支援は，どこまで医療スタッフと協働できるのか，どこからは心理士が単独で行うのか，支援チームとしての機能と役割分担について検討しておくことが重要である。透析室での心理士の役割は，あくまでも基盤となる良質な透析医療の提供に「つなぐ」ことを意識したうえで，心理学的見立てと方針を支援チームに「つなぐ」ことである（服巻，2012）。

　上記のような多面的なアセスメントのうえで，患者の生き方を基盤とした支援が望まれる。これについては，透析患者への心理支援に携わってこられた服巻先生のコラム⑫を参照していただきたい。

5. 臨床の現場から（横浜労災病院）

　ここでは，実際の糖尿病臨床において心理士がどのように関わっているのか，一例として，急性期総合病院での取り組みを紹介する。

　横浜労災病院は，横浜市北東部の地域中核病院であり35の診療科と650床の病床を擁する。同院には常勤心理士2名が心療内科に所属し，心療内科の業務のほか病院内の複数の医療チームに所属し，多職種チームの中で心理的な関わりが求められるケースの対応を行っている。2020年12月，横浜労災病院で臨床心理士・公認心理師として20数年勤務しておられる秋庭篤代先生を訪問し，総合病院での糖尿病の心理臨床の実際について話を伺った。

（1）チームにおける心理士の役割

　同院の「糖尿病療養指導チーム」には，医師，看護師，管理栄養士，薬剤師，臨床検査技師，理学療法士，歯科衛生士，心理士が所属し，それぞれに患者の治療や日常生活における自己管理について療養指導を行

っている（コラム⑬参照）。心理士は，その中で主に糖尿病教室での講義と内科主治医からの依頼による糖尿病患者の心理面接を担当している。

① 糖尿病教室での関わり

　入院中の患者を対象に，糖尿病という病気を理解し，セルフケアの重要性を再認識し，退院後も実践できるようになることを目標として，糖尿病教室が行われている。地域中核病院のため，糖尿病教室の対象となるのは主に入院中の患者で，地域のクリニックから糖尿病の教育入院を依頼された患者や病状の重い患者が多い。糖尿病教室の担当者および内容は，医師（糖尿病とは/糖尿病合併症について/糖尿病の薬物治療など），薬剤師（低血糖・シックデイ：体調の悪い時の対処について），臨床検査技師（糖尿病に関する検査），理学療法士（運動療法），看護師（フットケア・オーラルケア），心理士（糖尿病とストレス）であり，1日1テーマを30分程度，各職種が交代で講義・指導を行っている。なお，管理栄養士による栄養指導は重要なので，糖尿病教室とは別に集団栄養指導と個別栄養指導が行われている。

　テキストとして，糖尿病の理解とセルフケア実践のために院内の多職種スタッフが作成したものを用いており，大変分かりやすい内容となっている。心理士は「糖尿病とストレス」というテーマで，ストレスと血糖値の関係やストレス対処についての心理教育を行っている。この糖尿病教室をきっかけに個別の心理面接につながるケースもある。

② 心理面接での関わり

　内科主治医からの依頼を受けて個別の心理面接が導入される。心理面接に依頼されるケースは，外来・入院治療の中で困難を抱えているケースがほとんどである。例えば，知的能力の限界や発達の偏りがあってコミュニケーションがうまく取れない患者や衝動のコントロールが悪くマイナスな行動を繰り返してしまう患者などである。あるいは，未成年の患者に付き添っている保護者と医療者との関わりが難しく，調整役を兼ねた面接を依頼される場合もある。依頼されたとしても，話を聞いてほしい患者もいれば，「自分は体の病気なのであって心は関係ない」と抵

190

抗を示す患者もいる。医師や看護師に「ストレス解消は大事だから行っておいで」と言われ，それなら行ってみようかと心理面接に応じる患者もいて，医療者のニーズも患者のニーズも多種多様である。

③　心理社会的アセスメントとサポート

　心理士は，多職種でチームとして関わる中で，患者の個別性に合わせたサポートを行っている。そこで大切なのは，心理面接での関わりを通した心理社会的アセスメントである。セルフケアや療養指導を困難にしている背景には，糖尿病治療の特徴だけでなく，元々の患者の特性やパーソナリティ，家族関係，医療者との関係など，さまざまな要因が絡んでいる。身体的・医学的な視点に加えて心理社会的な視点を据えることで，患者にとってはただでさえ困難の伴う糖尿病と付き合う生活を，少しでも生きやすくなるよう支えていくことが心理士の役割である。具体的には心理面接の中で患者の身体・心理・社会的側面の理解を深めつつ，患者の糖尿病に対する気持ちを整理したり，治療に向き合う気持ちを支えたり，困っていることを糖尿病療養指導に関わる他職種に通訳したり，福祉的資源につなげたり，といったサポートを必要に応じて行っていく。

（2）糖尿病患者との心理面接のプロセス

　心理面接に紹介されてきた患者の最初のニーズは，糖尿病についてのテーマであることが多い。しかし，入り口となった問題（主訴やニーズ）の背景に実は深いニーズが潜んでいることもある。そもそも心理療法の過程では，面接を重ねるうちに，元々抱えていた固有の問題にテーマがシフトしていくということはよく生じることである。糖尿病の治療において，一般的な療養指導を行ってもセルフケアがうまくいかない場合は，心理的・精神医学的な問題（精神疾患，知的能力の限界，発達の偏り，母子関係上の問題など）や社会的問題（就学，就労，経済的な問題，介護など）が重複していることもあり，次第にそして必然的にそちらへと比重が移っていく。心理的な問題であれば，面接を重ねる中で自分の問題に気づき，洞察を得て，精神症状や行動が変容していくという

流れは，入り口は糖尿病であっても変わらないだろう。しかし実際は，問題に気づくとも限らない。そのような場合は，患者のニーズや精神的機能に応じて心理的に支えつつ環境調整を行っていくことも必要である。

（3）他職種へのコンサルテーション的側面

　糖尿病臨床で重要なことは，チームとして患者の療養を支えることである。心理士の役割の一つとして，面接で得られた心理社会的な視点からの見立てを伝えることで，他職種を後方支援していくことがある。患者が問題行動を繰り返すのはなぜか，医療者とコミュニケーションがうまく図れないのはなぜか，その背景として考えられる要因について，心理社会的な視点から理解することは，その後の関わりのヒントを提供することになるだろう。またそれは同時に，療養指導が思うようにいかず，負担を感じたり自信を失ったりあるいは怒りを感じたりしているスタッフへの，心理的なサポートやエンパワーメントにもなるかもしれない。心理士は患者を「指導」する立場ではないゆえに見えてくるものがあり，それを伝えることはチームへの貢献となりうる。

おわりに

　糖尿病患者は一生糖尿病と付き合わなければならない。通院・入院して検査を受け，身体の状態を数値によってチェックされ，セルフケアができているかどうかの評価や指導を受け続けること，それを一生続けねばならないことは非常に大きな負担であり，通院していること自体が労われるに値することであろう。にもかかわらず合併症が起こることもあり，その際には喪失体験や葛藤も伴う。糖尿病医療における心理面接の場は，指導や評価をされない場，何かをしなくても受け入れてもらえる場，そして心理的な負担をともに担う場ともなる。数字では測れない，患者一人ひとりの背景にあるさまざまな事情や気持ちにも関心を寄せ，糖尿病という病いを抱えた人の話に耳を傾け，その人の語りを聴き，受け止めていくことが，心理士の役割であると考えられる。心理士は，患

者が糖尿病と付き合うプロセスを支える伴走者のような存在であり，その臨床は実に地道な営みである。

　放送授業では，東北学院大学の東海林渉先生にスタジオにおいでいただき，糖尿病患者と家族への心理支援について，患者と医療者，双方の視点からお話しいただく。

─〈コラム⑪〉─────────────────────

糖尿病医療学と私─糖尿病専門医の経験から─

天理よろづ相談所病院　内分泌内科　北谷真子

　我々医療者は，最適だと信じる医学的治療法を患者に提示しながら診療を行っているが，すんなり受け入れられない現実を日々突きつけられている。医師になって間もなくは「コンプライアンス不良」と嘆いたものだが，たくさんの患者と出会う中で，糖尿病特有の苦悩が患者のセルフケア行動を阻んでいることを知り，また，心理的負担がセルフケア行動の継続と維持に大きく関係することも学んだ。これではいけない。患者を知り，患者とより良い関係を結び，治療を一緒に組み立てなければ意味がない。そう思うようになった。

　私は2009年に石井均先生（現奈良県立医科大学教授）のおられた当院に赴任し，関わりに困窮する患者を対象に多職種で心理社会的側面にも焦点を当てる事例検討を始めた。そこでの振り返りと実践を繰り返す中で，患者理解のための「聴く」ことの重要性に気付き，聴くことで関係性が強化され，さらに患者の行動変化に繋がることも実感した。臨床心理士との協働の中で，患者を生活者としてみることをより意識できるようになった。

　やがて，2014年に「糖尿病医療学研究会」（2016年より学会）が発足した。医学を超えた糖尿病医療学について石井代表は，「糖尿病医療においては，単に医学的成果を患者に手渡すだけでなく，患者が主体的にそれを使いこなせるようになる必要があり，このプロセスの体系を糖尿病医療学と呼ぶ」（石井，2019）と述べている。会員は主に糖尿病診療に携わる全国の医療従事者や心理職で，大会では医療職と心理職の2名の座長のもと，フロアでの議論も含めて「糖尿病医療学的に」丁寧に事

例検討を行っている。診療の妨げになるあらゆる困りごと（疾病受け入れ，精神疾患，貧困等）が取り上げられ，患者や医療者双方の複雑な心理社会的な事情を配慮しながら，医学システムをどのように患者に届けるのか，支援の方向性を議論する。この事例検討で私たちは医療学の学びを深め，皆の知恵と経験が学会を充実させていく。

　医療学推進の立場から実臨床の現場で痛感することは，患者も私たち医療者も，医学と自分の考えや感情，価値観の間を揺れ動き，葛藤しているという現実である。そして，この揺れや葛藤を抱えながら双方が生き抜くために，割り切れなさに寄り添う訓練を積まれている心理職の皆様のお力添えが不可欠であり，臨床の現場で協働していきたいと願っている。

〈コラム⑫〉

透析患者への心理支援

広島大学大学院　人間社会科学研究科　服巻　豊

・生き方理解を基盤とした患者支援

　透析患者は，病状だけでなく，不安が大きく，心理士と話すどころではない場合があります。それでも心理士は，患者とかかわることから始めていきます。心理士の応対次第で，患者との話題の展開がかわってくることがあります。患者は，自ら病歴を語る場合が多く，心理士は，語りとカルテ情報のすり合わせをすることで，大変な病歴を抱えながらもよく頑張ってきた患者の生き方が理解できるようになります。患者本人らしさや本人の工夫や努力を拾い，言語的にフィードバックしていくことができるようになることが，患者の生き方を理解し，支えることにつながります。そうすると患者の中に対話している相手への信頼が芽生えてくるような印象があります。このやりとりの中で患者と心理士との相互信頼関係ができていくことは，「患者の今，ここで」を理解し，彼らの生き方理解を基盤とした患者支援につながっていくでしょう（服巻，2012）。

・透析室での心理支援の枠組み

　透析室は，数十人の透析患者が同時に透析治療を受け，医療スタッフは，処置対応として患者のベッドサイドに頻繁に来ます。心理士がベッ

ドサイドで患者の話を聴く場合でも周囲のベッドの他の患者に話が聞かれる状況です。それでも患者は，状況を加味して内容を選別しながら悩みを心理士に打ち明けます。治療中にベッドサイドで患者と心理士が話をすることは心理支援としても患者負担軽減としても重要な意味があります（Peterson, 2010）。

〈コラム⑬〉

糖尿病医療における心理臨床について日頃考えていること

横浜労災病院 心療内科 　秋庭篤代

　治療というと薬や手術を思い浮かべることが多いだろう。しかし糖尿病の治療は薬物療法だけでなく，食事療法，運動療法も必要である。このような日常生活に関わる部分についての糖尿病療養指導は，長年看護師や栄養士などによって行われてきた。糖尿病の自己管理方法を伝える糖尿病教室は，日本では昭和30年に始まった。約20年前には，糖尿病療養指導を担う看護師やコメディカルスタッフの質を高めるために，日本糖尿病療養指導士（CDEJ：Certified Diabetes Educator of Japan）という認定資格が作られた。対象となる職種は看護師，管理栄養士，薬剤師，臨床検査技師，理学療法士，准看護師である。

　近年は心理士も糖尿病領域で業務を行うようになってきたが，他職種に比べると日が浅く，CDEJ の対象職種には含まれていない。心理士が取得可能な糖尿病領域の資格は，糖尿病診療に関わるすべての職種が対象となる，地域医療への貢献を目的とした地域糖尿病療養指導士（LCDE：Local Certified Diabetes Educator）である。7〜8年前に糖尿病領域で心理臨床家として関わることになった時，せめて他職種と同じ舞台に立たなくてはと，筆者は KLCDE（神奈川糖尿病療養指導士）を取得した。KLCDE を取得した心理士は初めてで，そのくらい当時は糖尿病医療と心理臨床は距離があった。

　糖尿病医療に新参者として登場した心理士は，他職種にない専門性を役立てるしかない。依頼に際しては，糖尿病治療の主人公である患者さんはどんな人か？　家族は？　その関係性は？　何が問題なのか？　患者さんは何を感じているのか？　などを意識しながらカルテを読み，患者さんの話を聴き，他職種からも話を聞いて，俯瞰的に問題を見立てて

いく。そしてどんな変化が望ましいか，そのために誰のどんな協力が必要か等，多角的視点をもってアプローチの方針を立てていく。そしてこの見立てと方針を他職種と共有し，必要に応じて情報共有しながら，患者さんと治療の道のりを支えていく。先に述べたように，糖尿病治療には日常生活が関わるため，心理士だけでなく多職種みんなの支えが場面場面で必要となる。心理士の専門性の発揮と多職種との協働，この領域では両者が不可欠と考えている。

＊参考：日本糖尿病療養指導士認定機構 編・著（2020）．糖尿病療養指導ガイドブック 2020：糖尿病療養指導士の学習目標と課題．メディカルレビュー社．

引用文献

Anderson, B. & Funnell, M. M.（2005）. *The art of empowerment : Stories and strategies for diabetes educators.[2nd edition]* Alexandria, Virginia：American Diabetes Association.（石井均 監訳（2008）．糖尿病エンパワーメント：愛すること，おそれること，成長すること［第 2 版］．医歯薬出版）

安藤美華代（2006）．健康行動学的アプローチに基づいた包括的糖尿病カウンセリング：健康的なライフスタイルをめざして．石井均・久保克彦 編著．実践 糖尿病の心理臨床，p. 49-58．医歯薬出版．

服巻豊（2012）．維持透析患者への心理的ケア．阿岸鉄三 編集．維持透析患者に対する補完代替医療スタンダード．東京医学社．

石井均（2006）．糖尿病患者における心理行動学的問題．垂井清一郎・門脇孝・花房俊昭 編．最新糖尿病学―基礎と臨床―，p. 681-691．朝倉書店．

石井均（2015）．病を引き受けられない人々のケア：「聴く力」「続ける力」「待つ力」．医学書院．

石井均 編集（2019）．実践！ 病を引き受けられない糖尿病患者さんのケア．医学書院．

金外淑（2006）．認知行動療法を導入した糖尿病患者への心理的援助．石井均・久保克彦 編著．実践 糖尿病の心理臨床，p. 38-48．医歯薬出版．

金外淑（2008）．糖尿病．鈴木伸一 編著．医療心理学の新展開：チーム医療に活かす心理学の最前線，p. 42-56．北大路書房．

厚生労働省（2020）．令和元年国民健康・栄養調査報告，p. 161-162

https://www.mhlw.go.jp/content/000710991.pdf（2021 年 3 月現在）

厚生労働省（2019）. 平成 29 年（2017）患者調査の概況
https://www.mhlw.go.jp/toukei/saikin/hw/kanja/17/index.html（2021 年 3 月現在）

Kovacs Burns, K., Nicolucci, A., Holt, R. I. G. et al. & DAWN2 Study Group（2013）. Diabetes Attitudes, Wishes and Needs second study（DAWN2^{TM}）：Cross-national benchmarking indicators for family members living with people with diabetes. *Diabetic Medicine, 30*（7）, 778-788.

久保克彦（2021）. 糖尿病の事例. 津川律子・花村温子 編. 保健医療分野の心理職のための対象別事例集：チーム医療とケース・フォーミュレーション, p. 220-240. 福村出版.

Lowes, L., Gregory, J. W. & Lyne, P.（2005）. Newly diagnosed childhood diabetes：A psychosocial transition for parents? *Journal of Advanced Nursing, 50*（3）, 253-261.

日本糖尿病学会 編・著（2020）. 糖尿病治療ガイド 2020-2021. 文光堂.

Peterson, R. A.（2010）. Improving hemodialysis in patient care：Critical areas. *Patient Education and Counseling, 81*（1）, 3-4.

Peyrot, M. & Rubin, R. R.（2007）. Behavioral and psychosocial interventions in diabetes：A conceptual review. *Diabetes Care, 30*（10）, 2433-2440.

Prochaska, J. O., DiClemente, C. C., & Norcross, J. C.（1992）. In search of how people change：Applications to addictive behaviors. *American Psychologist, 47*（9）, 1102-1114.

Schmitt, A., Reimer, A., Kulzer, B., Icks, A., Paust, R., Roelver, K-M., Kaltheuner, M., Ehrmann, D., Krichbaum, M., Haak, T., & Hermanns, N.（2018）. Measurement of psychological adjustment to diabetes with the diabetes acceptance scale. *Journal of Diabetes and Its Complications, 32*（4）, 384-392.

東海林渉（2017a）. 糖尿病者への健康心理学的援助の基礎. 羽鳥健司 編著. 臨床健康心理学：保健と健康の心理学標準テキスト第 4 巻, p. 156-179. ナカニシヤ出版.

東海林渉（2017b）. 糖尿病者への健康心理学的援助の実際. 羽鳥健司 編著. 臨床健康心理学：保健と健康の心理学標準テキスト第 4 巻, p. 180-200. ナカニシヤ出版.

東海林渉（2019）. 糖尿病患者の個人支援と家族支援. 日本家族心理学会 編集. 保健医療分野に生かす個と家族を支える心理臨床（家族心理学年報 37）, p. 98-108. 金子書房.

東海林渉・大野美千代・安保英勇（2014）．ソーシャルサポートと自己効力感が糖尿病のセルフケアに及ぼす影響．ヒューマン・ケア研究，14（2），p. 139-152.

巣黒慎太郎（2016）．糖尿病患者へのケア．鈴木伸一 編著．からだの病気のこころのケア：チーム医療に活かす心理職の専門性，p. 221-233．北大路書房.

Young-Hyman, D., de Groot, M., Hill-Briggs, F., Gonzalez, J. S., Hood, K., & Peyrot, M.（2016）. Psychosocial care for people with diabetes：A position statement of the American Diabetes Association. *Diabetes Care, 39*（12），2126-2140.

参考文献

石井均（2011）．糖尿病医療学入門—こころと行動のガイドブック．医学書院.

研究課題

1. 医療と心理臨床との融合を図る「糖尿病医療学」について調べてみよう。
2. 「糖尿病ネットワーク Diabetes Net.」（http://www.dm-net.co.jp/〈2021 年 3 月現在〉）にアクセスして，糖尿病患者さんへの心理社会的支援に関する情報について調べてみよう。

（付記）本章 1 節（2）と 2 節（1）の執筆にあたっては，北谷真子先生（天理よろづ相談所病院内分泌内科）に，3 節の執筆にあたっては，東海林渉先生（東北学院大学）にご協力をいただきました。

12 | 支援の実際⑨：遺伝カウンセリング

小林真理子

　遺伝医療は急速に進歩している。遺伝情報を調べるかどうか，遺伝情報を知った先どのような選択肢があるか，その際に医療職はどのように患者に対応していくのか想定しておくことが求められている。臨床のさまざまな場面で関わることが増えてきている遺伝医療について，臨床遺伝専門医や認定遺伝カウンセラーらの関わりから学ぶとともに，心理臨床の課題と姿勢について考える。

　【キーワード】　遺伝性疾患，遺伝学的検査，出生前診断，遺伝性腫瘍，遺伝カウンセリング

はじめに

　生命の"設計図"とされるヒトゲノムの解析計画が国際的な協力により進められ，2003 年にはヒトゲノムの全塩基配列の解析が完了した。医療の場においても，解析技術の進歩により疾患の原因や疾患の易罹患性など，遺伝情報を知ることで，治療や予防に役立てていくことが期待されている。同時に，遺伝情報は個人を超え家系で共有される特徴があり，患者や家族にさまざまな困難な課題をもたらす。本章では，遺伝性疾患の理解のために必要な知識について概説した後，遺伝医療の領域で実施されている遺伝カウンセリングの実際を紹介し，心理臨床の視点について考えたい。

1. 遺伝性疾患（hereditary disease）について

（1）遺伝性疾患とは

　すべての病気は遺伝要因と環境要因の相互作用によって生じる（図12-1 参照）。遺伝性疾患とは染色体や遺伝子を定める塩基配列内に生じている変化が原因となって発症する病気であり，現在，約 2 万の原因遺伝子が判明しているという（章末の「遺伝の知識」参照）。遺伝性疾患は，通常，1）単一遺伝子病，2）染色体異常症，3）多因子遺伝疾患，4）ミトコンドリア遺伝病に大別される。単一遺伝子病（メンデル遺伝病）は遺伝の仕方，すなわち親世代からその発症の素因を継承することがあり，その形式によって，①常染色体優性遺伝，②常染色体劣性遺伝，③ X 連鎖性遺伝に分類される。

（2）遺伝学的検査

　遺伝子関連検査には大きく分けて次の 3 つある（日本医学会，2011）。
① 　病原体遺伝子検査（病原体核酸検査）
② 　ヒト体細胞遺伝子検査
③ 　ヒト遺伝学的検査
　この項では，③のうち，生殖細胞系列の検査について主に取り上げる[1]。
　遺伝学的検査が臨床診療で必要とされるのは，臨床症状や家族歴から

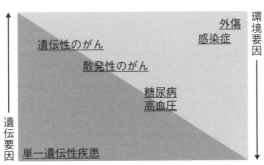

図 12-1　疾患における遺伝要因と環境要因の関与〈鈴木作成〉

遺伝子や染色体の変化による遺伝性疾患が疑われ，確定診断が求められる場面が多い[2]。

　遺伝学的検査では，染色体分析や DNA の配列を解析する。臨床検査会社で実施できるものや，臨床研究として大学や研究施設が解析を担っているものもある。検査を受ける本人の症状や既往歴，家族の既往歴に応じて条件を満たすと保険適用になる遺伝学的検査もある（2021 年 2 月現在，約 140 種類）。遺伝子を構成する DNA の塩基の配列を調べる遺伝学的検査は体のどの部分の細胞を用いても調べられるが，血液を使用することが一般的である。一方，出生前検査で胎児の染色体を調べる場合には，羊水検体中の胎児細胞や絨毛細胞を用いて解析する。

　解析される DNA の配列や染色体核型はほとんどが人類共通であるが，少しずつ異なる部分もある。遺伝学的検査の結果明らかになった標準配列との違い（バリアント：variant）は，これまでのデータや論文の報告から疾患との関連について解釈をされる。「病的意義あり（pathogenic）」，「おそらく病的意義あり（likely pathogenic）」，「病的意義なし（benign）」，「おそらく病的意義なし（likely benign）」と表され，現時点では病的変異か否かの評価ができない場合は，未確定あるいは病的意義不明（variant of uncertain significance：VUS）と報告される。またバリアントが集団の中で 1% 以上の頻度でみられる場合は多型

---

1) ①は「ヒトに感染症を引き起こす外来性の病原体（ウイルス，細菌等微生物）の核酸（DNA あるいは RNA）を検出・解析する検査」であり，②は「癌細胞特有の遺伝子の構造異常等を検出する遺伝子検査および遺伝子発現解析等，疾患病変部・組織に限局し，病状とともに変化し得る一時的な遺伝子情報を明らかにする検査」である。③は「単一遺伝子疾患，多因子疾患，薬物等の効果・副作用・代謝，個人識別に関わる遺伝学的検査等，ゲノムおよびミトコンドリア内の原則的に生涯変化しない，その個体が生来的に保有する遺伝学的情報（生殖細胞系列の遺伝子解析より明らかにされる情報）を明らかにする検査」である。これらの①〜③の検査を総称して「遺伝子関連検査」とし，一般的にはそれぞれ，①病原体遺伝子検査，②体細胞遺伝子検査，③遺伝学的検査と呼ぶ。
2) 遺伝性疾患の症状や臨床の診断基準，遺伝学的検査について疾患ごとにまとまっている情報サイトとして，オンラインで閲覧できる OMIM（Online Mendelian Inheritance in Man）や Gene Reviews（英語版・日本語版ともに利用可能）がある。また本邦において遺伝性疾患の遺伝学的検査を実施している施設は全国遺伝子医療部門連絡会議がまとめた「遺伝子医療体制検索・提供システム」や「難病情報センター」で検索できる。

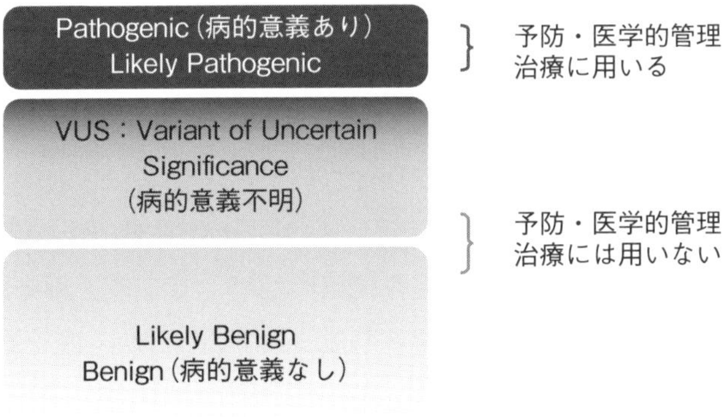

Pathogenic（病的意義あり）
Likely Pathogenic
｝ 予防・医学的管理
治療に用いる

VUS：Variant of Uncertain
Significance
（病的意義不明）
｝ 予防・医学的管理
治療には用いない

Likely Benign
Benign（病的意義なし）

世界中で集められたデータを参照して評価がつく
図 12-2　バリアントの評価
〈ACMG-AMP2015 遺伝子バリアント指針より鈴木作成〉

（polymorphism）と呼ばれる（図 12-2 参照）。

　遺伝学的検査は膨大な種類の遺伝子から特定の遺伝子に対象を絞り込んで解析を行うものから，関連する複数の遺伝子をまとめて解析する検査（マルチジーンパネル検査：multi-gene testing）など種類も多様であり，どの検査を実施するかについて，また結果をどのように医学的管理に役立てていくかについて，検査を受ける受検者とさまざまな立場の医療職や専門職が共に考えていくことが望ましい。

　遺伝学的検査で調べる遺伝情報の特性は次の 3 つがあり，遺伝カウンセリングではこの点に留意しながら，遺伝学的検査を検討する患者の心理社会的支援を行っていく。

　①普遍性/不変性：遺伝子の変化の箇所（バリアント）は一生変わらないこと。しかしそれに付随する評価や解釈は変わる可能性がある。

　②共有性：血縁者と「一部」共有する可能性がある。通常，バリアントがある遺伝子を親から継承している可能性は 1/2（50％）であるが，時には両親が持っていないバリアントを新たに持つ個体もいる。

　③将来性：これからの検診方法や治療薬の選択に役立つ可能性がある。一方で，予防法がなかったり，治療法も限定されたものしかない疾患発症の可能性が明らかになることもある。

2. 遺伝カウンセリング

　「遺伝カウンセリング」は，心理職が行う「心理カウンセリング」とイコールではなく，元々医師が行っていた遺伝相談から発展してきたものである。遺伝医療における「遺伝カウンセリング」は，「医療相談の一態様であり，遺伝に端を発する健康問題に対しての情報提供を主とする一連の医療的支援である」とされる（玉井，2005）。

（1）遺伝カウンセリングの定義

　遺伝カウンセリングについての定義は，1975 年に米国人類遺伝学会（American Society of Human Genetics：ASHG）から，2006 年に米国遺伝カウンセラー学会（National Society of Genetic Counselors：NSGC）からも提唱されている。NSGC の定義では「疾患の遺伝学的関与について，その医学的影響，心理学的影響および家族への影響を人々が理解し，それに適応していくことを助けるプロセスである」とされ，その過程では下記の 3 つのポイントが含まれる。

1) 疾患の発生および再発の可能性を評価するための家族歴および病歴の解釈
2) 遺伝現象，検査，マネージメント，予防についての資源および研究についての情報提供
3) informed decision making（十分な情報を得た上での患者の自律的意思決定）およびリスクや状況への適応を促すためのカウンセリング

　遺伝性疾患について患者や家族，それぞれが抱く思いに対し，その人らしい選択肢を選べるよう一緒に考えるプロセスであり，それは医療者が患者に出会ってから生涯続く双方向のコミュニケーションプロセスでもある。

（2）遺伝カウンセリングの主な担い手

　日本では遺伝医療の専門家として，臨床遺伝専門医（2002 年から）

と認定遺伝カウンセラー（2005 年から）が日本人類遺伝学会と日本遺伝カウンセリング学会の共同資格として認定されるようになった。また日本看護協会からは遺伝看護専門看護師（2017 年から）が認定されている。

　実際に診断がついたあとも複数の科にわたる治療や医学的管理の心理的・社会的なサポートを継続するには，遺伝医療の専門職だけではなく，疾患に関連する各診療科の医師や看護師，心理士，薬剤師，作業療法士，理学療法士，医療ソーシャルワーカー，臨床検査技師などの専門職，患者と接する医療事務職が遺伝医療の基礎的な知識を得ておくことが望まれる。誰もが遺伝専門外来に相談希望者を繋げられるような役割の担い手になりうるからである。

（3）遺伝カウンセリングの対象

　遺伝カウンセリングが必要とされる状況は，従来，出生前（prenatal），小児期（pediatric），成人期（adult）の 3 群に分けられてきた。この 3 つの分類は，単一遺伝子疾患や染色体異常症を念頭に置いたものである。さらに，現在急速にニーズが高まりつつある薬理遺伝学的検査の結果の解釈や，生活習慣病などの発症リスクを扱うものとして，予期的遺伝カウンセリング（anticipatory genetic counseling）も提唱されている（福嶋・山内，2011）。以下，左記文献を参照してまとめる。

1）出生前遺伝カウンセリング

　妊娠中の胎児あるいはこれから妊娠を考える際のリスクについての相談である。高齢妊娠，近親婚，習慣流産，各種検査により胎児の形態異常が発見された場合など産科と密接な関係のある問題を扱う。

2）小児期遺伝カウンセリング

　先天異常など小児期発症の疾患の患者についての正確な診断と情報提供，その患者の両親から生まれる次子，あるいは両親の同胞から生まれる子どものリスクについての相談である。

3）成人期遺伝カウンセリング

　遺伝性腫瘍や神経変性疾患など成人期に発症する遺伝病について，将

来自分が発症するかどうかについての相談である。発端者（すでに発症している患者）やその子ども，血縁者が対象となる。

4）予期的遺伝カウンセリング

薬理遺伝学的検査の結果解釈や生活習慣病などの発症リスクなど，どのようにクライエントの健康管理・疾病予防・適切な医療に役立てていくかについて，クライエントと共に考えていく。例えば，薬の効き目や副作用の出方には個人差があり，個々人の情報をもとにその解釈を伝えることがある。また複数の遺伝子と環境が絡み合って起こる生活習慣病は，その疾患のなりやすさが遺伝子を調べると予測につながるものもある。このような複数の遺伝子が関わるような遺伝要因のリスクを扱うものとして，予期的遺伝カウンセリングが行われる。

3. 遺伝カウンセリングの実際

ここでは，聖路加国際病院遺伝診療センターの遺伝カウンセリングの実際を，流れに応じて紹介する（図12-3参照）。なお，当院は，出生前検査や遺伝性腫瘍（特に遺伝性乳がん卵巣がん症候群；HBOC）についての相談が多いことが特徴である。

① 【予約受付】

予約は電話にて行われる。受付スタッフが日時の相談を行った後，認定遺伝カウンセラーが対応を引き継ぎ，相談の内容を詳細に尋ねる場合がある。予約電話の当日に対応できない場合は来談前に事前に電話で連絡するなど工夫している。

当院の周産期外来では，全妊婦に対して遺伝外来の案内を出しており，出生前検査を希望する妊婦だけではなく，さまざまな遺伝に関する不安を抱えた妊婦や家族に相談の場が開かれるようにしている。また，がん治療に関して，乳腺外科，婦人科，消化器外科／内科等それぞれの診療科から治療選択の一環として遺伝外来への紹介をされることが多い。また自身ががんに罹患していない場合でも，家族のがんに関して問い合わせをされることもある。

この電話の受付から遺伝カウンセリングとしての関わりは始まってお

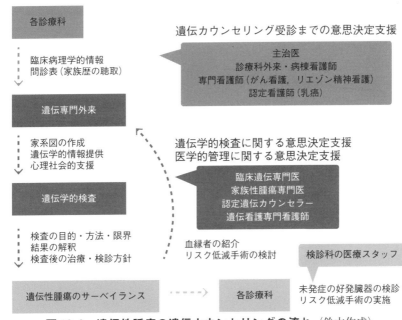

図12-3　遺伝性腫瘍の遺伝カウンセリングの流れ〈鈴木作成〉

り，来談動機や相談内容・目的，同伴者について確認する中で，クライエントの不安が軽減されるような応対を心がける。

②【初回遺伝カウンセリング】

　遺伝相談の外来に訪れたクライエントに対して，まず認定遺伝カウンセラーによる簡単な面談が行われる。この面談では事前に聞いていた来談動機や家族歴の詳細を確認する。家系図（ジェノグラム）を作成しながら，家族や親族の既往歴，診断を確認していく。家系図は遺伝学的情報を得るのに重要であるだけでなく，家族関係を捉える上でも非常に有用である（放送教材参照）。

　その後，医師と共に，発端者である患者の遺伝学的情報や医学情報の確認，来談動機に応じた遺伝学的検査の選択肢や医学的管理について情報提供する。診断がついていない場合には，疑われる疾患についての資料を収集し，遺伝学的検査の可能性やその検査の実施施設等の確認をする。また必要に応じて，心理社会的なサポート資源として患者会や親の

会等の情報収集を行い紹介することもある。

＊【遺伝学的検査の実施】

　遺伝カウンセリングの過程で，遺伝学的検査を受ける決定をした場合には，遺伝学的検査のための採血が行われる。

③【スタッフカンファレンス】

　月に一度開催される遺伝診療センターの多職種ミーティングにおいて症例検討を行う。その中で，必要に応じて院内の心理士へのコンサルテーションを行う。

④【カウンセリング２回目以降】

　遺伝学的検査を実施した場合には，結果の説明，結果に応じた医学的管理の提案，実施のサポートを行う。遺伝学的検査を実施していない場合にも，家族歴に応じた医療介入を検討し，継続的にフォローアップが必要な場合は電話での対応も行う。

⑤【フォローアップ】

　他科受診に合わせての来談や，電話連絡によるフォローアップを行う。必要に応じて，心理士との面談の調整や他科の受診の調整を行う。

4. 遺伝医療における心理臨床

（1）遺伝カウンセリングにおいて

　先に述べたように，遺伝カウンセリングは心理職の行う心理カウンセリングとはイコールではない。玉井（2019）は，遺伝カウンセリングを「遺伝にまつわる健康問題に対応するための，ひとつの職種では完結しない一連の対人援助過程であり，その中に心理職が関わることはある」と整理している。遺伝診療科（遺伝子医療センター等）に専任の心理士が配属されている場合は，遺伝カウンセリングの段階から関わることが可能であり，その過程の中で患者が安心して自由に話せるように働きかけながら，疾患の理解や受け入れの状況などを把握する。同時に心理アセスメントを行って，言語レベルだけでなくクライエントの根底で何が動いているのかを捉えていく（浦野，2011）。

（2）個別の心理カウンセリング（心理療法）

　遺伝カウンセリングの過程あるいはその後に，専門的な心理的ケアが必要と判断された場合，遺伝診療科あるいは主科（例えば，乳がん患者の場合は乳腺外科，出生前診断をめぐる妊婦の場合は産婦人科）からの依頼を受けて，心理士が個別に心理カウンセリングを実施することになる。

・確定診断において

　検査前の遺伝カウンセリングで，遺伝性神経難病等，遺伝子変異の可能性が高いと指摘されていたとしても，検査で否定されることに一縷の望みを抱くものである。生涯変わることのない遺伝子の変異が同定されたという事実は重く，クライエントがその診断や説明をどう受け止めているのか把握しながら，思いや気持ちを聴いていく。また，遺伝性疾患を有する者が子どもである場合，病気への意識が乏しいことも多く，発達段階に沿った告知や説明が必要となる。本人の理解力や性格特徴などをアセスメントしながら，その子どもの状態に合った告知の仕方を家族と相談しながら対応することもある。

・出生前診断において

　出生前診断に伴う遺伝カウンセリングでは，妊娠の早い時期から胎児の超音波検査や母体採血による検査によって，染色体異常症の可能性を知ったカップルが自分の子に将来起こりうる症状や精神発達異常の可能性を知り，妊娠の継続の可否を考えるような場面が増えてきた（コラム⑭参照）。また，妊娠がしづらい，流産を繰り返しているカップルが自身の染色体検査を希望して訪れることもある。子どもをもつこと，育てていくことへの不安や妊娠の継続の可否をめぐる意思決定には，さまざまな立場の医療者が支援していくことが助けになる。

・発症前診断において

　発症前診断では，自覚症状がない段階で，将来その疾患を発症する可能性があるかどうかが判明する。遺伝学的検査が陽性であった場合には，将来の発症が確定的となり，生活設計の変化を余儀なくされる。また子どもや同胞などへの遺伝の可能性をめぐってさまざまな葛藤が生じることもある。遺伝情報は家系内で共有されるため，遺伝学的検査の結

果情報を血縁者に伝えるかどうかという倫理的な問題をはらむことがある。玉井（2019）は，心理職の姿勢について，「その場にいない家族を視野のなかにおさめつつも，自らが寄り添う相手は誰なのか，個別性をこえて，個別の関係性についての自覚的内省が必要である」と指摘している。

（3）遺伝医療における心理職

遺伝医療における心理職の関わりは，診断直後の危機介入から，揺れ動く気持ちの整理，失った健康や子ども（胎児）へのグリーフワーク（喪の作業）等，対象や経過によって実にさまざまである。伊藤（2005）は，遺伝医療における心理臨床は「遺伝の問題の解決というよりも，遺伝子からの問いかけを契機に，人間における生老病死という本来的な問いが問われる場となる」と述べている。遺伝の問題がきっかけとなって元々抱えていた自身や家族関係の課題が浮かび上がってくることも少なくない。遺伝子の持つ世代継承性という特徴から，遺伝にまつわる心理的な葛藤や揺れ動きは，個人のレベルを超えて家族や次の世代にも関わる問題として波及する。継続した心理カウンセリングを通して個々の思いに寄り添っていくことは心理士の重要な役割であろう。医学的説明や倫理的判断を行わない心理士は，揺れる思いを聴く器になり，困難な道のりに同行することができるかもしれない（橋本，2016）。それが可能になるのは，チームの他職種による遺伝性疾患に関する情報提供やその対処に関する具体的な支援がなされた上でのことである。

また，遺伝にまつわる課題や困難は，誕生，就学，就職，結婚，出産といったクライエントのライフサイクルの中で繰り返し生じてくる。クライエントと家族が「遺伝」という課題を持ちつつもその後の人生を歩んでいけるよう長期的に支援していくことが求められる。

放送授業では，聖路加国際病院遺伝診療センターを訪問し，臨床遺伝専門医の山中美智子先生に遺伝カウンセリングについてご講義いただく。また，認定遺伝カウンセラーによる遺伝カウンセリングの実際を紹介する。

〉〉　遺伝の知識―遺伝子・染色体・DNA ―

　私たち人間の身体は，皆 1 個の受精卵から始まり，約 60 兆個の細胞からなっている。一つ一つの細胞には核と呼ばれる部分があり，その中にほとんどの身体の情報（遺伝情報）がある。この遺伝情報を担っている物質が DNA（デオキシリボ核酸；deoxyribonucleic acid）という分子構造であり，これがヒトゲノムの実体である。ヒトは一つの細胞の中の核とミトコンドリアの両方に DNA を持っており，それぞれ核 DNA，ミトコンドリア DNA（mitochondrial DNA）と呼ばれる。

　DNA はヌクレオチドという分子構造内の塩基（base）部分が結合することにより「二重らせん（double helix）構造」を作っている。塩基には，アデニン（adenine：A），チミン（thymine：T），グアニン（guanine：G），シトシン（cytosine：C）という 4 種類があり，T と A，C と G とが結合する。ヒトゲノム内には，この塩基が約 30 億も連なっている。こうした膨大な DNA を一つの細胞の核内に効率よく納めるために，DNA は折り畳まれて染色体という構造をとることがある。

　われわれの生体内の働きに欠かせないタンパク質（protein）はアミノ酸により構成されており，このアミノ酸の配列を指定しているのが，ヒトゲノムの中の遺伝子（gene）と呼ばれる領域である。ヒトの核 DNA の約 30 億塩基対のうち，そのすべてが遺伝子を構成するわけではなく，遺伝子としての働きがある領域は全体の2%程度，約 2 万 3 千〜5 千箇所ほどといわれている。核 DNA にある遺伝子のサイズは，短いものでも 1000 塩基対，長いものだと 200 万塩基対から構成されている。対してミトコンドリア DNA は約 1 万 6 千塩基対で構成された環状の DNA である。その塩基配列上にある遺伝子は 13 種類である。

・ある男性が持つ染色体の本数は <u>46 本</u>（1-22 までの常染色体が 2 本ずつ，性染色体が 2 本）
・その中に含まれる DNA は，<u>約 30 億塩基対</u>
・約 30 億塩基対の中に存在する遺伝子の数は，約 2 万 5 千程度

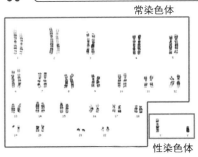

〈鈴木作成〉

〈コラム⑭〉

遺伝カウンセリングはなぜ必要なのか

聖路加国際病院 遺伝診療センター/女性総合診療部　山中美智子

　遺伝学的検査が発達するに伴い，遺伝カウンセリングの重要性が強調される。では遺伝カウンセリングでは何を目的としているのか。母体の血液で胎児の染色体の異数性の有無を推測する無侵襲的出生前遺伝学的検査（non-invasive prenatal genetic testing：NIPT）。現在，NIPT は，日本医学会で認定された，検査前からの遺伝カウンセリング，検査後のサポートやケアが実施可能な施設で行うことになっている。しかしながら，現状ではこのような施設基準を満たすことなく認可を受けていない非認可施設が多くの検査を請け負っている。非認可施設では，「遺伝カウンセリングは不要で即日検査が受けられる」「土日祝日も検査が可能」「費用が安い」「検査結果は郵送またはメールで返送」など利便性を謳っているところが目立つ。中には「タクシーでの送迎」などアクセスの良さを強調する施設もある。さらには染色体異数性のみならず，染色体微細欠失や単一遺伝子病などの検査も可能であるとしている施設もあるが，その精度は明らかではない。検査を受けた大半の人は「結果陰性」で返ってくるので「安心」が得られる。少数ながら「結果陽性」で返ってきた妊婦が，検査を受けたクリニックに問い合わせても，その結果に関する説明やその後のサポートが得られず，自分に起きていることはどういうことなのか，これからどうすればいいのか，どこで相談すればいいのか…大きな混乱状態の中から自ら必死でインターネットを検索して，ようやく筆者らの遺伝カウンセリングにたどり着く頃には疲労困憊…という例に遭遇する。中には「陰性だったけれど，いったい何を調べた検査だったのか」とカウンセリングに訪れる人もいる。

　遺伝カウンセリングは「検査を受ける／受けない」の選択を押し付けたり，説得したりする場ではない。検査で何がわかって（わからなくて），その精度はどのくらいで，結果を得た後にはどのような選択肢があるのかということを説明するだけの場でもない。様々な背景や考え方を持った妊婦がどんな風に子どもを迎えようとしているのか…当事者が持っている問題解決能力を発揮して自分らしい決断に至れるように，平穏な心で冷静な判断ができるような環境を提供する場である。さらには「検査を受ける／受けない」の関わりだけではなく，妊娠を継続した人もしなかった人も，その選択を長きに渡ってサポートすることが望ましく，そのためには心理職も含めた多職種の連携が求められる。

──〈コラム⑮〉──
「なぜがんになったのかという答えが見つからない」
聖路加国際病院 遺伝診療センター　鈴木美慧

　亡くなった友人が私に残した言葉である。がんと診断されたときに抱く「なぜ」という思いには，医学的なあるいは分子生物学的な原因を究明するための情報を必要とする思いと「なぜ私に病気がおこったの？」という心理的な思いが内包される。認定遺伝カウンセラーとして遺伝性腫瘍の相談に関わる過程で，前者の「なぜ」という問いには遺伝医学の情報が答えとなる場合があるとわかった。一方，後者の問いには，その患者・家族それぞれの経験，信念，感情，想像がとても複雑に関わり合っている。その問いが生まれた状況に寄り添い，必要なサポートを選んでもらえるような関係性を築くための「傾聴」，クライエントの語りを引き出すための「沈黙」など，心理面談でも用いるアプローチも行う。

　これまで筆者が遺伝カウンセリングで対応してきたのは，家族に複数のがん経験者がいる，あるいは自身が若年でがんを経験しているといったケースが多い。いずれのケースも本人や家族のがんの治療の中で出てきた「遺伝」に関する漠然とした疑問や不安に対して，そのときに関わった医療者がその声を聞き逃さずに，ときには遺伝カウンセリングの外来に向かう背中を少しだけ後押ししてくれた結果として繋がることができた流れがある。

　これからは，本人が自発的に知りたいと思ったタイミングではなく，がんゲノム医療のように治療選択のための情報として，遺伝にまつわる情報に触れていく場合も増えていくだろう。医療従事者の中にはがんゲノム医療や遺伝性腫瘍といったキーワードに馴染みのない方も多いと思うが，クライエントが遺伝について知りたいと思った時，あるいは不安を感じた時点で，相談ができる専門職・部署につなげられるような取組みが必要だと感じている。

　遺伝カウンセリングは，そのクライエントの「思い」や「気がかり」に配慮し，その人の視点に立って，その人にとっての最善を大事にしようとする医療者のあり方そのものでもある。その中にはクライエントの抱く「なぜ」に対して，science に基づいた生物学的（医学的）なヒトとしての life と心理社会的背景が生みだす物語としての life がある。その二つの混じり合いが遺伝カウンセリングのプロセスであり，このマインドを大切にしながら，一人ひとりの選択肢に丁寧に寄り添って関わっていきたい。

（認定遺伝カウンセラー）

引用文献

福嶋義光・山内泰子（2011）．遺伝カウンセリング概論．福嶋義光 編集．遺伝カウンセリングハンドブック，p. 25-28．メディカルドゥ．

橋本洋子（2016）．生殖医療，出生前診断と心理臨床．小林真理子 編．心理臨床と身体の病，p. 144-159．放送大学教育振興会．

伊藤良子 監修，玉井真理子 編（2005）．遺伝相談と心理臨床．金剛出版．

日本医学会（2011）．医療における遺伝学的検査・診断に関するガイドライン
https://jams.med.or.jp/guideline/genetics-diagnosis.pdf（2021 年 4 月現在）

玉井真理子（2005）．日本における遺伝相談と心理士のかかわり．伊藤良子 監修，玉井真理子 編．遺伝相談と心理臨床，p. 29-41．金剛出版．

玉井真理子（2019）．遺伝カウンセリングと家族支援．日本家族心理学会 編集．保健医療分野に生かす個と家族を支える心理臨床，p. 48-57．金子書房．

浦野真理（2011）．心理アセスメント．福嶋義光 編集．遺伝カウンセリングハンドブック，p. 182-183．メディカルドゥ．

参考文献

山中美智子・玉井真理子・坂井律子 編著（2017）．出生前診断 受ける受けない誰が決めるの？：遺伝相談の歴史に学ぶ．生活書院．

河合蘭（2015）．出生前診断 出産ジャーナリストが見つめた現状と未来．朝日新聞出版．

🎧 研究課題

1. 遺伝カウンセリングにおける家系図（ジェノグラム）がどのように作成・記載されるのか調べてみよう。
2. 出生前診断に関する参考文献を読んで，心理臨床では何ができるのか，考えてみよう。

（付記）本章の執筆にあたっては，聖路加国際病院遺伝診療センターの鈴木美慧先生（認定遺伝カウンセラー），山中美智子先生（臨床遺伝専門医）にご協力をいただきました。

13 | 支援の実際⑩：周産期・小児科

小林真理子

　医療領域に従事する心理職の勤務先診療科の中で，小児科は精神科，心療内科に次いで三番目に多い。本章では，NICU を主とする周産期医療の特徴と心理臨床のあり方，小児科における子どもと家族への心理支援について考える。また，総合病院小児科での心理職の活動の実際について紹介する。

【キーワード】　周産期医療，NICU，小児科，チーム医療，家族中心のケア（FCC），切れ目のない支援

1. 周産期医療の特徴

（1）周産期とは

　周産期とは，医学的には妊娠 22 週から出生後 7 日未満を指す。が，心理学的には，母親が妊娠に気づいた時点に始まり，胎児期から新生児期，乳児への移行期までを含めた全体を「周産期」として捉えている。この時期は，母親の側からみると妊娠期・出産・産褥期と呼ばれ，子どもの側からみると胎児期・出生・新生児期と呼ばれ，母親と赤ちゃんという「二つの焦点」を持つ時期であるという特徴がある（橋本，2016）。

　周産期は，妊娠・出産という喜びに満ちたときであると同時に，さまざまな危機をはらんだときである。母子双方の生命の危機においては，母子一体であるがゆえの治療の難しさや命のせめぎあいが生じることもある。また，産後の母親はマタニティーブルーズや産後うつ病といった心の危機を生じやすく，母の状態が赤ちゃんの育ちに大きく影響することが分かっている。親側の要因，子どもの側の要因いずれであっても，親子の関係性に影響を及ぼす。

本来，出産後数週間の時期の母親は，ウィニコットが「原初的母性的没頭」（primary maternal preoccupation）と呼んだような，外界に注意を払わず赤ちゃんに心をとらわれた状態になると言われている（Winnicott, 1987/1993）。これはこの時期特有の意識状態であり，目の前の赤ちゃんとの関係に没頭することで母親であることを実感し，赤ちゃんの健全な育ちを促すものである。しかし，何かの危機が生じることで意識が外界に向かい，その体験が得られないこともあり，そこに支援の必要性が生じる。

（2）周産期医療の特徴

周産期医療とは妊娠，分娩に関わる母体・胎児管理と出生後の新生児管理を主に対象とする医療のことをいう。合併症妊娠や分娩時の新生児仮死など，母体・胎児や新生児の生命に関わる事態が発生する可能性もあり，突発的な緊急事態に備えて産科・小児科双方からの一貫した総合的な体制が必要であることから，特に「周産期医療」と表現されている（東京都福祉保健局HP）。

1996年より厚生労働省の通知を受け，47都道府県で「周産期医療対策整備事業」が開始され，高度で専門的な医療を提供できる周産期母子医療センターの整備が促進されてきた。総合周産期母子医療センターは，母体・胎児集中治療管理室（Maternal-Fetal Intensive Care Unit；M-FICU）を含む産科病棟および新生児集中治療管理室（Neonatal Intensive Care Unit；NICU）を備えており，常時，母体・新生児搬送受入体制を有し，母体の救命救急への対応，ハイリスク妊娠に対する医療，高度な新生児医療等を担っている。地域周産期母子医療センターは，産科・小児科（新生児科）を備え，周産期に係る比較的高度な医療行為を常時担う医療機関である。2020年5月現在，総合周産期母子医療センター110施設，地域周産期母子医療センター298施設が設置されている。

心理職については，2010年より周産期医療体制整備計画の中で，"確保すべき医療従事者"として，「臨床心理技術者を配置すること」とさ

れた。また，ハイリスク妊産婦への診療・ケアをより一層充実させる観
点から，多職種によるカンファレンスがハイリスク妊産婦連携指導料の
要件として挙げられている。そのカンファレンスに公認心理師は「必要
に応じて参加」することと規定されている。周産期医療において心理職
は，妊産婦のメンタルケアに関わる職種として，またNICUにおける
子どもの発達や親子の関係性に関わる職種として活躍が期待されてい
る。

2. 周産期医療における心理支援

　周産期の心理支援の基本は，赤ちゃんが育つことと，親が親として育
つこととの相互作用を通して，親子の関係が形成される自然のプロセスを
支えることである。周産期医療における心理支援も基本は変わらないは
ずである。しかし，早産や新生児仮死，重篤な疾患や障害，母体の急変
など予期せぬ事態が起こり，救命のための集中治療が第一とされる場に
おいて，心理職は何ができるのだろうか。

（1）NICUでの支援

　NICUに入院している赤ちゃんは，まさに救命のための集中治療を必
要とする赤ちゃんである。赤ちゃんは，母親から離され機械的な環境に
取り囲まれている。母親は，不可抗力な事態であっても「満足に産んで
あげられなかった」と自責の念に駆られ，無力感と不安の中にいる。父
親も予期せぬ出産に衝撃を受け，赤ちゃんと向き合うことも難しい。赤
ちゃんが育ち，親が育ち，親子の関係が育っていく自然のプロセスが進
むには，困難な状況にあると言えるだろう。

　それでも，NICUが親子を守る「器」となることで，少しずつ自然の
プロセスは動き始め，親子の関係性が育っていくことを，橋本（2011）
は報告している。行動レベルでの相互作用は観察され難くても，親の側
からの子どもないしは関係そのものについての認知や意味付けが進む形
で，親と子の関係性の発達過程が進んでいく。そして，子どもの成熟・
発達とあいまって両者の相互作用へと進行していくとして，「低出生体

216

重児と親における関係性の発達モデル」を提唱している。ただし，親子の関係が育つ過程は，外側から操作することはできない。親と子が安全と安心に包まれ，ホッとした時間と空間を保証されるとき，赤ちゃんの生きる力に引き込まれるように親の中で同一化が起き，相互交流の萌芽が生じるのである。

　NICU全体が，親と子の安全と安心を守る器であり，心理士もその一端を担うことになる。有用性に満ちた医療の場で，心理士は何かをしようとせずに親子の傍らにそっといて，共に赤ちゃんを見守ることで，家族がゆっくりと赤ちゃんと出会うための空間と時間を守れるのではないかと考える。その時，心理士が家族のアセスメントを行うだけではなく，家族も心理士をアセスメントしている。「この人に話せるかも」と思ってもらえれば，語りが生まれ，家族自身の内面を探索していく同行者になることも考えられる（コラム⑯参照）。

　赤ちゃんに何らかの障害が残ると知らされた時，家族は大きく動揺する。重大な危機状態にいる家族に対して，まず求められるケアは，そっと包むことであり，家族が「早く受け容れ，早く立ち直り，早く前向きに」と思わずに済むように，支えることである。言葉がこぼれ出たなら，それをひたすら聴く。家族の揺れを止めようとするのでも，導こうとするのでもなく，一見ネガティブに見える要素とそこに同時にある可能性との両方をしっかりと見据えながら，操作せずに待つことが，心理士に求められていることではないだろうか。

　そして，どんなに医療技術が進歩しても，赤ちゃんが亡くなるという事態が避けられないこともある。流産，死産，新生児死亡のいずれであっても，喪失の悲しみに対するケアだけではなく，赤ちゃんと家族が出会い，短くても共に生きて，別れの時を持つという過程を通してケアを行うことが大切である。赤ちゃんが亡くなっていく時の支援には医療チーム全体で関わる必要があり，周産期医療の場に働く心理士もそこに加わる。心理士は，その後の家族のグリーフケアにも携わり，医療従事者のメンタルヘルスを支えることにも貢献できる可能性がある。

（2）妊産婦のメンタルケア

　周産期においては，精神疾患に罹患していたり，妊娠・出産をめぐっ
て再燃したり，産後うつ病が疑われる場合など，精神科との連携が必要
になることも少なくない。心理士は母親の心理状態や家族関係のアセス
メントを行い，精神科とのつなぎ役としての役割を担うこともある。カ
ンファレンスやコンサルテーションを通して，スタッフに母親の精神状
態，家族関係や心理的力動について見立てを伝えたり，対応の仕方につ
いて助言したりすることが求められる。母親と子ども・家族を支援して
いくには，心理アセスメントは欠かせず，信頼関係と十分な配慮の中で
行い，得られた知見をスタッフの関わりに生かしていけるように伝えて
いくことが望まれる。

　精神障害をもつ妊産婦について，精神科医の清野ら（2014）は，周産
期における定期的なスクリーニング，心理教育や適切な治療選択への援
助，ソーシャルサポート，親のメンタルヘルスに留意した養育スキルト
レーニングなど，（心理職を含めた）多職種多領域の包括的介入により，
精神症状や全体的な機能水準の改善が促されたと報告している。これら
は産科，小児科，精神科，社会福祉，母子保健，精神保健領域の多職種
の協働によって成しえるものであり，多機関の連携によって妊娠期から
育児期まで切れ目のないメンタルケアが可能になる（清野ら，2017）。

（3）発達のフォローアップ

　NICUに入院した子どもの発達のフォローアップも心理職に求められ
る仕事の一つである。障害や疾患をもって生まれた子どもたちは，医療
的ケアなどさまざまな制約の中で生活し，その子育てには大きな負担を
伴う。例えば，外科手術を受けた低出生体重児の発達予後については，
継時的な発達検査や観察に基づく分析から，低出生体重児特有の問題に
加え，外科疾患をもつ子ども特有の問題の影響も示唆されている（山川
ら，2012）。定期的に子どもの発達のチェックを行うと同時に，それぞ
れの疾患ゆえの労苦に耳を傾け，必要に応じて先の見通しを伝えてい
く。さまざまな危機と向き合っている子どもと親の伴走者でありたいと

思う。

3. 小児医療の特徴

（1）小児科の特徴

　小児科は，成人医療の疾患・臓器別の専門科とは異なり，総合診療科であり，新生児から思春期（青年期）ごろまでの子ども[1]のあらゆる病気や障害に対応している。さまざまな感染症や身体疾患，発達に関する問題，不登校等の不適応状態，被虐待のある子どもなど，その診療対象は多岐にわたる。子どもの心身を心配する親にとっても，小児科は抵抗が少なく訪れることのできるところであり，最初の窓口となりやすい。発達途上にある子どもの場合，身体の問題と心の問題は連動しやすく，また環境の影響も受けやすいため，明確な区別をすることは難しい。いずれの要因も含まれたトータルな問題として捉え，来院した子どもと保護者の双方に関わっていく必要がある。

（2）慢性疾患をもつ子どもの増加

　また，周産期医療，小児医療の著しい進歩により，多くの命が救われるようになった一方で，病気を抱えて治療しながらの生活をしている子どもたち（慢性疾患児）が増えている。2020年現在，日本では小児慢性特定疾患として，16疾患群762疾病が認定されている[2]。身体の重篤な病気の治療は子どもの身体だけでなく，心理的な発達や社会性の発達にも大きな影響を与える。長期入院や繰り返す入退院によって，集団保

---

1) 日本小児科学会では2006年4月に，小児科が診療する対象年齢を，「中学生まで」から「成人するまで」に引き上げることを決定している。
2) 小児慢性特定疾患に認定されているのは以下の16疾患群である。
　1. 悪性新生物，2. 慢性腎疾患，3. 慢性呼吸器疾患，4. 慢性心疾患，5. 内分泌疾患，6. 膠原病，7. 糖尿病，8. 先天性代謝異常，9. 血液疾患，10. 免疫疾患，11. 神経・筋疾患，12. 慢性消化器疾患，13. 染色体又は遺伝子に変化を伴う症候群，14. 皮膚疾患群，15. 骨系統疾患，16. 脈管系疾患。これらは，小児慢性特定疾病医療費助成制度の対象となっており，児童の健全育成の観点から，患児家庭の医療費の負担軽減を図るため，その医療費の自己負担分の一部が助成される。
　　（参考：小児慢性特定疾病情報センター：https://www.shouman.jp/）

育や教育の機会を十分に得ることができず，学習の遅れや友人関係の形成にも困難が生じやすい。治療して治った後に晩期合併症（晩期障害）を来したり，命と引き換えに身体の機能の一部を失ったりする場合もあり，長期にわたる経過のフォローが必要である。また，つらい治療を受けている子ども本人だけでなく，その家族もまた，物理的・心理的・社会的に大きな負担を強いられ，家族全体への継続的な支援が必要である。

4. 小児科における心理支援

（1）心理アセスメント

　小児科での業務の多くの割合を占めるのは，子どもの発達や心理特性をみるための心理検査を含めた心理アセスメントであろう。発達障害が疑われる子どもの場合，知能検査や障害の特性をスクリーニングするために複数の検査を実施することは，診断や治療，その後の療育のために欠かせない。また，投影法などの性格検査を含めたテストバッテリーによる検査の結果は，精神科的診断の可能性や病態水準を把握するための情報として役立つこともある。並行して，保護者から子どもの成育状況や家族関係，学校適応に関する聴き取りを行うことによって，子どもの置かれた環境も含めたアセスメントが可能になる。子ども本人と保護者からの情報を統合して，子どもの知的発達や特性，性格傾向や適応スタイルを理解するとともに，親子関係や家族の力動を把握することで，子どもだけでなく家族への介入の方向性を示すことも可能になる。また，より専門的な介入が必要であると判断される際は，精神科等の専門機関につないでいくクッション的な役割を担うこともある。

（2）心理療法・カウンセリング

　子どもの訴える症状から身体的な検査をしても，身体面での異常や問題が見つからず，置かれた環境からくるストレス反応，心理的な問題と考えられることも少なくない。そのような場合，「心の問題」として精神科（児童精神科）や他機関を受診することには抵抗があっても，「心の専門家」である心理士に小児科の場で会うことは了承されることも多

い。実際，子どもの身体症状をカナー（Kanner, 1972/1974）のいう
「入場券としての症状」と捉え，子どもや保護者に心理的関わりをする
中で症状が軽快していくこともある。

　小児科では子どもに対してプレイセラピーが行われたり，保護者への
カウンセリングが行われることも多い。その導入のされ方や頻度は機関
によって異なる。複数の心理士が子どものプレイセラピーと保護者のカ
ウンセリングを並行して行う場合もあれば，一人の心理士が両者を担当
することもあれば，保護者の話は主治医が聴き，心理士が子どもを担当
することもあろう。

　小児科で活動している細田（2011）は，心理士の専門性であるカウン
セリングの導入について，小児科医師との連携の実際を報告している。
その中で，子どもや保護者へのカウンセリングの目的について，以下の
ように整理している。

①治療意欲を高める：子どもの痛みや苦痛を伴う治療への不安を取り
　除き，治療や日常生活に前向きになれること

②子どもの自己肯定感の回復：罪悪感や傷つきを抱えている子どもの
　気持ちをほぐし，一緒に解決策を考えることで，自己肯定感を回復
　すること

③保護者の自己肯定感の回復：子どもの育て方について悩む保護者の
　自己肯定感の回復を促し，子どもとの関わりが上手くいかなくなっ
　ている悪循環を断ち切ること

④親子間の関係調整：余裕を失っている保護者と子どもに対し，心理
　士が調整役となって親子関係の調整・促進をはかること

⑤他機関との連絡調整：他機関との関わり方について助言し，学校と
　のスムーズな協力関係や社会資源の活用を促すこと

（3）小児科病棟でのチーム医療

　小児科にはさまざまな病気の子どもたちが入院しており，入院治療に
おいては症例ごとにチームが組まれる。子どもの治療状況を最も把握し
ている小児科の主治医とプライマリーナース（入院から退院までの全期

間を通して継続的に受け持つ看護師）のほか，他科の専門医，病棟看護師，薬剤師，管理栄養士，ソーシャルワーカー，心理士，保育士，チャイルド・ライフ・スペシャリスト，院内学級教諭など多職種が必要に応じてチームを組んで協働している。すでに述べたように，チームの一員として，心理士は子どもへの心理検査や心理面接を通してアセスメントし，スタッフに子どもの発達や性格特性についての見立てを伝え，効果的な関わりの方法を提案する役割を担っている。また親との面接やスタッフからの情報も踏まえ，家族関係に関する見立てをすることも重要な役割である。小児医療の中で，心理士は子どもの発達障害や精神病理に関する知識を持つ専門職として，また，家族力動や学校適応といった関係性の視点も含めたアセスメントを行うことができる専門職として，チームへの貢献が期待されている。

（4）小児腫瘍科での入院時インテーク面接

　筆者が勤務していた小児腫瘍科では，がん治療のために入院してくる患者に対して，概ね中学生以上の場合は本人と保護者それぞれに，小学生以下の場合は保護者に，心理士が面談の機会を持ちインテーク面接を実施していた。心理士は医療チームの一員として気持ちの面でのサポートを担っていることを伝え，同意を得たうえで，病棟内の個室で次のような内容についてお伺いする。体の異変に気づいてから入院に至るまでの経過，家族の状況，これまでの成育歴，園や学校での様子，性格や対処様式，趣味や得意・不得意，病状理解，キーパーソンやサポート状況，つらさの度合い（Distress Thermometer：DT），現在の気持ちや思い，信仰や信念，その他伝えたいこと，等である。厳しい治療を継続していくためには，患者の発達状況や心理社会的な面，家族関係を理解しておくことは重要である。このインテーク面接は心理アセスメントとしてだけでなく，患者や保護者の思いを受け止めるカウンセリング的な場ともなり，その後のさまざまな局面における支援へとつながっていく。またカルテや多職種カンファレンスで情報を共有することで，子どもの特徴や家族のニーズに合ったより個別的な支援へと役立てている。

5. 臨床の現場から（聖路加国際病院）

　ここでは，総合病院の小児科における心理職の業務について紹介しながら，小児医療における心理臨床の特徴や求められる役割について考えてみたい。

（1）聖路加国際病院の小児心理臨床の経緯

　聖路加国際病院は東京都中央区にある総合病院である。早くからトータルケアを目指した小児科部長の考えにより，1968年に「小児心理室」が開設され，非常勤心理士1名が配置された。1970年7月にWPPSI（知能検査）を導入，1971年3月に6歳女児にプレイセラピー，2歳男児に田中ビネー検査を施行したという記録が残っている。心理検査をはじめ，全診療科から心理面接やコンサルテーションの依頼を受けており，その歴史は途切れることなく続いている。虐待をめぐる要保護児童の問題や，子どもの成長に伴い，小児科から成人科へ移行する際の心理社会的ケアには，診療科を超えた連携が必要となる。同院における心理士は，小児科だけでなく，精神科等に個別に配置されていた時期があったが，2017年4月に「臨床心理室」が新たに開設された。

（2）小児担当心理士の業務内容

　小児担当の心理士は2名で，小児科外来，小児科病棟そして周産期（NICU・GCU）の3つの場での臨床業務を担うほか，院内新人医療スタッフへの研修，公認心理師実習指導者として大学・大学院の実習生の受け入れも行っている。

1）外来での業務

　小児科では，一般外来のほかに，NICUを退院した子どもの「フォローアップ・発達外来」，白血病をはじめとする小児がんを対象とした「血液腫瘍外来」，不登校や摂食に問題のある子どもが通院する「思春期外来」，知能・運動・言葉の遅れなどの発達の問題やけいれん性疾患のような行動および情緒障害等を対象とする「小児神経外来」の4つの専

門外来がある。また，乳幼児健診を含む乳幼児の健康な生活と発達を支援するための「ウェルベビークリニック」，子どもたちの心に関わるさまざまな問題を対象に診療する「児童精神科」も併設されている。それらの科や専門外来から依頼を受け，心理検査や心理面接，親への面接等の個別対応をしている。依頼件数が最も多いのは，早産児や低出生体重児等のフォローアップとしての定期的な心理検査や発達相談であり，次いで「児童精神科」や「思春期外来」からの心理的問題に関する依頼となっている。

　心理検査については，発達・知能検査として新版 K 式発達検査やWISC-Ⅳを多く用いており，田中ビネー知能検査 V や K-ABC Ⅱを実施する場合もある。必要に応じて，視知覚検査（音読検査，眼球運動検査，WAVES[3]），質問紙による検査（KIDS，PARS-TR，小児 AN エゴグラム），投影法によるパーソナリティ検査（S-HTP，バウムテスト，風景構成法等の描画法，SCT, P-F スタディなど）も行う。

　「思春期外来」の患者への面接については，小児特定疾患カウンセリング（第 1 章参照）も実施している。また，「血液腫瘍外来」では，小児がん経験者の晩期合併症やさまざまな心理社会的な問題についての長期フォローアップにも携わっている。

2）小児科病棟での業務

　小児科病棟では，小児がんを主とする長期入院患者への心理アセスメントとフィードバック，家族への面接による支援を行っている。多職種連携として，週 1 回の多職種カンファレンス「金曜会」，月 1 回の「こども医療支援室ミーティング」に定期的に参加するほか，担当している子どもが骨髄移植を行う際の「移植前カンファレンス」や退院後の支援につながる「退院調整会議」等に参加している。

　小児病棟を担当する心理士は，小児科外来や NICU と兼務で病棟専任ではなく，入院中の子どもの成長発達や心理社会的な支援は，子ども

---

3)『見る力』を育てるビジョン・アセスメント WAVES（Wide-range Assessment of Vision-related Essential Skills）：「見え」の困難が疑われる子どもを対象に視知覚上の発達課題を明らかにするための検査

を専門とする他職種との協働が欠かせない。同院では，病棟保育士やチャイルド・ライフ・スペシャリスト（CLS）が病棟での季節ごとのイベントや設定保育，遊びを用いた関わり（セラピューティック・プレイ），治療前後のプリパレーションを行い，日々近くで子どもの成長発達を見守り，支える役割を担っている。心理士は，種々の（診療報酬を伴う）心理検査や心理面接によるアセスメントを行うことを病棟業務の中心としながら，個別のニーズに応じて（診療報酬外の）職業興味・適性検査等の検査，芸術療法（箱庭，描画法，コラージュ法）を行う等，柔軟な心理臨床活動を行っている。そのような関わりを通して得られた心理アセスメント結果や見立てを医療チームの中で共有することで，医療的ケアに役立ててもらえるよう配慮している（コラム⑰参照）。

3）NICU・GCU（Growing Care Unit）での業務

　聖路加国際病院は，東京都の地域周産期母子医療センターとして指定（2000年4月）されている。NICUは6床で，早産児や低出生体重児，重症疾病を合併する新生児が子宮外生活に適応できるよう，「後遺症なき生存」を目指した治療，看護が提供される場となっている。また，GCUは10床あり，NICUの後方病床として集中治療の後，家族のもとでの生活を見据え，退院の準備を行う場となっている。NICU入院の適応は，染色体異常（21トリソミー（ダウン症），18トリソミーなど）や外科ケース（先天性心奇形，消化器疾患，口唇口蓋裂，鎖肛など），その他（正期産児の呼吸障害，低血糖，早発黄疸など）である。

　2021年現在，小児担当と成人担当の心理士各1名がNICU・GCUにおいて週1回の病棟回診と保護者への個別面接を行っている。また，FCCミーティング（コラム⑯参照），退院調整会議（各週1回）に参加し，主治医の治療方針を踏まえてNICUおよび退院支援部門専任の看護師や病棟専任のソーシャルワーカーと情報共有を行い，コメディカル（PT，ST，保育士，CLS等）の他職種とともに周産期における赤ちゃんと家族のケアを担っている。

4）他機関・地域との連携

　周産期・小児科では地域との連携が必要となる場合が多い。主治医や

保護者からの依頼により，保健所，児童発達支援センター，保育所・幼稚園・学校への情報提供として心理検査結果の文書作成や関係機関への連絡を行っている。入院ケースでは，院内学級の担任の先生と情報共有をしたり，子どもの原籍校のスクールカウンセラーと連携し学校でのケアを依頼する等，復学支援の一端を担うこともある。また，虐待が疑われるケースでは，子ども家庭センターや児童相談所との連携が必要であり，要保護児童対策地域協議会に参加することもある。

おわりに

　周産期・小児期の子どもの健全な発達を支援するには，地域の母子保健事業との連携も重要である。厚生労働省は 2017 年に「子育て世代包括支援センター業務ガイドライン」および「産前・産後サポート事業ガイドライン及び産後ケア事業ガイドライン」を発表し，切れ目のない包括的な支援を要請している。切れ目のない支援という考えは，「成育医療」の概念とも関連する。成育医療とは，妊娠・胎児期から，出産，新生児，小児，思春期を経て，成人に至る一連の生殖と成長に関するライフサイクルに関わる身体的，精神的問題を総合的に取り扱う医療として提唱されている。専門分化する医療環境の中で診療科や年齢によって区分される診療体制から，スムーズな連携や移行による一貫した診療体制の構築が望まれ，さらに，医療機関と地域保健との連携も並行していくという大きな流れである。

　放送授業では，聖路加国際病院を訪問し，周産期医療や小児科での臨床の実際を見学させていただき，小児担当の心理職や医療チームの多職種の方々からお話を伺う。

〈コラム⑯〉

NICU における家族中心のケア

聖路加国際病院 臨床心理室　松永祐子

　NICU では，家族中心のケア（Family-Centered Care；以下，FCC）が重要視されています。この考え方は，すでに 1958 年に米国の看護学者が提唱していました。その後，1980 年代後半から，米国の Institute for Patient and Family-Centered Care を中心に広まり，日本では 2000 年代になって注目されるようになりました。FCC は，親子の愛着形成や発達支援に加えて，家族と医療者がパートナーシップを組んで，家族がより主体的にケア参加できるためのアプローチです。子どもと家族を尊重した敬意・思いやりのある対応，治療・ケアの情報共有，親子の絆を育みエンパワーメントする支援，意思決定の支援，家族と医療者間の協働などが含まれます。FCC の導入により，入院期間の短縮，赤ちゃんの体重増加率のアップ，両親のストレスの低下といった報告がされています。

　当院の NICU では，家族が中心になれる関わりを目指し，タッチングや母乳の注入，保育器外抱っこやカンガルーケア，経口哺乳の練習，ベビーマッサージやアルバムなどで家族のつながりを支えています。通常，両親は 24 時間いつでも面会ができ，祖父母は週 1 回，きょうだいは窓越しに面会ができます。退院が近い親子が一緒に過ごせる 2 つの個室もあります。NICU 入口には，多職種によるサポートと FCC の理念を説明するボードが設置されています。看護師による「FCC ミーティング」が日々開かれ，心理士は週 1 回参加し，家族の心理社会的側面を話し合います。

　NICU のご家族は，思いがけない出産となったことへの戸惑いの中におられます。＜抱っこはいかがでしたか？＞と声をかけ，「緊張して固まってしまいました」「この子は縦抱きが好きみたい」「パパの方が，手が大きくて安心みたい」といった，医療や治療ではない「家族」としての話をお聴きする中で，家族の状況や認識，価値観などを深く知ることにつながっていきます。赤ちゃんに新たな疾患が見つかったり，呼吸管理や哺乳方法が変わったり，家族は一進一退の状況に向き合っていかれます。心理士はその道のりに同行し，その時々の思いをお聴きしながら，家族と医療者の関係をつないでいく役割があると感じています。

―〈コラム⑰〉――――――――――――――――――――

多職種への心理アセスメントの伝え方

聖路加国際病院 臨床心理室　小幡智子

　小児病棟での多職種チームの中で，心理士は心理検査の結果や心理面接を通して得られた見立てを共有することが求められます。伝える場は，定期的なカンファレンスというフォーマルな場もありますが，実際は，日常のちょっとした情報交換や，カルテ記載を通じて伝えることも多くあります。多職種は各々が固有の専門性を持っており，心理学や心理検査に関する知識は人それぞれですので，何をどのように伝えるかの工夫はとても大切です。

　例えば，知能検査の結果を「言語理解は100だから平均です」「ワーキングメモリは平均の下域です」などと伝えるのではなく，「言葉での理解力や表現力は年齢相応です」「聞いて覚えることが少し苦手です」と伝えることで分かりやすくなります。こうすると，"説明する際は，年齢に合った言葉使いで大丈夫だな"とか，"口頭だけでなく，書いて伝えると記憶に残るかもしれない"など，その子に合わせた対応につながりやすくなります。また，保育士やCLSに，心理検査の結果を踏まえて遊びの内容の提案（例えば，巧緻性の発達を促すためのシール貼りや粘土遊び，はさみを使った製作など）をすることもあります。治療には粛々と応じ問題なく見える子でも，他児との関わりに消極的で退院後の集団生活が心配されるケースでは，その情報を共有しておくと，タイミングを見ながら上手に他児との遊びへ導いてくれることもあります。

　心理士が介入する前から，病棟スタッフは日々の関わりの中で，子どもの特徴を理解し，個々への対応を工夫して実践しています。その際は，心理検査や面接での見立てが裏付けのような役目を果たし，スタッフの関わりを後方から支援します。時には，描画テストで描かれた絵を他職種と一緒に眺め，味わうこともあります。入院治療という特殊な状況において，子どもの強みや長所を生かす視点を大切にしながら，数値などの結果だけでなく，検査や面接中の言動，入院前のエピソードなど質的な面からも，その子らしさを捉え，言語化することで，「そうそう！　あの子って，そういうところありますよね！」と共感しあえるのは，とても嬉しい瞬間です。

228

引用文献

橋本洋子（2011）．NICU とこころのケア―家族のこころによりそって―（第2版）．メディカ出版．

橋本洋子（2016）．周産期医療と心理臨床1―周産期心理臨床の意味と意義．小林真理子 編．心理臨床と身体の病．放送大学教育振興会．

細田珠希・加川栄美・齋藤正博ほか（2011）．小児医療における臨床心理士と小児科医師との連携―カウンセリングの実際とその導入について―．小児保健研究，70（5），p. 709-715.

Kanner, L. (1972). *Child Psychiatry, 4th ed.*
（黒丸正四郎・牧田清志 訳（1974）．カナー児童精神医学（第2版）．医学書院）

厚生労働省（2020）．「周産期医療の体制構築に係る指針」（令和2年4月13日）https://www.mhlw.go.jp/content/10800000/000662977.pdf （2021年3月現在）

清野仁美・湖海正尋・松永寿人（2014）．精神障害をもつ妊産婦に対する周産期の包括的介入．総合病院精神医学，26（3），p. 270-277.

清野仁美・湖海正尋・松永寿人（2017）．周産期のメンタルヘルス―子どもの発達を周産期から支援する―．児童青年精神医学とその近接領域，58（5），p. 630-634.

東京都福祉保健局ホームページ：周産期医療．https://www.fukushihoken.metro.tokyo.lg.jp/iryo/kyuukyuu/syusankiiryo/index.html （2021年3月現在）

Winnicott, D. W. (1987). *Babies and Their Mothers.* The Winnicott Trust.
（成田善弘・根本真弓 訳（1993）．赤ん坊と母親．岩崎学術出版社）

山川咲子・北村真知子・山本悦代ほか（2012）．外科手術が発達心理に及ぼす影響―小児心理の立場から．小児外科，44（11），p. 1088-1094.

参考文献

橋本洋子（2011）．NICU とこころのケア―家族のこころによりそって―（第2版）．メディカ出版．

谷川弘治・駒松仁子・松浦和代・夏路瑞穂 編（2009）．病気の子どもの心理社会的支援入門―医療保育・病弱教育・医療ソーシャルワーク・心理臨床を学ぶ人に（第2版）．ナカニシヤ出版．

🎵 研究課題

1. 周産期・新生児医療の場におけるこころのケアには，どのようなアプローチが考えられるだろうか。多面的な視点から考察してみよう。
2. 厚生労働省が推進する「切れ目のない支援」について調べ，心理職が担っている役割はどのようなものか，今後期待されることはどのようなことであるか考えてみよう。
3. 小児科における多職種による子どもと家族への心理社会的支援について調べてみよう。

（付記）本稿2節の執筆にあたっては，橋本洋子先生（山王教育研究所）にご協力をいただきました。また5節の執筆にあたっては，松永祐子先生（聖路加国際病院）にご協力をいただきました。

14 | 地域保健活動

服巻　豊

　地域保健活動には，国民の健康を支えるという目的がある。乳幼児から高齢者まで，生涯のあらゆる発達段階での支援，そして危機の予防・介入・ケアまで，その活動は幅広い。多様な活動を支える基盤としてさまざまな法律が存在する。本章では，地域保健の主たる法律・施策を概観し，母子保健事業における発達障害の早期発見・早期支援を通して地域保健活動における心理職の役割について学ぶ。

【キーワード】　地域保健活動，母子保健事業，発達障害の早期発見・早期支援，心理職の専門性

1. 地域保健活動における心理職

　2016 年に行われた日本臨床心理士会子ども家庭支援専門部会のウェブ調査（2016 年度「周産期から乳児期の子どもと保護者を対象とした心理臨床活動に関するウェブ調査」報告書）によると，日本臨床心理士会会員 19,533 のうち，アンケートに回答した 1,791 人中 729 人（40.7％）が，年間に周産期から乳児期の子どもと保護者を対象とした心理臨床活動に従事した経験を有していた。この領域の活動に従事している（したことがある）729 人の所属機関は，医療機関が 642 人，非医療機関に 1,160 人（いずれも複数回答可）であった。非医療機関では市町村役場（母子保健）が 175 人と最も多く，次いで母子保健センター（155 人），療育機関・障害児相談支援事業所（119 人）であった。臨床心理士の関わりは，妊娠中の両親教室，1,500g 以下の出生児の母親交流，子育て不安の母親グループ，障害・慢性疾患の親の交流会，発達障

害児の保護者へのペアレントトレーニング，健康診査フォローアップグループ，子育てひろばなどが挙げられており，周産期から乳児期に関わる心理職の活動は主に地域保健活動であることが理解される。

　上記ウェブ調査では，非医療機関で活動する心理職の具体的な支援内容としては，「個別1回限りの相談」が380人，「個別の継続的な相談」が344人，「アセスメント（行動観察）」が296人であった。他職種との協働としては，地域の支援機関や医療機関につなぐ，他職種へのコンサルテーション，機関内関係者会議，要保護児童対策協議会によるケース検討，生活の場の確保（シェルターへの緊急入所・児童福祉施設の利用・里親の支援）等が挙げられており，主に地域保健活動で活躍する心理職の専門性は1回限りの個別相談の中で発揮され，その中身は子どもと保護者を行動観察しながらアセスメントし，「社会資源の活用」，「ネットワークにつなげる」，「親同士をつなげる」などコミュニティアプローチの重要性が示唆されている。

　前川（2018）は，母子保健・子育て支援領域における専門職の役割の中で，医師，保健師，看護師，ソーシャルワーカーなどの他の専門職との情報共有やアウトリーチについての考え方に心理職には障壁があることを明らかにした。その背景には臨床心理士が，心理臨床活動としてクライエントの内面に注目した心理療法や事例研究を主にしてきた歴史的な背景があることを示唆し，心理職の課題として現場で他の専門職と連携するために必要な知識や技術，現場感覚を学ぶ課題が明確化された。

2. 地域保健法の歴史と地域保健活動

　公認心理師法第42条では，「公認心理師は，その業務を行うに当たっては，その担当する者に対し，保健医療，福祉，教育等が密接な連携の下で総合的かつ適切に提供されるよう…」と多職種連携が明文化された。

　地域保健領域で心理職が活動するには，法的根拠に基づいて事業が展開していることを理解し，常に行政との関係を保持しながら他専門職と協働しなくてはならない。地域保健領域の心理職の多くは，非常勤職員であり，行政職員との役割分担や連携のあり方などの具体的な調整が行

われることが必須とされる（前川，2018）。本節では，地域保健活動に
関わる基盤となっている地域保健法の歴史と地域保健活動について触れ
る。

（1）保健所法から地域保健法へ

　日本においては，昭和初期に結核，性感染症などの慢性伝染病の蔓延
が国内全域に広がり，その対策が必要となり，予防医学の実践の法的根
拠として1937（昭和12）年4月（法律第42号）に保健所法が制定され
た。保健所法は，「国民の体位の向上を図るため，都会と田舎を通じて
保健所を創設し，あまねく衛生思想の啓発を図るとともに衣食住その他
日常生活において衛生の規範となるほか疾病予防のための健康相談を行
うなど保健上適切なさまざまな指導を行う」ことを目的として制定され
た。

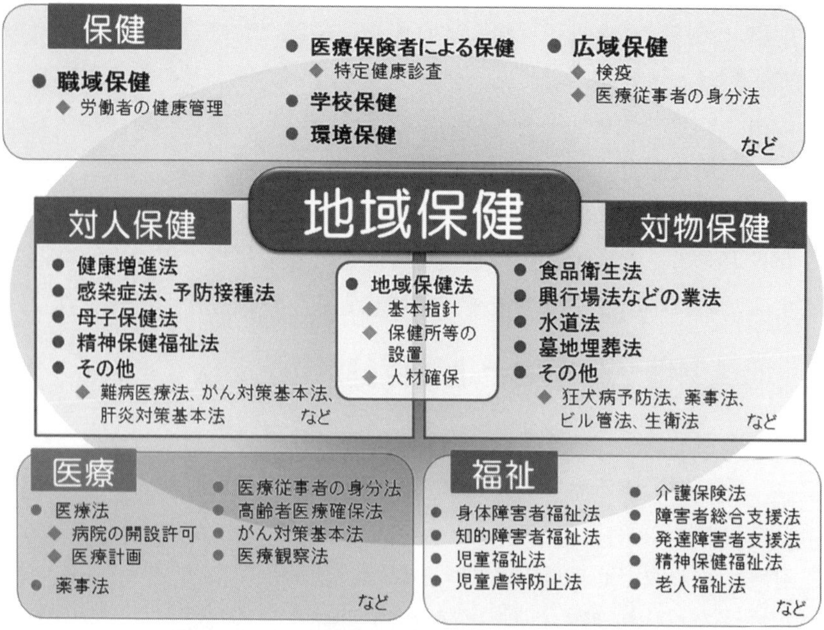

図14-1　地域保健と関連するさまざまな法律
〈出典：厚生労働省ホームページ
https://www.mhlw.go.jp/stf/seisakunitsuite/bunya/tiiki/index.html より〉

　1994（平成 6）年 7 月（法律第 84 号）に保健所法が地域保健法に改正された。地域保健法の第 1 条では，「母子保健法その他の地域保健対策に関する法律による対策が地域において総合的に推進されることを確保」し，総合的に「地域住民の健康の保持及び増進に寄与する」ことが目的として定められ，都道府県での保健所設置の義務化・市町村での保健センター設置奨励・地域保健対策の推進が明文化された。また，地域保健活動としての都道府県と市町村の役割を見直し，保健所（都道府県単位）には食品衛生法対応などの「対物保健」，保健センター（市町村単位）には健康増進法，母子保健法などの地域住民とより密接な「対人保健」に取り組むなど，県と市町村が機能的に位置付けられた（図14-1 参照）。国民の生涯を通じた健康づくりの体制整備を目指した。

（2）新型コロナウイルス感染症対策と地域保健活動

　2020 年に新型コロナウイルス感染拡大による世界中のパンデミックが起きた際，各国でロックダウンによる行動制限の対応がなされた。我が国においては，政府による緊急事態宣言が発出された。その後，新型コロナウイルス感染症を指定感染症として定める等の政令等の一部改正が行われ，感染症法による四種病原体等としての指定感染症に定められた。

　この感染症法の一部改正により，新型コロナウイルス感染症への対応が保健師を中心とした地域保健活動として位置付けられた。

　保健師の新型コロナウイルス感染症への 2020 年度の初期対応業務は，新規感染者の発見・隔離，行動履歴の追跡（積極的疫学調査の実施），クラスターの追跡，感染者の入院や施設・自宅療養の振り分け，濃厚接触者の追跡・確認・PCR 検査の勧奨，自宅療養時の病状確認などであった。

　2021 年度からは，新型コロナウイルス感染症に対するワクチン接種にまつわる調整，実施も保健師が関わる業務となった。地域保健活動は，平常時から震災，パンデミックなどの非常時までを網羅した国民にとってなくてはならない活動であることが新型コロナウイルス感染症への対応によって改めて理解される。

3. 多様な領域を架橋した切れ目のない支援としての地域保健活動

（1）多様な領域を架橋した地域保健活動

　これまで述べてきたように地域保健活動は，医療保健，福祉，教育，産業・労働など多様な領域を架橋するように重なり合い，機能的に密接なつながりを有している。保健センター（市町村）においては地域住民の顔がみえる形での「対人保健」としての業務が多く，国民の生涯を通じた健康づくりを担う専門職として保健師は地域住民の成長・健康の推進役・見守り役を担っている。

（2）切れ目のない支援としての地域保健活動（母子保健法）

　母子保健法第 10 条では，市町村は，妊産婦等に対して，妊娠，出産または育児に関し，必要な保健指導を行い，または保健指導を受けることを勧奨しなければならないと定めている。また，第 12 条では，市町村は 1 歳 6 カ月児および 3 歳児に対して健康診査を行わなければならないとし，母子保健事業として全国で実施されている。

　保健センター等での地域保健活動は，母子保健事業として妊娠期から出産，1 歳 6 カ月児健康診査（以下，健診とする），3 歳児健診などがあり，合わせて親子遊びや子育て支援活動も盛んになっている。また，心理職が関わるその他の活動としては，子育て支援グループ，健診事後フォローアップグループ，赤ちゃん訪問，保育園巡回相談など，集団支援からアウトリーチ支援まで幅広いものがあり，自治体によってその活動特色は異なる。

4. 母子保健事業における発達障害の早期発見・早期支援

　母子保健事業における発達障害の早期発見・早期支援を通して地域保健活動を考えてみる。

（1）乳幼児健診における発達障害のスクリーニング

　乳幼児期の発達障害は，母子保健事業である１歳６カ月児健診，３歳児健診において，小児科医の診察や保健師の発達検査などで発見されることがある。健診が発達障害のスクリーニングの場として機能し，早期発見につなぐための重要な位置付けとされている。健診には，複数の保健師が各担当部門に配置され，待ち時間，診察，発達検査，歯磨き指導などでの子どもと保護者との関わりの様子，医師，保健師や歯科技師に見せる子どもの対応や様子などを観察する。子育て不安や子どもの発達についての不安が訴えられた場合は，心理相談として心理職に相談の場をつなぐこともある。健診終了後は，担当した保健師や他の専門職が協議し，小児科医の判断や保健師の発達検査や観察した様子を共有し，親子関係，虐待の有無，発達障害の可能性など親子について多面的なアセスメントを行い，要観察，要支援，フォロー観察などの総合評定を行う（自治体によって総合評定法は多様である）。

（2）母子保健事業における発達障害の早期発見の課題

　発達障害のある子どもは，それぞれの子どもの特性に応じて発達段階に応じた適切な支援があると適応力が高まり，二次障害の予防にもつながる。笹森ら（2010）は，発達障害のある子どもへの早期発見・早期支援の現状を整理し，主な課題を挙げている。そのうち，母子保健事業の課題につながる３つの課題を紹介する。１つ目は，発達障害の早期発見・早期支援が重要であるが，早期であるほど障害のあり様は不確実であり，確定診断は難しい。２つ目は，早期であれば保護者にとって障害の受容が困難な時期とも言える。３つ目は各自治体が整備している社会支援はさまざまであり，地域による格差が大きい。以上の課題を有する中，１歳６カ月児・３歳児健診で発達障害の可能性を見出すには，高度な技術が必要である。その責務を母子保健事業担当の保健師あるいは心理職に課すことには困難がある。早期発見としての医師の診断や専門家支援に直接つながらなくても，健診で発達障害の可能性が見出された場合には，経過観察やフォローができる健診事後の母子保健事業ネットワ

ークに緩やかにでもつながり，適切なタイミングでサポートができるようにしておくことが重要である。そうしたネットワーキングがいわゆる地域保健活動の重要な役割の１つであり，必要なタイミングで診断につながり（早期発見），早期支援につながっていくことを目指すのである。

　先に挙げた３つの課題を解決するために，各自治体ではさまざまな取り組みがなされている。ある自治体は，健診に関わる保健師の知識・技術を継続的に高めるために乳幼児 ASD（Autism Spectrum Disorder）チェックリストを導入したり，専門機関と契約して研修や健診事後フォロー体制を整えたりしている。また，別の自治体は，発達障害の早期発見が学齢期にわたることも想定し，５歳，７歳まで継続フォローできる健診体制を整えている。このように母子保健事業として保健師の専門性を高めるたけでなく，長期にわたるフォロー体制を整えることなどは，発達障害児の保護者の障害受容の支援にもつながる大切な取り組みでもある。

（3）健診において発達障害の可能性を伝える難しさ

　発達障害の早期発見・早期支援のためには，医療機関受診を経て，適切な診断を受け，適切な治療教育を受けるルートが想定される。しかし，実際には，そうなることはまれである。健診で明らかに発達障害が疑われ，保護者も該当児も支援を要すると判断される場合には，早期発見（医師の診断）から専門家による早期支援につなげていく必要がある。そのために，発達障害の可能性を保護者に伝えることになる（自治体によっては保健師あるいは心理職が伝える役を担う）。伝えられた保護者（主に母親）の反応はさまざまである。子育てに困難感を抱えている多くの保護者は，誰にも言えず，周りに子どもの大変さがわかってもらえないという実感が募っている場合がある。その困難感を保健師（あるいは心理職）に発見してもらい，共有し，自分の苦しみが理解されると，保護者は，徐々に子どもの発達の偏りを受け入れられるようになることがある。保護者が我が子の発達障害の可能性に衝撃を受け，思わず保健師（あるいは心理職）を責めたり，攻撃したりしてしまうことがあ

る。発達障害の疑いを伝えられた場合，保護者の受け止め方次第でその後の保護者と子どもの経過が変わる。健診で発達障害の可能性が伝えられた保護者には，健診事後の心理面接，親子のフォローアップ教室，療育教室などの母子保健事業ネットワークや医療機関の受診が紹介される。こうした健診事後の紹介を受け入れるか，受け入れないかは，保護者の判断にゆだねられる。つまり，そこからは保護者の責務の範疇であることを忘れてはならない。

（4）架空事例の紹介

　本節では，母子保健事業における自閉スペクトラム症（Autism Spectrum Disorder：以下，ASD とする）の早期発見について取り上げ，地域保健活動について具体的に考える。ASD は生まれながらの脳の障害であるため，乳幼児期に ASD としての行動特性が現れることがある（まったく周囲に気づかれずに学齢期，成人期に診断される場合もある）。ASD も多様性があり，特性として発見が難しい場合や特性を見出しても早期支援につながらない場合もある。子どもが成長し，小学校あるいは中学校で問題行動が出現し，医療機関を受診して ASD の診断を受ける，あるいは心理相談に来談する場合がある。乳幼児健診で発達障害を伝える，伝えないにはさまざまな考え方，立場があり，正解・不正解はないが，どのような選択をするのか考えてみることは重要なことである。以下，筆者がこれまで地域保健活動あるいは発達障害児・者支援の文脈で出会った複数の母子事例を組み合わせて作成した架空事例を 2つ紹介する。

【母親Ａさんとゅくん（3歳）の事例】

　Ａさんと一人息子のＢくんが，3 歳児健診会場を訪れた。受付時，Ａさんはゅくんの手をしっかり握り，ＢくんはあまりＡさんを意識している様子はなかった。健診がスタートしたら，ゅくんはＡさんが目を離したすきに会場内をひとりで歩いて回り，他の保護者や保健師などの大人に自分の好きなトーマスの話をしていた。また，1 歳 6 カ月健診や 2 歳

児歯科健診時にも，Bくんは気になる児として挙げられていたが，際立った行動特性はなく，その際は見守り対象児となっていた。3歳児健診の場では，Bくんの様子が目立っており，これまでの経緯も合わせて発達障害が強く疑われた。保健師がAさんに対してBくんの健診中の行動や様子を見て，Aさんも子育てに困り感があるのではないかと伝え，Bくんの発達の偏りの可能性について触れ，健診事後フォローを紹介した。Aさんは，驚いた様子で，保健師の助言を拒否し，「あなたに何がわかるというの！」と怒りを露わにした。Aさんは，Bくんが言葉を話すようになるのが遅く心配だった。しかし，健診に向けて，Bくんと一緒に積木の積み上げ課題やお返事をする練習をして上手になったため，大丈夫と思って健診に臨んでいた。Aさんは，Bくんの成長や自分の努力が実ったという喜びを持っていたが，それを担当保健師に台無しにされたように感じたという（後日談）。Aさんは指摘されたショックを忘れることはなく，自分の育て方でなんとかしようと努力し，Bくんにも普通になることを強いるようになった。Bくんは，Aさんの努力の甲斐もあって成長し，同年代の子どもたちより勉強ができ，難しい漢字もすぐに覚えた。しかし，Bくんが10歳になり，感覚の異常を訴え，匂いや肌の刺激に強く反応するようになった。また，小学校4年生の学習の仕方が変わったこともあり，Bくんの学習方略が使えず，学校でパニックを起こすことが頻繁になった。学校側からBくんの発達障害の可能性がAさんに伝えられた。Aさんは，地元の心理相談室に相談申込みをした。担当心理士は，乳幼児健診で問題はなかったかを尋ねた。するとAさんは，健診時に保健師から発達の偏りを指摘されたが，否定して自分で頑張ってきたことを告白し，自分の行為を責め，子どもに無理に普通を求めてきたことを心から反省した様子であった。心理士は，Aさんのこれまでの気持ちを汲みながら，子どもの育てにくさを確認し，ここまで育ててきたAさんの努力をねぎらった。するとAさんは，面接を重ねるうちに，これから自分が母親として子どもにできることは何かを探すようになり，Bくんに向き合うようになった。その後，Bくんは，医療機関で診断を受け，Aさんは，Bくんの持っている可能性を引き出す

ための教育を目指すようになった。Bくんは支援を受け，困難を抱えつつも，自己理解を高め，はつらつと学校に通うようになった。

【母親Cさんとひくん（3歳）の事例】

　CさんとDくんは，健診会場に入室してきた。Dくんは，入室してからずっとつま先立ち歩きで歩き回り，目についた珍しい置物などに近づいて触れていた。1歳6カ月健診や2歳児歯科健診においても，Dくんは行動特性が顕著であり，3歳児健診で専門機関への受診を促すことが申し送られていた。Dくんの健診が進み，今回も保健師の行動観察や簡単な聞き取りなどにより，発達障害について強く疑われた。保健師は，面談でDくんに積木の積み上げ課題を行ったが教示が入らず，自分の好きなアンパンマンがついたエプロンを着た保健師に近づいて「アンパンマン」と言いながら触っていた。保健師から，Cさんに「Dくんは好きなものに夢中になるのですね」と伝えると，Cさんは「そうなんです。でも，いつもはちゃんとお話できます，問題ありません。今日は緊張しているのだと思います」と早口に言い，保健師が何か伝えようとするとCさんは言葉をかぶせるように話をごまかし，明らかに聞きたくない様子であった。保健師は，このままCさんに健診事後フォローの必要性を伝えることは得策ではないと判断し，後日，個別対応として電話でフォローすることとなった。しかし，その後の電話フォローにおいてもCさんは子どもの発達についての問題は気づいておらず，「問題なし」と回答し，数年間にわたる電話フォローがなされたものの，いつの間にか保健師とのつながりもなくなっていた。

　Dくんが小学校4年生になり，学校での問題行動が出現するようになり，学校側からの紹介で地域の心理相談室に来談した。心理士は，Cさんに対して乳幼児健診で何か伝えられたことはなかったかを確認した。するとCさんは，指摘などはされてこなかったと言う。相談室では，別の心理士がDくんの知能検査を実施し，知的には境界であったが，教示理解や検査者とのコミュニケーションに難しさがあることが明らかとなった。Dくんの知能検査結果のフィードバックを受けたCさんは，幼稚園でも，小学校低学年の時でも，Dくんは特に問題はなく，小学校には

スクールカウンセラーなどもいたが，誰もDくんの問題を見出してくれなかったことを訴えた。そして幼児期からこれまでの10年間が無駄だったと嘆き，専門家たちに裏切られたような怒りの気持ちを語った。心理士は，継続して来談するように勧めたが，Cさんは「自分でなんとかします。療育の専門機関を教えてください」と言い，継続来談には至らなかった。その後のCさんは，この10年を取り戻そうと懸命になり，親としてできることや子ども本人にできることを強く求め，かえって子どもを追い込むことになった。Dくんは，小学校で合理的配慮などの対応がなされ一旦は落ち着いた。中学校進学後は，学校でのトラブルも頻発し，療育機関や家庭においてもパニックが収まらなくなり，対応に苦しむようになった。療育機関では話を聴いてもらえない，とCさんは再度，地域の心理相談室に来談し，継続相談を希望した。前回と同じ心理士によれば，Cさんは，前回の来談時には目に怒りがこもっていたが，今回はとてもしんどそうで，諦めの表情に感じられたという。心理士は，Cさんのこれまでの頑張りと努力をひとつひとつ丁寧に確認し，ねぎらい，ショックを共に受け止め，これまでの子育ての意味付けを一緒に見出していくような支援を始めた。Dくんにも，療育と並行してDくんの好きな漫画を描いたり，好きなSFの話ができたりする頑張らないことが保証された場としてカウンセリングを行った。Cさんが落ち着きを取り戻していくにつれて，Dくんの家庭でのパニックは収まった。Cさんはこれまでだくんや子どもたちのためにだけ尽くしてきた人であったが，趣味やひとりで過ごす時間を楽しむようになった。Dくんの問題は時々あるが，頑張りすぎることがないようCさんも見守り，大変な状況からは脱することができ，数年間支援は続いた。

5. 臨床の現場から（Z市での非常勤心理士の経験）

　筆者は，人口12万のZ市の非常勤臨床心理士として1歳6カ月児ならびに3歳児健診，親子教室に10年以上，継続的に関わった。

（1）1歳6カ月児・3歳児健診での心理士の役割

　Z市の乳幼児健診では，小児科医師による診察，歯科医師や技師による健診，保健師による身体測定や聞き取りなどが行われていた。保健師は，受付から親子を笑顔で迎え入れ，待合室のような場所に案内し，親子の順番になると声をかけて診察などに案内していた。保健師の聞き取りでは，保健師と親子が対面になり，腰掛けてじっくり話せるように工夫されていた。そして，名前を呼んで返事ができるか，積木をいくつ積み上げられるかなどの簡単な検査も保健師が行っていた。

　乳幼児健診で心理士（筆者）に求められていた専門性は，1）心理面接を希望する親子への個別相談対応，2）健診終了後の総合判定会議の場で専門家としてコメント（主に発達障害と虐待の可能性）するという2点であった。個別心理相談は，母親からの相談が多く，言葉の遅れ，偏食，こだわりなどの子どものことから，父親が育児に協力的でない，遠方から嫁いできたので地域文化になじめないなどと多岐にわたった。発達の遅れも気になる場合は，月1回実施されている親子教室に紹介するなどを行った。夫との関係や地域文化になじめないなど，母親自身の悩みについては，誰にも言えずに一人で抱えていることも多く，地域の中に母親が安心して話せる人と場所を作ることとして個別の心理相談（別の非常勤心理士）につなぐ対応を行った。この際，必ず保健師と共有し，予約の日程が確定するまでサポートした。子どもの相談や気になることについては，親の話を聴き，気になる点について親に了解を得て，直接，子どもにも関わりを持ちながら確認し，発達アセスメントを行った。また，子どもの反応の中に親への信頼が感じられる場合はその場で感じとれる子どもが親や他者に向けるポジティブな反応を丁寧にフィードバックするよう心がけた。

　健診の場での心理面接は，通常のカウンセリングと異なり，短時間で何らかの方向性を見出す必要があった。親の疑問や不安にしっかり耳を傾け，共有し，共感しながら母子保健事業のネットワークにつながるよう心がけた。1歳6カ月児の場合は，2歳児歯科健診があるのでそちらで再度，保健師に注意して様子を見てもらうように引き継ぎを行った。

3歳児の場合は，保健師が見守りの中で気になる親子には後日電話で様子を確認することもあり，また，定期的にフォローをすることも可能であり，そのように話し合い，心理面接終了時に保健師に同席してもらい，つなぐようにした。

　健診後に総合評価のための会議が開かれ，参加した全保健師（常勤，非常勤も含む）と心理士が参加した。会議の場では，全体の気になる親子すべての情報を簡単に共有し，多様な専門家の意見が交わされ総合判定をまとめた。心理士には，子どもの発達障害の可能性，親子の関係性の問題（虐待の可能性など）と気になる親の様子（精神疾患など）に関して判断と意見を求められることがあった。総合判定では，心理相談につながらなかった親子も話題に出てくるため，受付から健診の流れで気になる子どもや親に話しかけたり，一緒に遊んだり，直接，親子に関わることが判断に役立った。

（2）親子教室での心理士の役割
　Z市の「親子教室」では，保育士が親子遊びを展開し，遊びを通した親子の関わりの場を作っていた。保育士が親子の手遊びからリトミックなどさまざまな親子で一緒に関われるプログラムを行い，親子遊びが難しい場合には保健師と心理士がサポートしながら親子遊びを促すような関わりを行った。親子教室では，参加者全員が揃うまで自由遊びの時間がある。自由遊びの時間には，広い部屋に移動可能な滑り台，おもちゃ，フラフープ，絵本などいろんな遊び道具が置いてあった。全員が揃うと保育士がファシリテートして感覚運動なども取り入れたサーキット遊びで親子が手をつないで一緒に平均台やトランポリン，トンネルくぐりなどを行って遊ぶ。サーキットの後は，リトミックでリズムに合わせて一緒に歩いたり，踊ったりする。すごろくのようなゲームをしたり工作をするときもあった。活動的な遊びの後は，手遊びと絵本の読み聞かせでクールダウンするという流れであった。一緒に遊んだ親子は，一つ遊びが終わるごとに褒められ，親子はうれしそうであり，大切な親子の時間が醸成されていた。

　心理士は，自由遊びの時から親子関係（主に愛着行動）を観察し，他の子どもたちと関わりを持とうとするのか，関わり方はどうなのか，を観察した。担当保健師は，母子入室後，すぐに担当であることを伝えて挨拶し，近況を尋ねた。心配事があれば，保健師が対応し，発達や心理的な内容だったら心理士につなげてもらい，その場で座り込んで話を聞いていた。その際，相談内容と観察して気になったことがつながった場合は，心理士からそのことを話題にし，相互理解に努めた。子どもが親子教室でも走り回る場合は，母親の了解を得て，心理士が直接子どもに関わり，何が理由で走り回るのか，どういうことをすればこの部屋で落ちついたり，参加できるのかを一緒に探すようにした。そうすると子どもが落ち着くための工夫が見出されることがあり，見出されなくても母親が信頼してくれるようになり，具体的な対応へ進展した。親子教室後も関わった専門家同士で協議をし，子どもの成長や母子関係の変化について議論し，共有し，心理士はそこで発達の評価や母子関係の評価についてコメントを求められた。また，継続支援か，専門家支援にリファーか，支援終了かの判断について意見を求められることもあった。

6. 地域保健活動における心理職の専門性

　地域保健領域の心理職に求められる専門性は，心理アセスメント，心理面接の力であり，専門的立場からの意見を伝える説明責任を果たす能力も重要となる。心理職の専門性を機能させるためには，自らの専門性を意識し，これまで受けてきたトレーニングの経過や人脈を大切にし，心理アセスメント・心理面接はもちろんのこと，個別相談だけでなく自身の臨床活動についてスーパービジョンを受けることで実力を高めることが重要である。研修会に参加し，常に新しい知識や技術を修得することや臨床家としての自己理解を高めておくことも重要となる。こうした心理職の専門性があってこそ，多様な法律・制度の中で，保健師や他専門職との連携やつながりのある心理支援ができるのである。地域保健活動に関わるためには，保健師業務を理解し，尊重し，保健師の職責を全うできるようサポートするために心理職の専門性を活かすことが重要で

ある。また，公認心理師ならびに臨床心理士の研究に資する能力は，臨床現場において他専門職から要請されることもある。前節で筆者の乳幼児健診ならびに親子教室での経験を述べたが，その他，研究としてプログラム評価や発達評価の指標作成なども依頼され，学部生の卒論，大学院生の修士論文として取り組んで協働してきた経験がある。そのため心理職養成課程における学部での卒業論文，大学院での修士論文（専門職学位課程では事例研究論文など）への取り組みは，科学的な観点の醸成だけでなく，客観的に活動を見える化することにも役立ち，将来の地域保健活動あるいは臨床活動を担っていく際の自らの身を助ける力になることも併せて伝えておきたい。

（1）母子保健事業に関わる心理職の専門性を高めること

ASD の子どもの早期発見に関わる母子保健事業は，ASD の子どもたちや保護者の未来，成長に大きな影響を与える。乳幼児健診で発達障害の可能性を見出すには高い専門性，アセスメント能力が求められる。母親に，子どもの障害の可能性を伝える作業は，いくら専門家といえども大変な心理的な負荷がかかる。発達障害の早期発見・早期支援の文脈には，地域保健活動としての母子保健事業が重要な役割を担う。母子保健事業に関わる心理職の役割は，定型発達の子どもの発達・成長のプロセスを熟知し，発達障害の子どもたちの発達の質的な偏りを見抜く力が求められる。母子保健事業に関わる保健師は，妊娠期から母親に関わり，乳幼児健診，歯科健診など，多様な場で母子に関わる。多くの母子に関わることで定型発達の乳幼児とその母親の様子を観察する機会が得られ，日常業務を丁寧に担い，地域住民との関わりを大切にする中で発達障害の早期発見，虐待の早期発見を見抜く力を醸成している。しかし，このことに保健師自身も気づいていないことがある。

心理職は，心理相談，発達相談などの場合に地域住民に出会う。支援を要しない親子や定型発達の子どもに出会う機会は保健師と比べて圧倒的に少なく，発達障害や虐待を見抜く力を養成するには，別途，専門的な研修を受けるなどの努力が必要である。発達障害の研修会や幼稚園

（あるいは保育園）巡回相談などに積極的に参加し，定型発達と発達障害の子どもたちの違いを知る努力をすることもその一つである。心理職が発達アセスメントの高い専門性を有することは，地域保健活動に貢献でき，その能力が保健師の困難感の理解や彼らの心理的負担軽減につながることを忘れてはならない。

（2）まとめ

　心理職が国民の生涯にわたる健康づくりを支える専門家として支援する対象は，子どもや保護者，あるいは悩みや問題を抱える成人・高齢者本人とその家族，周辺の地域住民にまで及ぶ。そのため，心理職は，地域文化や地域保健の政策や法律を知り，個人を対象としたレベルから，家族などの集団を対象としたレベル，地域全体を対象としたレベルなど多様な段階を意識した心理的（発達含む）アセスメントを行い，具体的な心理支援を行っていく必要がある。そして地域保健活動の中心的役割を担う，保健師のエンパワーメントは，今後，心理職の重要な役割として位置付けられるであろう。菊池（2007）は，子育て支援における心理職の役割として，発達心理学の知識と実践を活用した援助に加え，活動全体がうまく機能するようなつなぎ役，そしてコンサルテーションで他職種を助ける縁の下の力持ちの機能の重要性を指摘している。

　このように心理職が地域保健活動の中で地域全体や他職種の専門性を尊重することにより，他職種との連携が有機的につながり，地域保健活動を担うプロフェッショナルの一員となることができるのである。

　放送授業では，東広島市こども未来部こども家庭課ならびに佐賀県発達障害者支援センターを紹介する。地域保健活動としての保健師業務の実態と心理士への期待ならびに佐賀県モデルの地域連携の基盤となるセンター機能と心理職の役割についてインタビューを行う。

〈コラム⑱〉

佐賀県の発達障害児・者支援の取り組み（佐賀県モデル）

広島大学大学院 人間社会科学研究科　服巻　豊

　佐賀県ホームページにて佐賀県の発達障害児・者支援の取り組みが紹介されています。そこでは，「佐賀県では，『県内どこに住んでいても，生涯にわたる"きめ細やかな""途切れのない"支援体制の実現』を目指し，情報発信や支援事業を行っています」とされています（図14-2）。図14-2に示されているように佐賀県は，乳幼児，未就園児，幼稚園・保育所，小学校，中学校，高校，短・大学，就職という乳幼児期，就学期から成人期まで切れ目ない支援体制，つまり，発達障害を抱える人のライフステージにあわせて必要な時期に必要な支援が受けられるように各地域で支援体制を構築しています。同時に，発達障害児・者本人だけでなく，家族支援，ひいては保健師などの専門家研修も制度化して位置付けており，制度を構築し，その制度が維持され，高められるような制度設計になっているところが佐賀県モデル（服巻，2011）といわれるゆえんのようです。

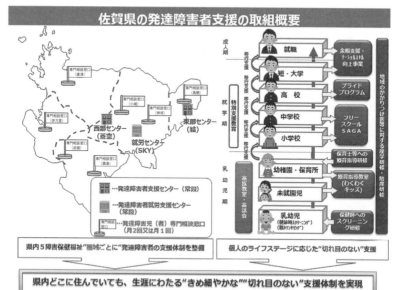

図 14-2　佐賀県の発達障害児・者支援の取組概要（佐賀県モデル）
〈出典：佐賀県 健康福祉部 障害福祉課（佐賀県ホームページ）
https://www.pref.saga.lg.jp/kiji0032511/index.html より〉

───〈コラム⑲〉───

ソーシャルキャピタル

広島大学大学院　人間社会科学研究科　服巻　豊

　ソーシャルキャピタルという言葉はご存知でしょうか？　ソーシャルキャピタルは，政策科学や経済学などの領域の概念でした。しかし，近年，保健医療や公衆衛生学の分野においても注目され，国の地域保健対策の推進に関する基本的な指針改定において「地域保健対策の推進に当たって，地域のソーシャルキャピタル（信頼，社会規範，ネットワークといった社会関係資本等）を活用し，住民による自助および共助への支援を推進すること」と健康政策へのソーシャルキャピタルの導入が明示されています。地域保健事業・活動においてのソーシャルキャピタルは，保健福祉領域に特化せず，学校や企業等多種多様な地域資源と連携して地域づくりを展開することにあります（厚生労働省・ソーシャルキャピタルの醸成・活用のための手引き・マニュアル）。「地域づくり」などの用語もソーシャルキャピタルの考え方が根底にあるわけです。今後は，国家資格である公認心理師として行政または地域保健活動を担う心理職の常勤雇用が促進されることも予想されます。政策や活動の基盤となっているソーシャルキャピタルのことを頭の隅においておくことは，地域保健活動を担っていくうえで大切です。

引用文献

e-Gov 法令検索ホームページ「母子保健法」「地域保健法」
　https://elaws.e-gov.go.jp/（2021 年 3 月現在）
日本臨床心理士会 福祉領域委員会 子ども家庭支援専門部会（2016）. 2016 年度「周産期から乳児期の子どもと保護者を対象とした心理臨床活動に関するウェブ調査」報告書.
　http://www.jsccp.jp/suggestion/sug/pdf/2016_syuusannki_webcyousa.pdf（2021 年 3 月現在）
菊池麻由（2007）. 臨床心理学的子育て支援の現状と課題. 岩手大学大学院人文社会科学研究科紀要, 16, p. 19-37.
厚生労働省ホームページ　https://www.mhlw.go.jp/index.html（2021 年 3 月現在）
（1）「母子保健法の一部を改正する法律」の施行について（通知）（子発 0805　第 3

号　令和 2 年 8 月 5 日)

⑵　新型コロナウイルス感染症を指定感染症として定める等の政令等の一部改正
について（案）

⑶　地域における保健活動の推進に向けて（厚生労働省 健康局 健康課 保健指導
室長 加藤典子）

⑷　これまでの地域保健対策の経緯

⑸　母子保健の現状

⑹　地域保健法第四条第一項の規定に基づく地域保健対策の推進に関する基本的
な指針（平成六年十二月一日厚生省告示第三百七十四号），最終改正：平成二
十七年三月二十七日厚生労働省告示第百八十五号

⑺　子育て世代包括支援センター業務ガイドライン

⑻　ソーシャルキャピタルの醸成・活用のための手引き・マニュアル

服巻智子（2011）．佐賀県モデルに見る自閉症早期発見・早期療育（特集 再考：発
達障害児の早期発見・早期支援）．教育と医学，59（1），p. 31-37．慶應義塾大
学出版会．

前川智恵子（2018）．母子保健・子育て支援領域における専門職の役割—子育て世
代包括支援センターの活動を中心に—．甲子園短期大学紀要，36，p. 47-53．

佐賀県 健康福祉部 障害福祉課．佐賀県の発達障害児・者支援の取組概要．佐賀県
ホームページ．
https://www.pref.saga.lg.jp/kiji0032511/index.html（2021 年 3 月現在）

笹森洋樹・後上鐵夫・久保山茂樹・小林倫代・廣瀬由美子・澤田真弓・藤井茂樹
（2010）．特集 1：発達障害のある子どもへの早期発見・早期支援の現状と課題．
国立特別支援教育総合研究所研究紀要，37，p. 3-15．

全国保健師長会（2018）．平成 31 年度の地域保健施策および保健活動の推進に関す
る要望書．

参考文献

大神英裕（2008）．発達障害の早期支援—研究と実践を紡ぐ新しい地域連携．ミネ
ルヴァ書房．

🎤 研究課題

1. 地域の健康づくりのためにソーシャルキャピタルを育てるということは具体的にどういうことを実現することになるだろうか。自分が関心を有する地域保健活動について特化して調べて考えてみよう。
2. 発達障害児・者の生涯発達支援を考えた場合，どの発達段階でどのような専門的支援が受けられるか，あるいは必要となるだろうか。発達障害の子どもが生まれてから高齢者になるまでのライフステージを図示し，年表のように整理してみよう（図14-2を参照）。また，各専門的支援に関わる心理職は，どういう専門機関のどういう立場かも書き加えてみよう（例：中学生の時期：中学校のスクールカウンセラー/地域の心理相談室のカウンセラー/地域の精神科クリニックの心理職など）。

15 | 災害における心理支援

小林真理子

　災害における心理支援について，直後のサイコロジカル・ファーストエイドから中長期的な心理支援，トラウマへの対応等について概説する。近年注目されているあいまいな喪失について取り上げるとともに，新型コロナウイルス感染症に対応する医療従事者への支援についても紹介する。

【キーワード】　IASC ガイドライン，サイコロジカル・ファーストエイド（PFA），トラウマとレジリエンス，悲嘆，あいまいな喪失，支援者支援

1. 災害とメンタルヘルス

（1）災害と支援活動

　日本全国そして世界中で毎年のように大規模災害が起きている。災害（disaster）とは，人命が失われたり社会的機能が著しく損なわれたりする現象を指し，自然災害（天災）（natural disaster）と人的災害（人災）（man-made disaster）に大別される。自然災害と人的災害が複雑に関連し合って被害が大きくなる場合もまれではない。2011 年 3 月に発生した東日本大震災は，日本の観測史上最大のマグニチュード 9.0 を記録する大地震とともに大津波が発生し，広範囲にわたる甚大な被害をもたらした。その被害を受けた福島第一原子力発電所の事故も自然災害と人的災害の 2 つの面があるとされる（高橋・高橋，2015）。

　また，2019 年 12 月，新型コロナウイルス感染症（COVID-19 と命名された）が中国の武漢で初めて報告され，世界保健機関（WHO）は 2020 年 3 月にパンデミックとなったことを宣言した。このようなパンデミックは CBRNE（化学・生物・放射性物質・核・高性能爆発物）災

害の一亜型として捉えられている（重村ら，2020）。

（２）災害時の保健医療活動チーム

　災害時に保健医療分野の支援を担うさまざまな専門的なチームがある。主なチームとして，災害派遣医療チーム（DMAT），日本赤十字社医療救護班，災害派遣精神医療チーム（DPAT），日本医師会災害医療チーム（JMAT），災害時健康危機管理支援チーム（DHEAT），国立病院機構の医療班などがあり，活動開始・終了時期，活動対象や内容はチームごとに決められている。そのほか専門職種別のさまざまなチームが被災地に入り支援を提供している。東日本大震災での活動経験を踏まえて，心理職による支援システム（災害支援心理士：CPAT）の構築が目指されている（日本臨床心理士会HP）。

　災害支援は，直後，急性期，中期から長期にわたる継続した支援活動が必要であり，その対象もすべての人への支援から特化した人々への専門的支援，コミュニティへの支援と非常に幅広い。大規模災害時の支援

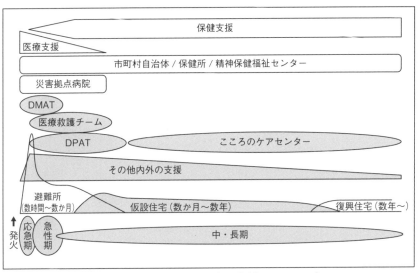

図 15-1　大規模災害時の支援のフェーズ

〈出典：松本和紀（2016）．アセスメント・モデル，支援計画．酒井明夫・丹羽真一・松岡洋夫 監修．災害時のメンタルヘルス，p.23，医学書院より〉

の時期については図 15-1 を参照のこと。

2. 災害後の心理支援

（1）IASC ガイドライン

1）精神保健・心理社会的支援

　IASC（Inter-Agency Standing Committee：機関間常設委員会）は，複合的な災害・紛争等や自然災害に対する関係機関間の意思決定を円滑にするための機構として，1992 年に国連総会決議を受けて設立された。IASC は，国連や国連以外のさまざまな人道支援組織によって構成され，支援活動に関するさまざまなガイドラインを作成している。

　「災害・紛争等緊急時における精神保健・心理社会的支援に関するIASC ガイドライン」（IASC, 2007）は，「災害・紛争等の最中にある人びとの精神保健・心理社会的ウェルビーイングを守り，改善するために人道支援関係者およびコミュニティが，多セクターにわたる最低限の一連の対応を計画，構築，組織できるようにすること」を目的として作られた。災害・紛争時に最初に実施されるべき「最低必須対応」についてのガイドラインであり，これはその後のより包括的な取り組みの基礎となる第一段階を示すものである。日本で「こころのケア」と呼ばれているものは，IASC ガイドラインでは，「精神保健・心理社会的支援（Mental Health and Psychosocial Support：MHPSS）」という用語で示され，重層的な支援を意味している。

　本ガイドラインでは，支援の基本原則として，①人権および公平，②（現地の人々の）参加，③害を与えない（Do no harm），④利用可能な資源と能力に立脚する，⑤支援システムの統合，⑥多層的な支援を掲げている。被災した現地の人々の尊厳を守り，個人・家庭・地域がもともと持っている力を引き出し，活性化される支え，必要なネットワークをつなげていくことを支援の基本としていることが分かる。

2）多層的な支援

　災害・紛争時には，人々はそれぞれ異なった影響を受け，異なった支援を必要としている。そこで，人々のニーズに合った相補的な階層構造

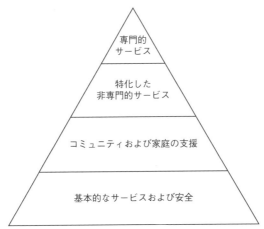

図 15-2　IASC ガイドラインの多層的支援

〈出典：IASC（2007）．災害・紛争等緊急時における精神保健・心理社会的支援に
関する IASC ガイドラインより〉

の支援を提供することが求められる（図 15-2 参照）。IASC ガイドライ
ンでは，ピラミッド図のすべての層が重要で，理想的にはすべてを並行
して実施する必要があるとしている。

- 第 1 層　基本的なサービスおよび安全：あらゆる人々を対象としたす
  べての基礎となる支援（食糧，避難所，水，基本的な保健ケア，感染
  症への対応等）。
- 第 2 層　コミュニティおよび家庭の支援：第 1 層よりも少数の人々へ
  の周囲との関係性を支援する社会的支援（家族の行方追跡，育児支
  援，生計に関する活動等）。
- 第 3 層　特化した非専門的サービス：さらに絞られた人々への，研
  修・指導を受けた従事者による個別的・心理支援。心理的応急処置
  （PFA）および基本的な精神保健ケアも含まれる。
- 第 4 層　専門的サービス：日常生活に多大な困難がある一握りの人々
  （重度の精神疾患患者含む）への，精神科医や精神科看護師，心理士
  等による専門的・精神保健ケア。

254

（2）サイコロジカル・ファーストエイド

　サイコロジカル・ファーストエイド（Psychological First Aid：PFA：心理的応急処置）とは，災害直後から行われる心理支援の基本的な方法を示したものである。2001年のアメリカにおける同時多発テロ事件を契機として，大規模災害直後の心理支援への関心が高まった。従来行われていた，災害直後にトラウマ体験やそれにまつわる感情を語らせるディブリーフィング[1]は，PTSDの予防に効果はなく，むしろ回復を遅らせるという研究結果が出されて否定され，それに代わって推奨されたのがPFAである。前述のIASCガイドライン（2007）やスフィア・プロジェクト（The Sphere Project, 2011）等の国際的なガイドラインでも，多領域にわたる包括的な支援としてPFAの実施が推奨されている。日本では，東日本大震災以降，保健医療チームによって実施が推奨され導入されている。

　PFAのマニュアルとして，日本では，WHOの「心理的応急処置（サイコロジカル・ファーストエイド：PFA）」（WHO版PFA）とアメリカ国立子どもトラウマティックストレス・ネットワークとアメリカ国立PTSDセンターが開発した「サイコロジカル・ファーストエイド実施の手引き　第2版」（米国版PFA）がよく知られている。これらは表現の仕方に違いがあるものの，その目的や位置付け，対象に関わる際の基本的な考え方は共通している。PFAの基本目的は，被災直後のトラウマ的出来事によって引き起こされる初期の苦痛を軽減し，長期的な適応機能や対処行動を回復・促進していくことにある。その活動内容はいずれも，支援者が被災者と出会い，安全・安心を確保し，情報を収集しながら周囲との関わりを促進して，地域へとつないでいくというもので

---

1) ディブリーフィング（心理的ディブリーフィング Psychological Debriefing：PD）とは，災害や事件・事故に遭うなど辛い経験をした人々への危機介入手段として，体験の直後にその詳しい内容や感情を語らせるという手法。アメリカのミッチェル（Mitchell, 1983）が構造化した非常事態ストレス・ディブリーフィング（critical incident stress debriefing：CISD）として開発し広まった（Mitchell & Everly, 2001/2002）。その後，PD, CISDの有効性への疑義が唱えられ，現在では災害直後の支援としてPFAが推奨されている。

あり，地域社会の人々と共に組織的に行うことを重視している。

　WHO 版 PFA の 3 つの行動原則と米国版 PFA の 8 つの活動内容について，それぞれの手引きより抜粋して表に示した（表 15-1，表 15-2 参照）。

　また，セーブ・ザ・チルドレンによって「子どものための心理的応急

表 15-1　米国版 PFA の 8 つの活動内容

活　動	目　的
1. 被災者に近づき，活動を始める Contact and Engagement	被災者の求めに応じる。あるいは，被災者に負担をかけない共感的な態度でこちらから手をさしのべる
2. 安全と安心感 Safety and Comfort	当面の安全を確かなものにし，被災者が心身を休められるようにする
3. 安定化 Stabilization	圧倒されている被災者の混乱を鎮め，見通しがもてるようにする
4. 情報を集める―いま必要なこと，困っていること Information Gathering：Current Needs and Concerns	周辺情報を集め，被災者がいま必要としていること，困っていることを把握する。そのうえで，その人にあった PFA を組み立てる
5. 現実的な問題の解決を助ける Practical Assistance	いま必要としていること，困っていることに取り組むために，被災者を現実的に支援する
6. 周囲の人々との関わりを促進する Connection with Social Supports	家族・友人など身近にいて支えてくれる人や，地域の援助機関との関わりを促進し，その関係が長続きするよう援助する
7. 対処に役立つ情報 Information on Coping	苦痛をやわらげ，適応的な機能を高めるために，ストレス反応と対処の方法について知ってもらう
8. 紹介と引き継ぎ Linkage with Collaborative Services	被災者がいま必要としている，あるいは将来必要となるサービスを紹介し，引き継ぎを行う

〈出典：アメリカ国立子どもトラウマティックストレス・ネットワーク，アメリカ国立 PTSD センター「サイコロジカル・ファーストエイド実施の手引き 第 2 版」兵庫県こころのケアセンター 訳，2009 年 3 月より引用作成〉

表 15-2　WHO 版 PFA　3 つの基本的な活動原則

見る Look	・安全確認 ・明らかに急を要する基本的ニーズがある人の確認 ・深刻なストレス反応を示す人の確認
聞く Listen	・支援が必要と思われる人びとに寄り添う ・必要なものや気がかりなことについてたずねる ・人びとに耳を傾け，気持ちを落ち着かせる手助けをする
つなぐ Link	・生きていく上での基本的なニーズが満たされ，サービスが受けられるよう手助けする ・自分で問題に対処できるよう手助けする ・情報を提供する ・人びとを大切な人や社会的支援と結びつける

〈出典：WHO，国立精神・神経医療研究センター　訳（2011）．心理的応急処置（サイコロジカル・ファーストエイド：PFA）フィールド・ガイドより引用作成〉

処置（PFA）」も作成されており，子どもとその保護者・養育者に対して実施するうえで，子どもの発達段階の特性や年齢にあった支援ニーズ，対応の基本がまとめられている（Save the Children, 2013/2016）。

　いずれの PFA も専門家だけではなく，災害の急性期の支援に携わるすべての支援者が用いることのできる標準的なツールである。実施に当たっては，それぞれの PFA ごとに支援者向けの研修会が提供されている（研修会の情報は，災害時こころの支援センター，兵庫県こころのケアセンター，Save the Children の HP 参照）。

（3）サイコロジカル・リカバリー・スキル

　PFA は中長期においても支援の基本として十分用いることが可能である。そのうえで，さらに集中的で個別的な支援が必要な場合の介入法として，サイコロジカル・リカバリー・スキル（Skills for Psychological Recovery：SPR）がある。SPR は，アメリカ国立子どもトラウマティックストレス・ネットワークとアメリカ国立 PTSD センターが開発した，災害の中長期・復興回復期（数週間から数か月後）に適用できる支援プログラムである。PFA が提供された後，専門家の治療は必要で

はないが，このままのストレス状態が続けば悪化する可能性のある人々
に対する介入として開発された。SPR の対象も PFA と同様に，生活が
安定し回復のための環境が整えば，周囲のサポートを得ながら前に進め
る被災者である。PFA とは異なるのは，SPR を実施するのはメンタル
ヘルスの専門家（対人援助職）であるということで，必要に応じてより
専門的な精神疾患の治療につないでいく橋渡しも行っていく。

　SPR の目標は，①回復を促進する，②精神保健の問題を予防する，
③既存の機能を支える，④悪化をもたらすような行動を予防する（災害
時のメンタルヘルス）の４つである。そのための実践として，６つのス
キルを用いる。まず，毎回必ず〈情報収集と優先順位を決める〉ことを
行う。その後，〈問題解決のスキルを高める〉〈ポジティブな活動をす
る〉〈心身の反応に対応する〉〈役に立つ考え方をする〉〈周囲の人とよ
い関係をつくる〉の５つの中から利用できるスキルを選び，実行してい
く。各スキルにはそれぞれ目的，根拠，ステップがあり，ワークシート
が用意されている（兵庫県こころのケアセンターの HP 参照，映像資料
も公開されている）。

（4）専門家による治療的介入

　被災者の中で，PTSD やうつ病など，精神疾患の診断基準を満たす人
に対しては，精神科医や心理士等の精神医療従事者による専門的な支援
が必要になる。提供される治療として，薬物療法と心理療法が挙げら
れ，それぞれの疾患に対して有効性の示されている専門的な治療を提供
する必要があるとされる。

　例えば，成人の PTSD に対しては，アメリカ心理学会のガイドライ
ン（American Psychological Association, 2017）によると，PTSD に特
化した認知行動療法（CBT），認知処理療法（CPT），認知療法（CT），
持続エクスポージャー療法（PE）の適用が推奨（Strong for）されてい
る。また，被災した子どものトラウマ治療に対しては，個別のあるいは
集団（学校等）で行う認知行動療法，特にトラウマ焦点化認知行動療法
（TF-CBT）の有効性が示されている。その構成要素としては，心理教

育，リラクセーション，感情の調整（affect modulation），コーピング，曝露（exposure），トラウマナラティブ法，安全感と発達の促進などが含まれる（Pfefferbaum, et al., 2014）。

（5）心理職による支援

　東日本大震災や熊本地震等の被災地での心理職による支援活動の多くの報告をみると，多岐にわたる支援活動がなされている（日本臨床心理士会，2019）。前述の支援のピラミッド図の基本的な第1層の支援のマンパワーとしての役割を担うこともあれば，子どもの遊び場を確保したり，避難者にリラクセーション法を伝えたり，さまざまな困りごとの相談にのったり，支援者への心理教育を担当したりといった第2層から第3層に該当するさまざまな支援活動が提供されてきたことが分かる。特に発災後の急性期にあっては，PFAを中心とした支援が必要とされるが，どの層の活動を行う場合であっても，心理学のスキルや臨床心理学的な見方，心理臨床の実践の中で培ったコミュニケーション力は支援に役立つと思われる。それは通常の個人をベースとした臨床のノウハウをそのまま持ち込むということではなく，アウトリーチ活動の中に心理的な視点を入れることで，対象者を包括的に支援する際の助けとなるだろう。

　第4層の専門的支援については，特に精神医療・臨床心理学的な専門性を活かした支援活動となる。中長期においては，PTSDやうつ病など精神科的な症状のある人への専門的な心理療法，喪失や悲嘆へのケア，救援者・支援者への支援などである。

3. トラウマとレジリエンス

（1）トラウマ反応の経過

　トラウマ（trauma）とは，「自分自身あるいは自分と近い関係にある人が，死または生命の危険が迫るような体験をすること」を指す。地震で家が倒壊したが間一髪で逃げ出したとか，家族が津波被害に遭い亡くなった，事故現場を目撃したといった経験である。トラウマについての従来の研究では，時間経過とともに誰もが同じような経過（段階）をた

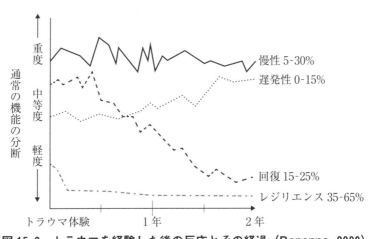

図 15-3　トラウマを経験した後の反応とその経過（Bonanno, 2009）
〈出典：高橋晶・高橋祥友 編（2015）．災害精神医学入門―災害に学び，明日に備える．金剛出版，p.23 より一部改変〉

どると考えられていた。しかし，最近の研究から，多様性という視点が再検討され，強いストレスに対する反応は一様ではなく，独特の分布を示す複数のグループがあることが明らかになってきた（高橋・高橋，2015）。

　ボナーノ（Bonanno, 2004/2009）は，米国同時多発テロで愛する人を亡くした人々やさまざまな形で家族と死別した人々と面接し，その悲嘆は決して一元的な段階をたどるわけではないと説いている。トラウマを経験した後の反応と経過について，その典型的なパターンを分類して示している（図 15-3 参照）。災害直後からトラウマ反応は軽度で早期に消失する「レジリエンス型」が一番多く，次いで，中等度以上のトラウマ反応が数か月以内に改善していく「回復型」，直後からの重度のトラウマ反応が持続する「慢性型」，そして，直後は中等度であったトラウマ反応が次第に増悪していく「遅発型」の 4 つのパターンである。つまり，トラウマ体験をした人がみな中等度以上のトラウマ反応を示すわけではなく，むしろ比較的多くの人（35%～65%）にレジリエンスが認められたのである。

（2）PTSD

災害直後に恐怖，無力感，過覚醒といった状態になるのは，「異常な事態に対する正常な反応」と言われている。しかし，以下のような症状を呈し，日常生活に著しい支障を来している場合は専門的な介入が必要になる。症状が1か月未満で治まる場合は急性ストレス障害（Acute Stress Disorder：ASD）と診断され，1か月以上続いて生活に著しい支障を来している場合には心的外傷後ストレス障害（Post-Traumatic Stress Disorder：PTSD）と診断される。

①侵入症状：トラウマ体験の不快で苦痛な記憶が突然蘇える（フラッシュバック），悪夢として反復される。

②回避症状：トラウマの原因になった出来事や関連する事柄を極力避けようとする。

③認知と気分の陰性の変化：否定的な認知，興味や関心の喪失，孤立感を感じ，陽性の感情が持てなくなる。

④過覚醒症状：不安，焦燥，いらいら等の増大，集中困難，些細な刺激への驚愕反応，不眠など。

（3）複雑性悲嘆

悲嘆（Grief）とは，喪失に対する心や体の反応を伴う情緒的反応をいい，本来は正常なもので，時間の経過とともに悲嘆の強さは軽減し，日常生活を取り戻せるようになっていくとされる。これまで，喪失や悲嘆に関する理論やその回復に関するモデルがさまざま提唱されてきた。エリザベス・キューブラー・ロス（Kübler-Ross, 1969）の5段階理論，ボウルビィ（Bowlby, 1980）の喪の作業の4段階，ウォーデン（Worden, 1991）の4つの課題モデル，ニーマイヤー（Neimeyer, 1998）の意味の再構成などである。先に紹介したボナーノ（Bonanno, 2004/2009）もレジリエンスに注目した視点を投げかけている。

しかし，喪失や死別を体験した人の中には時間がたっても強い悲嘆反応が続き，日常生活に支障を来している場合もあり，複雑性悲嘆（Complicated Grief）[2]と呼ばれ，介入に関する多くの研究がなされてき

ている。複雑性悲嘆を抱える人への心理療法としては，複雑性悲嘆に焦点を当てた認知行動療法が有効であると報告されている（中島ら，2016）。

4. あいまいな喪失

（1）あいまいな喪失とは

　あいまいな喪失とは，家族社会心理学の専門家であるボス（Boss, P.）が提唱した概念で，「はっきりしないまま，解決することも，終結することもない喪失」のことをいう。2つのタイプがあり，一つは，心理的には存在しているが身体的（物理的）には存在していない場合で「さよならのない別れ」（タイプ1），もう一つは，身体的（物理的）には存在しているが心理的には存在していない場合で「別れのないさよなら」（タイプ2）と呼ばれる（Boss, 1999/2005）。

　日本で「あいまいな喪失」という言葉が広く知られるようになったのは，津波により多くの行方不明者が発生した東日本大震災以降であろう。津波に流され，その後その存在が確認できず，もしかしたら生存しているのではという可能性を否定できず，行方が分からなくなる前のままにその存在が位置付けられているような状態は，「タイプ1」のあいまいな喪失に該当する。また，福島第一原発事故により，避難したまま戻ることができない状況も同様である。「タイプ2」は，アルコール依存症や認知症，意識不明の状態で意思の疎通ができなくなったり，人格が変わってしまったような場合である。また，これら2つのタイプのあいまいな喪失は，同時に体験されることもあれば，同じ状況でも受けとめ方によって，いずれのタイプにもなりえるという（中島，2019）。

2）複雑性悲嘆に関する名称については，2018年に公表されたICD-11（WHO）では，遷延性悲嘆障害（Prolonged Grief Disorder）として，ストレス関連疾患の中で精神疾患として位置付けられることになった。一方，DSM-5では，持続性複雑死別障害（Prolonged Complex Bereavement Disorder）の名称で，心的外傷およびストレス因関連障害群として位置付けられたが，研究者の見解の相違もあり，診断基準は今後の研究のための病態として取り上げられている。

（2）あいまいな喪失への支援

　あいまいな喪失の特徴は，「その喪失を確証できない」こと，「終結が不確実である」ことにあり，その影響としてさまざまな機能を停止させてしまい，前に進むことが困難になることである（中島，2019）。あいまいな喪失は，PTSD やうつ病のような精神疾患ではなく，個別の治療によって解決される問題ではないとされる。また，失われるもの（愛着対象）はその人との関係性に根差しており，家族の中でも，喪失の意味や程度は異なっている。そこで，あいまいな喪失への支援は，個人療法だけでは困難で，関係性の視点から家族やコミュニティへのアプローチが必要とされる（中島，2019）。

　あいまいな喪失を終わらせることはできず，支援の目標は「苦悩をもちながらもより良く生きることができるように支援すること」である。その際に，人々が備えているレジリエンスに注目したアプローチが求められる。特に災害においては，個人のレジリエンスだけではなく，家族やコミュニティのレジリエンスを高めることが重要であるという。支援する人は心理や保健福祉の専門家だけでなく，家族や同じ境遇にある人々，コミュニティの人々によってなされる長期にわたる継続的な支援が回復の鍵を握っている。

　あいまいな喪失の支援をする人は，自分のストレスや無力感に押しつぶされずに支援を継続するために，①あいまいさからくるストレスに耐える力，②自分自身の支配感を見つめる力，③ほどほどに役立っているという感覚，希望，楽観性をもち続ける力，を養う必要があるという（瀬藤，2019）。支援する人もまた多くのストレスに晒されることになるため，セルフケアが重要であるとともに，支援者のトレーニングやスーパービジョン，定期的な事例検討会への参加が求められる。

　2021 年現在，世界中の人々が，新型コロナウイルス感染症のパンデミックの中にあり，先の見えない不安やストレスを感じている。外出する自由の喪失，人との接触の喪失，いつ感染するか分からないという安全感の喪失，経済的な喪失など，これまでの当たり前の生活を失っている状況は「あいまいな喪失」と捉えることができるだろう。あいまいな

喪失の理論と実践は今の状況に立ち向かうために多くの示唆を与えてくれると思われる。

5. 臨床の現場から
（日本赤十字社・日本赤十字社医療センター）

　ここでは，日本赤十字社の「こころのケア」活動と日赤医療センターにおける新型コロナウイルス感染症への対応における医療従事者のメンタルヘルス支援について，心理職の立場からの実践の一端を紹介する。

（1）日赤の「こころのケア」

　日本赤十字社の災害救護活動は，赤十字の人道的任務として自主的判断に基づいて行う場合と，災害対策基本法による国民の保護のための措置に関する法律（国民保護法）における指定公共機関として，国や地方公共団体の行う業務に協力する場合がある。また，未知の感染症が発生した場合には，新型インフルエンザ等対策特別措置法における指定公共機関として，医療サービスの確保等の必要な対策を実施している。

　日本赤十字社では災害時に備えて，医師，看護師などを中心とした救護班を全国で約500班（約4,500人）編成されている。災害発生直後に救護班（1班あたりの編成基準は，医師・看護師等6人）を派遣し，救護所の設置，被災現場や避難所での診療，こころのケア活動などを行っている。日赤では，災害時のこころのケアを災害救護活動の重要な柱の一つと位置付け，これまでに多くの災害でこころのケア活動を実施している。

　日赤のこころのケアは，専門研修を受けた赤十字病院の看護師等のスタッフが行っており，IASCガイドラインの第3層の非専門家による心理支援にあたり，PFAを提供するものである。また，日赤の活動として被災地に派遣された心理士によって，さまざまな心理支援がなされている。こころのケアチームとして看護師と心理士が協働するので，血圧や睡眠についての話をしながら，心理士がストレスへの心理教育を行い，心身の健康を保つための支援活動を行うことができる。また，喪失

体験を経験し，悲嘆へのケアが必要な場面では心理士が中心となって対応し，地域や精神保健医療チームとの連携を実践している。

（2）「3つの感染症」：新型コロナウイルス感染症に関する活動

　2020年1月，国内で最初の新型コロナウイルス感染者が発見された。日赤はその初期からクルーズ船や中国武漢市からの帰国者の滞在施設に医療チームを派遣し対応にあたってきた。現在（2021年2月）も感染者を病院に受け入れ，最前線で医療活動を続けている。常に感染リスクの高い環境下で働く医療スタッフにかかる負担は計り知れない。「医療者としての使命」と「自分や家族等の安全」という相反する思いを背負い，日々，葛藤の中で業務に従事している。業務の大変さに加え，医療従事者が感染の疑いの目を向けられるといった偏見に晒されることもあり，「極限状態」に置かれ続けている（日赤東京都支部HP）。

　日赤では，これまでの諸外国での感染症対応の経験から，未知の感染症がもたらす影響について，生物的側面だけでなく心理社会的側面も含めて捉え，早期にメンタルヘルス対策を打ち出した。「3つの感染症」という考え方を示したうえで，このリスクに対応し，心の健康を維持するために，身近な人同士で互いに助け合い，組織としてサポートすることが重要であるとし，2020年3月に「新型コロナウイルス感染症（COVID-19）に対応する職員のためのサポートガイド」が策定された。最初の感染者が判明してからほんの2か月という短期間のこの偉業に心より敬意を表したい。ここで，サポートガイドより「3つの感染症」について，以下，抜粋して紹介する。

- 第1の感染症（生物学的感染症）：ウイルスによって引き起こされる「疾病」そのもの
- 第2の感染症（心理的感染症）：見えないこと，治療法が確立されていないことで強い「不安や恐れ」を生じる
- 第3の感染症（社会的感染症）：不安や恐怖が「嫌悪・差別・偏見」を生み出す

　未知のウイルスは私たちを不安に駆り立て，ウイルスを連想させるも

のへの嫌悪・差別・偏見を生み出し，人と人との間の連帯感や信頼感を破壊する。私たちの誰もが，これら 3 つの感染症の影響を受けているが，最前線で対応する職員はその影響を最も強く受けることになる。感染対策（第 1 の感染症対策）はもちろんのこと，第 2，第 3 の感染症が職員に与える影響を考慮に入れながら COVID-19 対応者へのサポート体制を構築していくことが極めて重要となる。

（3）院内での医療従事者のメンタルヘルス支援

　COVID-19 対応を行っている職員には COVID-19 対応特有のストレスがある。そのような困難な状況で働く職員がこころの健康を維持するためには，職員本人と組織としての対応が必要となってくる。日赤では 2020 年 9 月に，「新型コロナウイルス感染症（COVID-19）に対応する職員のためのサポートガイド Vol.2 ―経験知の共有―」を公表し，組織における職員に必要なサポートについて，感染ステージ別に提供される必要があることを示している。医療従事者への支援については，コラム⑳で紹介している。

　放送授業では，日本赤十字社医療センターの秋山恵子先生にスタジオにおいでいただき，災害支援や医療従事者の支援の活動についてお話を伺う。

─〈コラム⑳〉────────────────────
組織を整え，個人を守る〜病院内の支援者支援〜
日本赤十字社医療センター　秋山恵子

　2019 年末から感染拡大している新型コロナウイルス感染症（COVID-19）は，日本でも猛威をふるい，2020 年 2 月からは日赤医療センターでも陽性となった患者の受け入れをはじめた。COVID-19 流行下では誰しもがストレスを受けるのは当然だが，医療従事者は感染リスクを負いながらも医療を提供する英雄として扱われるのと同時に，本人や家族

が差別・中傷の対象となり地域住民から，場合によっては職場内で誹謗中傷を受ける事態が生じていた。このような状況を鑑み，巨視的な視点での支援者支援として日本赤十字社から「新型コロナウイルス感染症（COVID-19）に対応する職員のためのサポートガイド」1・2を発行し，微視的には各病院で職員支援の体制を立ち上げ，当センターでも健診部門の医師・保健師・看護師と心理職とが連携し「スタッフサポートチーム（スタサポ）」活動を継続している。

　サポートガイド2では組織における職員に必要なサポートについて，感染ステージ別に提供される必要があることを示している。まず一番に組織的な対応が必要となる。例えば感染対策本部を中心とした指示命令系統の確立やマニュアルの作成など，職員全体が共通の理解を持って動けると調整の手間が省略できる。その体制の上に日々の患者対応や個別の職員支援が積み重なり，変則的な対応，より危機的な状況への対応として死別時のケアや院内感染発生時の対処方法が取り上げられている。

　当センターでのスタサポ活動は多職種連携の実践である。職員支援というと「抑うつの予防」といった心理社会的支援だけを考えてしまいがちだが，もっと心配になるのは「自分がCOVID-19にかかるのではないか？」という感染不安であり，これは身体的なチェックをせずにケアを進めることは難しい。そこで，「喉が痛いような気がする」，「熱はないが体が怠い」といった不安は健診部門の医師・保健師が診察や面談をしている。そして，「体の健診はしたので，心の健診をして欲しい」というニーズや，個人からの「差別を受けた」「何気ない一言が胸に刺さってしまった」という訴えに心理職や精神看護専門看護師が対応している。さらにメンバーの看護師が力を発揮するのは，院内全部署を対象としたラウンド活動の時にある。赤十字のこころのケア指導者資格を持つ看護師は雑談力が高く，問題を掘り下げすぎずに，「皆のことを気にかけていますよ」というメッセージを言語的・非言語的に伝えることができる。

　心理職はストレスに対する心理教育をまとめたり，個別対応の多くを担ったりしながら，それぞれの専門職が役割を理解し専門性を発揮できるよう中立的な立場にいることを心がけている。行き詰まった時にも意見交換や気持ちの共有ができるよう，多職種連携の接着剤として地味ではあるがしっかりとチームをつなぐ試みをしている。

引用文献

アメリカ国立子どもトラウマティックストレス・ネットワーク，アメリカ国立
　PTSD センター「サイコロジカル・ファーストエイド実施の手引き 第 2 版」兵
　庫県こころのケアセンター 訳，2009 年 3 月．
　https://www.j-hits.org/_files/00106528/pfa_complete.pdf（2021 年 4 月現在）
アメリカ国立子どもトラウマティックストレス・ネットワーク，アメリカ国立
　PTSD センター「サイコロジカル・リカバリー・スキル実施の手引き」兵庫県こ
　ころのケアセンター 訳，2011 年 6 月．
　https://www.j-hits.org/_files/00106603/spr_complete.pdf（2021 年 4 月現在）
American Psychological Association（2017）. Clinical Practice Guideline for the
　Treatment of Posttraumatic Stress Disorder（PTSD）in Adults.
　https://www.apa.org/ptsd-guideline/ptsd.pdf（2021 年 3 月現在）
Bonanno, G. A.（2004）. Loss, Trauma, and Human Resilience：Have We Under-
　estimated the Human Capacity to Thrive After Extremely Aversive Events?
　American Psychologist, 59（1），20-28.
Boss, P.（1999）. *Ambiguous loss: Learning to live with unresolved grief.* Harvard
　University Press.（南山浩二 訳（2005）．「さよなら」のない別れ　別れのない
　「さよなら」―あいまいな喪失．学文社）
Boss, P.（2006）. *Loss, trauma and resilience: Therapeutic work with ambiguous loss.*
　W.W. Norton and Company.（中島聡美・石井千賀子 監訳（2015）．あいまいな
　喪失とトラウマからの回復―家族とコミュニティのレジリエンス．誠信書房）
Inter-Agency Standing Committee（IASC）（2007）．災害・紛争等緊急時におけ
　る精神保健・心理社会的支援に関する IASC ガイドライン
　https: //saigai-kokoro.ncnp.go.jp/document/pdf/mental_info_iasc.pdf（2021
　年 3 月現在）
Mitchell, J. T. & Everly, G. S.（2001）. Critical Incident Stress Debriefing：An
　Operations Manual for CISD, Defusing and Other Group Crisis Intervention
　Services. Chevron Publishing Corporation.（高橋祥友 訳（2002）．緊急事態スト
　レス・PTSD 対応マニュアル―危機介入技法としてのディブリーフィング．金剛
　出版）
中島聡美・白井明美・小西聖子（2016）．災害による喪失と死別への心理的ケア・
　治療．酒井明夫・丹羽真一・松岡洋夫 監修．災害時のメンタルヘルス，p. 113-
　121. 医学書院．
中島聡美（2019）．あいまいな喪失と悲嘆の概念と理論．黒川雅代子・石井千賀

子・中島聡美・瀬藤乃理子 編著（2019）．あいまいな喪失と家族のレジリエンス
―災害支援の新しいアプローチ，p. 1-28. 誠信書房.

日本臨床心理士会（2019）．災害支援心理士の活動のためのガイドライン
http://www.jsccp.jp/suggestion/sug/pdf/20190320154602_1553064362657879.
pdf（2021年3月現在）

日本赤十字社（2020）．新型コロナウイルス感染症（COVID-19）に対応する職員
のためのサポートガイド Vol. 2 ―経験知の共有―（発行2020年9月11日）
http://www.jrc.or.jp/activity/saigai/news/pdf/01_COVID-19supportguide_
vol2.pdf（2021年3月現在）

日本赤十字社東京都支部 HP．新型コロナウイルス感染症に関する活動
https://www.tokyo.jrc.or.jp/covid-19.html（2021年3月現在）

Pfefferbaum, B., Sweeton, J.L., et al.（2014）. Child Disaster Mental Health Inter-
ventions：Therapy Components. *Prehospital and Disaster Medicine, 29*（5）：
494-502.

Save the Children（2013/2016）．子どものための心理的応急処置（PFA）
https://www.savechildren.or.jp/lp/pfa/（2021年3月現在）

瀬藤乃理子（2019）．あいまいな喪失と家族のレジリエンス―災害支援の新しいア
プローチ．誠信書房.

重村淳・高橋晶・大江美佐里・黒澤美枝（2020）．COVID-19（新型コロナウイル
ス感染症）が及ぼす心理社会的影響の理解に向けて．トラウマティック・ストレ
ス，18（1），p. 1-9.

高橋晶・高橋祥友 編（2015）．災害精神医学入門―災害に学び，明日に備える．金
剛出版.

World Health Organization, War Trauma Foundation and World Vision Inter-
national（2011）. Psychological first aid：Guide for field workers. WHO：Geneva.
（訳：（独）国立精神・神経医療研究センター，ケア・宮城，公益財団法人プラン
ジャパン（2012）．心理的応急処置（サイコロジカル・ファーストエイド：
PFA）フィールド・ガイド）

参考文献

日本臨床心理士会 監修，奥村茉莉子 編集（2017）．こころに寄り添う災害支援.
金剛出版.

黒川雅代子・石井千賀子・中島聡美・瀬藤乃理子 編著（2019）．あいまいな喪失と
家族のレジリエンス―災害支援の新しいアプローチ．誠信書房.

高橋晶・高橋祥友 編（2015）．災害精神医学入門―災害に学び，明日に備える．金剛出版．

🔘 研究課題

1. 災害時の保健医療活動チームについて，特に精神医療に関する活動を行う DPAT について調べてみよう。
2. 災害後に心理職として提供できる支援の一つとして，サイコロジカル・リカバリー・スキル（SPR）について調べてみよう。
3. 災害時に配慮を要する対象として，子どもへの支援について，調べてみよう。放送大学学部科目『乳幼児・児童の心理臨床（'17)』の第 11 章（11 回），『心理職の専門性（'20)』の第 11 章（11 回）において紹介しているので参考にしてほしい。

索引

●配列は五十音順，＊は人名を示す。

●英　字

activity of daily living（ADL）　127
ASD（Acute Stress Disorder）　260
AYA（Adolescent and Young Adult）　145,157
BADL　127
BPSD　126,134
EBPP　32
EMDR　34
FCC　226
GCU（Growing Care Unit）　224
instrumental ADL（IADL）　127
IPE　45
IPW　45
m-ECT　100
M-FICU　214
MMSE（Mini Mental State Examination）　127
NICU　214
NIPT　210
NIRS　97
palliative care　152
PCA　33
PFA　253,254
PTSD　257,258,260
QOL　152,182
SOAP　55
SPR　256
SST　35,83
TEACCH　83
TMS　101

●あ　行

IASC ガイドライン　252
あいまいな喪失　261

アウトリーチ活動　258
アクセプタンス・アンド・コミットメント・セラピー（ACT）　169
アスペルガー（Asperger, H.）＊　63,66
アセスメント　73,126,139,147,187
アディクション　109
アドヒアランス　99
アルコール使用障害　110
アルツハイマー型認知症（AD）　127,128
意思決定支援　137
依存　109
依存症　108,109
遺伝医療　198
遺伝カウンセリング　201,202
遺伝学的検査　199
遺伝情報　198
遺伝性疾患　199
遺伝性腫瘍　204
遺伝性乳がん卵巣がん症候群（HBOC）　204
医療チーム　9,19,26,36,153,157,216
医療保険　10
医療保険制度　10
医療倫理　12
医療倫理の4原則　13
インスリン　180
インターネットゲーム障害　115
インテーク　25,69
インテーク面接　25,221
インフォームド・コンセント　13,30
インフォームド・チョイス　15
ウィニコット（Winnicott, D. W.）＊　214
ウイング（Wing, L.）＊　63,66
ウェルビーイング（well-being）　183,252
うつ病　93,149,150,257,258

エビデンスに基づく心理学的実践　32
エンカウンター・グループ　35
エンゲル（Engel, G. L.）*　15
エンパワーメント　182,226,245
応用行動分析（ABA）　33,83
オープンダイアローグ（Open Dialogue）　35,44
親子教室　242

●か　行
回想法　35,133
改訂長谷川式簡易知能評価スケール　127
外来治療　69
家系図　205
家族中心のケア（FCC）　226
家族のケア　155
家族の病い　186
家族療法　35
カナー（Kanner, L.）*　66,220
がん医療人養成プログラム　38
感覚的・感情的経験　163
がん教育　160
観察法　26
患者サポートセンター　156
患者中心のアプローチ　14
患者中心の医療　14
感情的体験　163
がん診療連携拠点病院　154,156
がん・生殖医療　158
がん・生殖医療連携ネットワーク　159
がん性疼痛　166
がん対策基本法　144
がん対策推進基本計画　144
がんの臨床経過　146
鑑別診断　29
関与しながらの観察　26
緩和ケア　144,145,152

緩和ケアチーム　153
基本的日常生活動作　127
急性ストレス障害　260
急性疼痛　165
教育入院プログラム　185
協働　16,37,42,52,217,221
強迫性障害　65
切れ目のない支援　225
近赤外線スペクトロスコピー　98
グリーフケア　155,160,216
グリーフワーク（喪の作業）　208
芸術療法（アートセラピー）　33,133
傾聴　155
ケースカンファレンス　48
ケースフォーミュレーション　26
血管性認知症（VaD）　127,129
限局性学習症　67,79
原初的母性的没頭（primary maternal preoccupation）　214
厳罰主義　118
行動観察　26
行動・心理症状（BPSD）　126
行動療法　33,168
公認心理師法　24,41,54,231
交流分析（TA）　33
高齢者　230
コーチング　184
国民皆保険　10
こころのケア活動　263
子どものための心理的応急処置（PFA）　255
5年相対生存率　144
コミュニティ　262
コンサルテーション　21,24,153,217,222,245
コンサルテーション・リエゾン　20,156

●さ　行

災害　250
サイコオンコロジー　145
サイコロジカル・ファーストエイド　254
サイコロジカル・リカバリー・スキル
　256
催眠療法　169
サポートグループ　160
サリヴァン（Sullivan, H. S.）＊　26
産後うつ病　213,217
ジェノグラム　205
支援者支援　265
自己コントロール法　171
自己治癒活動　173
自己治療　171
シシリー・ソンダース女史（Dame Cicely
　Saunders）＊　153
持続エクスポージャー療法（PE）　257
持続性複雑死別障害　261
疾患受容　183
児童精神科　62
自閉スペクトラム症（ASD）　66,78,80,
　90,237
社会資源　130
社会的ネットワーク　186
周産期　213
周産期医療　214
周産期医療対策整備事業　214
周産期母子医療センター　214
集団心理療法　35
集団認知行動療法（CBGT）　35
手段的日常生活動作　127
出生前検査　200
出生前診断　207
守秘義務　50
使用障害　109
情緒的サポート　132

ショートケアプログラム　89
小児がん　145
小児腫瘍科　221
小児特定疾患カウンセリング　223
小児特定疾患カウンセリング料　11
小児慢性特定疾患　218
情報的サポート　131
職業倫理　13
食行動障害　67
人格（パーソナリティ）検査　27
新型コロナウイルス感染症　158,233,250,
　262
神経心理学的検査（神経心理検査）　27,
　28,127
神経発達症群　66,78
新生児集中治療管理室　214
身体的痛み　163
心的外傷及びストレス因関連障害　65
心的外傷後ストレス障害　260
心理アセスメント　24,127,219,243
心理教育　24,35,87,138,168,263,266
心理劇（サイコドラマ）　35
心理検査　27,72,219
心理支援　24,118,122,126,130,155,187,
　193,215,219,250
心理社会的痛み　163
心理職の専門性　230
心理的応急処置（PFA）　253,254
心理面接　189,243
診療報酬　10,27,224
心理療法　24,32,71,133,207,219
スーパービジョン　243
スクリーニング　219
ストレスコーピング　185
ストレスチェック　11,158
ストレスマネジメント　158,184
スピリチュアルな痛み　153,163

スピリチュアルペイン　153
スフィア・プロジェクト　254
成育医療　225
生活支援　131
生活習慣病　204
生活障害　126
生活の質（QOL）　152,182
精神科デイケア（デイケア）　35,89
精神科病院　59
精神科リエゾンチーム　11
成人期発達障害　78,87
精神腫瘍科　156
精神腫瘍学　145
精神的痛み　163
精神分析的心理療法　33
生物医学モデル　15
生物―心理―社会モデル　15,148
セーブ・ザ・チルドレン　255
世界保健機関（WHO）　45,93,152,164,250
セラピューティック・プレイ　224
セルフケア　158
セルフケア行動　180
セルフケアの能力　171
セルフマネジメント　184
遷延性悲嘆障害　261
全国がん登録　143
全人的苦痛　153,175
全人的ケア　152,153
せん妄　149,150
専門職間連携・協働（IPW）　45
専門職連携教育（IPE）　45
総合周産期母子医療センター　214
喪失体験　150,155,191,263
相談支援センター　151
ソーシャルサポート　158,186
ソーシャルキャピタル　247

ソーシャルスキルトレーニング（SST）　35,83

●た　行
体験の仕方　172
対人保健　233
第二の患者　155
対物保健　233
多職種連携　266
多職種協働　52
多層的な支援　252
WHO版PFA　254
多理論統合モデル（Transtheoretical Model）　181
地域周産期母子医療センター　214,224
地域保健活動　230
地域保健法　233
地域連携室　151
チーム医療　21,46,220
チーム加算　18
秩序破壊的・衝動制御・素行症　68
知的能力障害　66
知能検査　27,219
注意欠如・多動症（ADHD）　66,78,83
中毒　109
低出生体重児　215
ディブリーフィング　254
適応障害　149
テストバッテリー　29,72,219
動機づけ面接（MI）　34,122,184
統合失調症スペクトラム障害　64
統合的心理療法　34
動作課題　173
透析患者　187,193
疼痛という体験　163
糖尿病　15,179
糖尿病医療学　184,192

糖尿病教室　189
糖尿病性腎症　187
糖尿病の三大合併症　180
糖尿病の「引き受け」　183
糖尿病予備軍　179
糖尿病療養指導チーム　188
トラウマ（trauma）　258
トラウマ焦点化認知行動療法（TF-CBT）
　257

●な　行
内観療法　34
日常生活動作　127
日本赤十字社　263
入院治療　68
入場券としての症状　220
乳幼児健診　223,235,241
認知機能検査　27
認知機能障害　126
認知行動療法（CBT）　34,87,133,168,
　184,257,261
認知症　126
認知処理療法（CPT）　257
認知療法（CT）　33,257
認定遺伝カウンセラー　205
妊孕性　159
妊孕性温存治療　159

●は　行
ハームリダクション　119
ハイリスク妊産婦　215
パターナリズム　15
発症前診断　207
発達検査　27,217
発達障害の早期発見・早期支援　230,234
バリアント（variant）　200
晩期合併症　145,219,223

パンデミック　250
悲嘆（Grief）　259,260
悲嘆反応　260
ヒトゲノム　198
評価尺度　27
不安障害　65
複雑性悲嘆　260
復職支援　93,101
プライマリーナース　220
プレイセラピー　33,69,220,222
プロチャスカ（Prochaska, J. O.）＊　181
ペアレント・トレーニング（PT）　35,87
米国版 PFA　254
変化ステージ（Stages of change）　181
変化ステージモデル　182
変性性認知症　127
包括的アセスメント　146,147
保健医療活動チーム　251
保険点数　10,29
母子保健事業　225,230
母子保健法　234
ボス（Boss, P.）＊　261
母体・胎児集中治療管理室　214
ボナーノ（Bonanno, G. A.）＊　259

●ま　行
Minds 診療ガイドライン作成の手引き
　167
マインドフルネス　34,133,168
マインドフルネスに基づいた心理療法　34
マタニティーブルーズ　213
マルチジーンパネル検査　201
慢性疾患　144,218
慢性疼痛　166
慢性疼痛治療ガイドライン　167
見立て　26
3つの感染症　264

看取り　137,155
無作為コントロール試験　167
無侵襲的出生前遺伝学的検査　210
面接法　25
森田療法　34
………………………………………………

●や　行
薬物使用障害　110
病いの語り　170
遊戯療法（プレイセラピー）　33
ユング派心理療法　33
要保護児童対策地域協議会　225
予期的悲嘆　155

抑うつ障害　64
………………………………………………

●ら　行
来談者中心療法　33
乱用　109
リエゾン　21
リエゾン活動　20
リワークプログラム　93,104
臨床動作法　34,172
令和2年診療報酬改定　28
レジリエンス　259
レビー小体型認知症（DLB）　127,128
連携　9,16,36,42

コラム執筆者リスト （所属は執筆当時）

秋庭　篤代（横浜労災病院　心療内科）
　　　　コラム⑬　糖尿病医療における心理臨床について日頃考えていること
　　　　（p.194）
秋山　恵子（日本赤十字社医療センター）
　　　　コラム⑳　組織を整え，個人を守る〜病院内の支援者支援〜（p.265）
伊藤　　匡（放送大学　公認心理師教育推進室）
　　　　コラム④　医療記録の一例「SOAP」（p.55）
小幡　智子（聖路加国際病院　臨床心理室）
　　　　コラム⑰　多職種への心理アセスメントの伝え方（p.227）
加藤真樹子（大分県厚生連鶴見病院　臨床心理科）
　　　　コラム⑩　痛みの物語を読み解く（p.175）
北谷　真真（天理よろづ相談所病院　内分泌内科）
　　　　コラム⑪　糖尿病医療学と私─糖尿病専門医の経験から─（p.192）
幸田るみ子（静岡大学　人文社会科学部）
　　　　コラム⑤　オキシトシン経鼻剤（p.90）
小林真理子（放送大学大学院　臨床心理学プログラム）
　　　　コラム⑨　がん患者の子どもへの支援（p.160）
齋藤久美子（東京都健康長寿医療センター　認知症疾患医療センター）
　　　　コラム⑦　認知症本人・家族の自己決定のサポーターとして（p.139）
白取　絹恵（東京都健康長寿医療センター）
　　　　コラム⑥　多職種で実際のケアを通してアセスメントをすることの大切
　　　　さ（p.139）
鈴木　美慧（聖路加国際病院　遺伝診療センター）
　　　　コラム⑮　「なぜがんになったのかという答えが見つからない」（p.211）
塚野佳世子（横浜労災病院　心療内科）
　　　　コラム②　身体科医療と精神科医療における働き方の違いについて（p.37）
奈良　和子（亀田メディカルセンター　臨床心理室）
　　　　コラム⑧　がん・生殖医療における心理支援（p.158）
花村　温子（埼玉メディカルセンター　心理療法室）
　　　　コラム①　総合病院におけるチーム医療と心理士の働き方（p.21）
服巻　　豊（広島大学大学院　人間社会科学研究科）
　　　　コラム⑫　透析患者への心理支援（p.193）

　　　　コラム⑱　佐賀県の発達障害児・者支援の取り組み（佐賀県モデル）
　　　　　　　　（p.246）
　　　　コラム⑲　ソーシャルキャピタル（p.247）
松永　祐子（聖路加国際病院 臨床心理室）
　　　　コラム⑯　NICU における家族中心のケア（p.226）
山中美智子（聖路加国際病院 遺伝診療センター/女性総合診療部）
　　　　コラム⑭　遺伝カウンセリングはなぜ必要なのか（p.210）
横山　恭子（上智大学大学院 総合人間科学研究科）
　　　　コラム③　チーム医療における実践力養成―がん医療人養成プログラム
　　　　　　　　での試み―（p.38）

分担執筆者紹介

（執筆の章順）

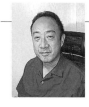

伊藤　匡（いとう・まさる）　　　　　　　　　　　・執筆章→ 3・4・7

1971 年　　兵庫県に生まれる
2002 年　　昭和女子大学大学院生活機構研究科博士課程生活機構学単
　　　　　　位取得満期退学
現　在　　放送大学公認心理師教育推進室准教授・臨床心理士・公認
　　　　　　心理師
専　攻　　臨床心理学
主な著書　発達 112 号　自閉症児の発達を促す環境づくり～あえて巻
　　　　　　き込まれることと巻き込まれないこと（共著　ミネルヴァ
　　　　　　書房）
　　　　　　こころの科学 148 号　映画に描かれた「キレる」（共著
　　　　　　日本評論社）
　　　　　　対話がひらくこころの多職種連携　こころの科学 増刊
　　　　　　（共著　日本評論社）

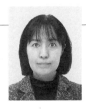

幸田　るみ子（こうだ・るみこ）

・執筆章→5・6

東京都に生まれる
1986年　筑波大学第二学群人間学類心理学専攻卒業
　　　　北里大学東病院総合相談部臨床心理士を経て
2000年　東海大学医学部卒業
　　　　昭和大学医学部精神医学教室勤務を経て
現　在　静岡大学人文社会科学研究科臨床人間科学専攻教授
　　　　昭和大学医学部客員教授
　　　　医学博士・臨床心理士・精神科専門医・精神保健指定医・
　　　　登録精神腫瘍医・公認心理師
専　攻　臨床精神医学・臨床心理学
主な著書　身体疾患にともなう不安障害―精神科臨床ニューアプロー
　　　　チ3：神経症性障害とストレス関連障害（共著　メディカ
　　　　ルビュー社）
　　　　更年期と漢方医学：産婦人科の世界　59巻9号　873-881
　　　　2007（共著）
　　　　血管性うつ病：医学のあゆみ　別冊　29-32　2010（単著）

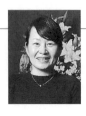

扇澤　史子（おうぎさわ・ふみこ）

・執筆章→8

大阪府に生まれる
2001 年　上智大学大学院文学研究科心理学専攻博士前期課程修了
2010 年　上智大学大学院文学研究科心理学専攻博士後期課程満期退学
現　在　東京都健康長寿医療センター臨床心理士・公認心理師・博士（心理学）
専　攻　臨床心理学・老年臨床心理学
主な著書　認知症と診断されたあなたへ（分担執筆　医学書院）
　　　　　認知症はこう診る（分担執筆　医学書院）
　　　　　認知症初期集中支援チーム実践テキストブック― DASC による認知症アセスメントと初期支援（分担執筆 中央法規）
　　　　　認知症の心理アセスメント はじめの一歩（共編著　医学書院）
　　　　　認知症医療・ケアのフロンティア（分担執筆　日本評論社）
　　　　　認知症ビジュアルガイド（分担執筆 学研メディカル秀潤社）

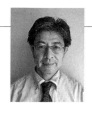

服巻　豊（はらまき・ゆたか）

・執筆章→ 10・14

　　　　　佐賀県に生まれる
1995 年　福岡大学大学院薬学研究科修了
2003 年　九州大学大学院人間環境学研究科博士後期課程退学
　　　　　鹿児島大学大学院臨床心理学研究科准教授
現　在　広島大学大学院人間社会科学研究科教授・博士（心理
　　　　　学）・臨床心理士・公認心理師・薬剤師
専　攻　臨床心理学・コミュニティ心理学・発達障害者支援・精神
　　　　　薬理学
主な著書　死をみるこころ生を聴くこころ II―緩和ケアにおける心理
　　　　　士の役割（共著　木星舎）
　　　　　SART ―主動型リラクセイション療法（共著　九州大学
　　　　　出版会）
　　　　　ともにある IV 神田橋條治 由布院・緩和ケアの集い（共著
　　　　　木星舎）
　　　　　臨床動作法の実践をまなぶ（共著　新曜社）
　　　　　維持透析患者のこころとからだ―内なる自己治癒活動をつ
　　　　　むいでいく（単著　広島大学出版会）

編著者紹介

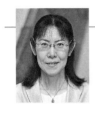

小林　真理子 （こばやし・まりこ）
・執筆章→ 1・2・9・11・12・13・15

香川県に生まれる
1986 年　上智大学文学部心理学科卒業
2018 年　東京医科歯科大学大学院医歯学総合研究科博士課程修了
現　在　放送大学教授・博士（医学）・臨床心理士・公認心理師
専　攻　臨床心理学・児童臨床・がん緩和ケア
主な著書　がんとエイズの心理臨床（共著　創元社）
　　　　　心理臨床実践―身体科医療を中心とした心理職のためのガ
　　　　　イドブック―（共著　誠信書房）
　　　　　妊娠期がん診療ガイドブック（分担執筆　南山堂）
　　　　　とても大切な人ががんになったときに開く本：緩和ケア
　　　　　（共著　青海社）
　　　　　臨床心理学特論（共著　放送大学教育振興会）
　　　　　臨床心理面接特論Ⅰ（共編著　放送大学教育振興会）
　　　　　臨床心理面接特論Ⅱ（共著　放送大学教育振興会）
　　　　　心理臨床と身体の病（編著　放送大学教育振興会）
　　　　　乳幼児・児童の心理臨床（共編著　放送大学教育振興会）
　　　　　臨床心理学概論（共著　放送大学教育振興会）

放送大学大学院教材　8950725-1-2211（テレビ）

保健医療心理学特論
—保健医療分野に関する理論と支援の展開—

発　行　　2022 年 3 月 20 日　第 1 刷
編著者　　小林真理子
発行所　　一般財団法人　放送大学教育振興会
　　　　　〒 105-0001　東京都港区虎ノ門 1-14-1　郵政福祉琴平ビル
　　　　　電話　03（3502）2750

Printed in Japan　ISBN978-4-595-14171-3　C1311